谨以此书向
中华人民共和国首部"中医药法"诞生
献　礼！

十位教授鼎力推荐

王　岱　全国耳穴诊治专业委员会 首届主任委员

赵百孝　全国耳穴诊治专业委员会 第二届主任委员

程　凯　全国耳穴诊治专业委员会 第三届主任委员

周立群　全国耳穴诊治专业委员会 三届元老 秘书长

刘继洪　全国耳穴诊治专业委员会 副主任委员

王　忠　共和国建立以后 第一位弃西从耳的老院长 全国耳穴首席顾问

刘士佩　共和国建立以后 第二位弃西从耳的老军医 原全国耳穴诊断组组长

王绪鳌　原浙江省卫生厅副厅长 浙江省针灸学会理事长

甘慈尧　原温州市卫生局副局长 温州市中医药学会理事长

杨则安　中国共产党苍南县卫计局党委副书记 卫计局副局长

主编　王　正　王晓晞

副主编

黄　锋　黄海燕　黄亦翰

王文羽　翁佩平

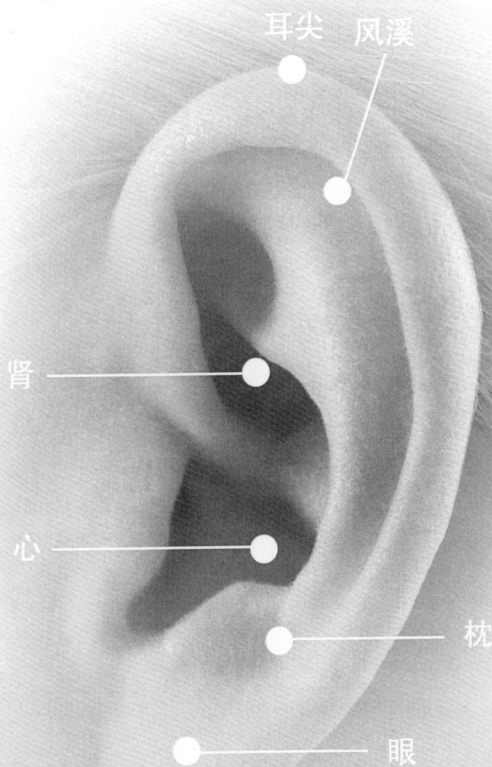

耳穴诊治实践与成果（苍南篇）

耳尖　风溪

肾

心

枕

眼

ZHEJIANG UNIVERSITY PRESS
浙江大学出版社

编委会成员名单

主 编

第一主编

王正，男，浙江省温州市人，1966年毕业于浙江中医学院（现称"浙江中医药大学"）六年制本科。主任中医师，温州市名中医，浙江省名中医，浙江省名中医研究院研究员。

曾任中国针灸协会耳穴诊治专业委员会常委、中国耳穴临床治疗研究组组长、香港《亚洲医药》高级医学顾问、香港国际医学科学研究院教授、美国中医针灸医师联合总会理事等职。长期从事中医耳穴临床、教学、科研工作，发表论文40多篇，1993年出版著作《中国耳穴诊治学》、《耳穴辨治纲要》等，并参与制订"国家耳穴标准方案"和"国际耳穴标准方案"等工作。2011年荣获"全国耳穴医学研究杰出贡献奖"；2015年出版《图解耳穴诊治与美容》和一本实用价值较大的内部资料《耳穴处方手册》；2016年荣获"全国耳穴终身成就奖"。

20世纪90年代开始潜心研究耳穴美容，历经10年反复探索与实践，在治疗严重痤疮、色斑、面肤过敏、化妆品皮炎等损容性皮肤病方面取得显著成效和突破，提炼出耳穴美容的系列方案。

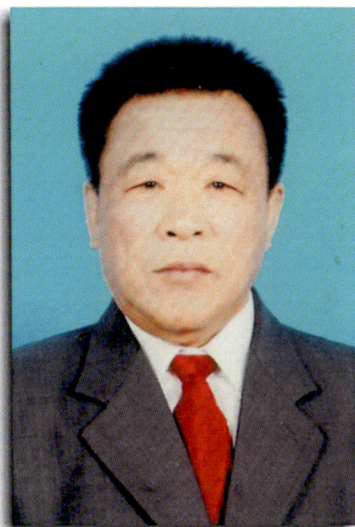

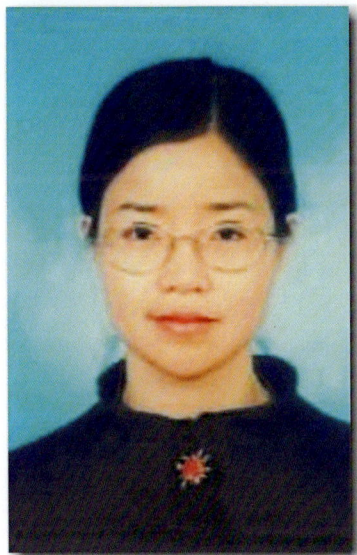

第二主编

王晓晞，女，浙江省温州市人，主任医师，曾任苍南县耳穴学会副理事长。从事妇产科临床工作24年，长期研究耳穴诊治法在妇产科临床的应用。任职于苍南县第二人民医院期间主持温州市科技局课题"耳穴磁珠贴压法矫正臀位的疗效观察"，发表论文多篇，参与《中国耳穴诊治学》、《耳穴辨治纲要》和《图解耳穴诊治与美容》等书编写。

副 主 编

黄锋，女，江西省上饶市人，西安医科大学（现为"西安交通大学医学部"）毕业，江苏西科再生医学研究院中医主治医师。擅长耳穴疗法，长期从事中医美容临床工作，学术经验丰富，发表论文多篇，参与《图解耳穴诊治与美容》编写。现任中国中西医结合学会医学美容专业委员会青年委员、东南亚地区中医美容专家委员会委员等职。

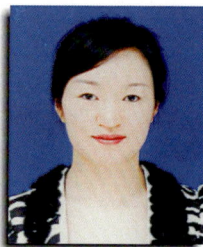

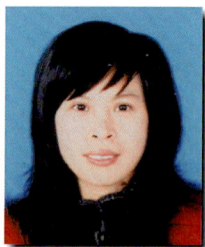

黄海燕，别名黄艳苹，女，浙江省温州市人，浙江中医药大学毕业。师从浙江中医药大学硕士研究生导师、全国著名中医美容专家张理梅教授。供职于苍南县新世纪整形美容医院，中西医结合医师，浙江省中医美容主诊医师，长期从事以耳穴诊治为主的中西医美容临床工作，学术经验丰富，发表相关论文多篇。

黄亦翰，男，浙江省温州市人，湖北职业技术学院毕业，执业医师。自1991年6月"中国南方诸省耳穴诊治培训班"结业以后，一直潜心探索耳穴，博采众方，成绩显著。擅长运用耳穴治疗中风后遗症、性早熟、多动症及青春痘、激素性皮炎等损容性病症，发表多篇论文，参与《图解耳穴诊治与美容》编写等工作。

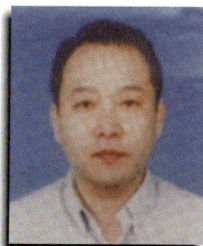

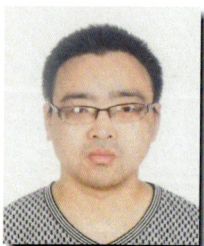

王文羽，男，浙江省温州市人，毕业于浙江中医药大学中西医结合专业，1995年供职于苍南县第二人民医院耳穴科，2000年后辞职创办"王文羽中医内科诊所"。自踏上工作岗位后，一直坚持耳穴诊治工作的实践与探索，发表"耳穴三焦的配伍应用""耳穴治疗神经性皮炎12例""耳穴治疗神经根型颈椎病"等论文，并参与《图解耳穴诊治与美容》编写等工作。

翁佩平，女，浙江省宁波市人，执业医师。天生聪明，勤奋好学，酷爱耳穴，学有所成，发表相关论文多篇，曾参与《图解耳穴诊治与美容》编写工作，创办宁波鄞州医林中医门诊部，历任主任之职。

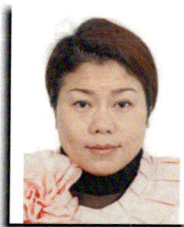

编 委

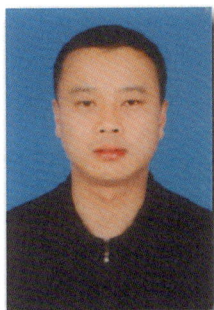

王文柱

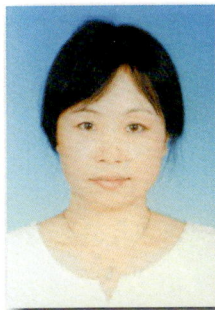

王阿花

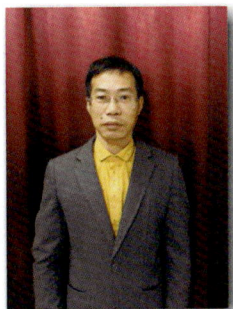

方诗平

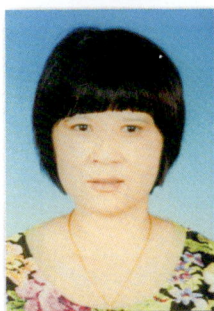

吕雪倩

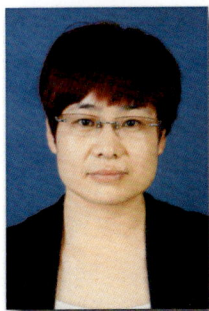

李 超

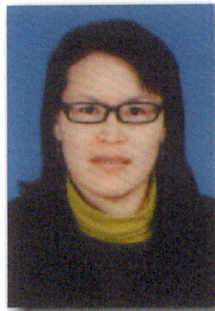

李 霜

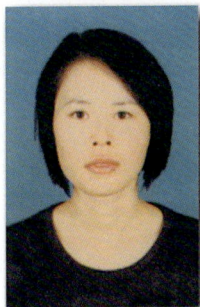

郑海滨

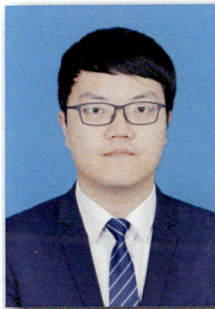

赵 凯

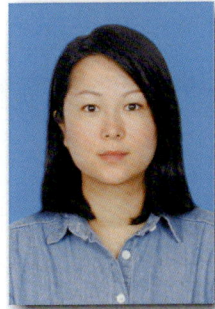

项周霞

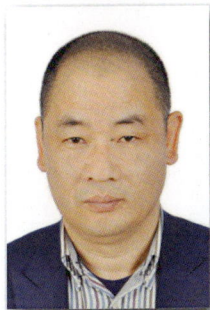

黄瑞涛

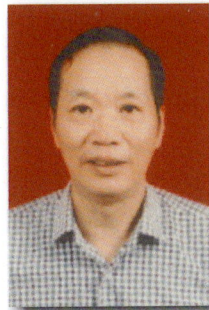

蔡明谱

为《耳穴诊治实践与成果》（卷南篇）题

欲学中医，先学中药；

欲学中药，先学针灸；

欲学针灸，先学耳穴；

欲学耳穴，首先熟读

《耳穴诊治实践与成果》一书。

应狠下决心，花大力气，

弘扬耳穴医学瑰宝，

为祖国增光，为民族争气！

中华人民共和国成立以后，第一位弃西从中
专门探索、研究耳穴医学的老军医、老专家
中国人民解放军第十二军三十五师医院　院长
中国针灸学会耳穴诊治专业委员会 首席顾问 91岁高龄

教授

2016.6.23 于安徽淮南

贺《耳穴诊治实践与成果》（苍南篇）一书出版

耳穴医学既能诊断，又能治病、防病、保健、康复、美容、养生、抗衰老，且具简便廉验、安全实用等特点，是中西医结合的一门适宜技术，男女老少皆需，春夏秋冬皆宜，随时随地可以消除人们疾苦，应该推广到各个城乡角落，惠及千家万户，造福广大人民群众！

让耳穴之花尽快开遍神州大地！

中华人民共和国成立以后，第二位弃西从中
专门探索、研究耳穴医学的老军医、老专家
原中国针灸学会耳穴诊治专业委员会常务委员
全国耳穴临床诊断研究组组长

教授

于安徽巢湖

贺王正老师新书出版

耳穴瑰宝
光耀中华

中国针灸学会
耳穴诊治专业委员会

程凯

中国针灸学会耳穴诊治专业委员会主任委员　　程凯教授
背景中医药大学博士研究生导师　　　　　　　2016年11月8日于北京

耳穴诊治实践与成果一书是苍南耳穴工作者的智慧结晶，是我国地区性所致性耳穴临床经验总结的第一部专著，内容丰富，通俗易懂，应该大力推广，造福民众。

北京中医药大学 赵百孝

原中国针灸学会耳穴诊治专业委员会 主任委员　赵百孝教授
北京中医药大学博士研究生导师 针灸学院院长　2016年6月28日于北京

《耳穴诊治实践与成果》苍南篇
是一本凝聚着几十年几十位
同道心血结晶集耳穴教学科
研学会工作和临床诊断治疗保
健美容等经验荟萃值得学习值
得研究值得大力推广应用
贺《耳穴诊治实践与成果》苍南篇正版
二〇一六季又月百 王绪鳌

原浙江省卫生厅　副厅长　　王绪鳌教授
原浙江省针灸学会　理事长　2016年7月1日于杭州

贺《耳穴诊治实践与成果》（苍南篇）艺术出版

中医是祖国医学的瑰宝

中医药是打开中华文明宝库的钥匙

更要扬光大

中共苍南县卫计局党委副书记
浙江省苍南县卫计局副局长   教授

2016. 7. 8. 于苍南

一、耳穴培训与义诊

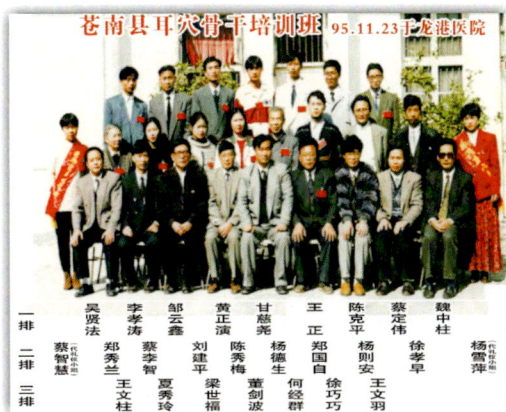

图1-1 1995年11月23日，在龙港医院举办"苍南县耳穴骨干培训班"全体师生合影

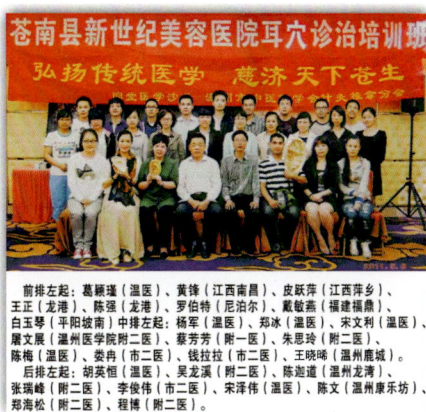

图1-2 2011年5月8-15日，在龙港镇举办"苍南县新世纪美容医院耳穴诊治培训班"全体师生合影留念

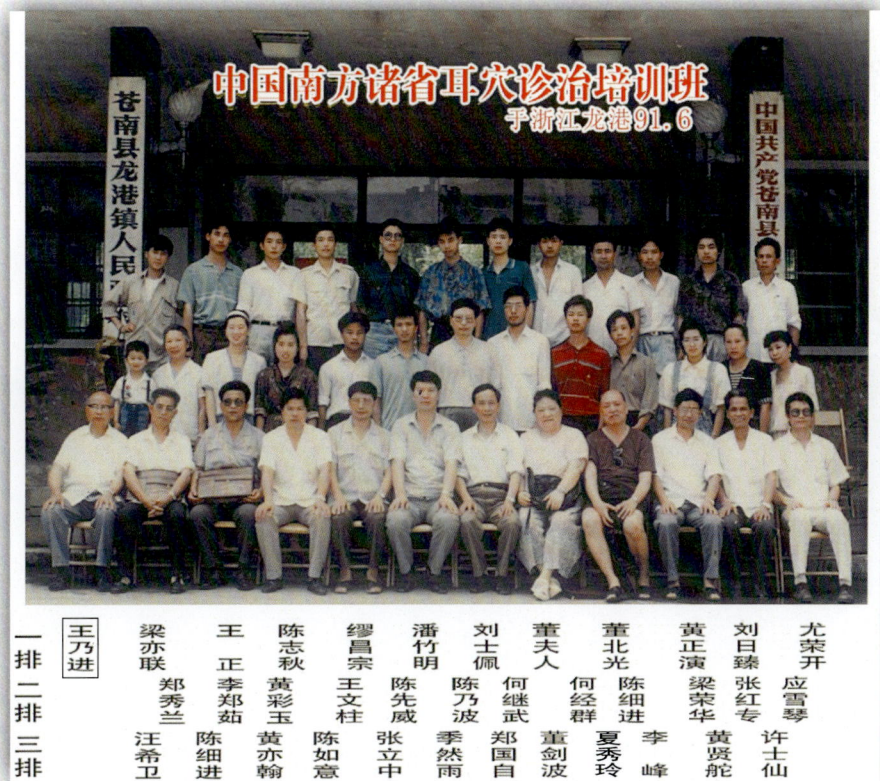

图1-3 1991年6月10日，在龙港举办"中国南方诸省耳穴诊治培训班"合影留念

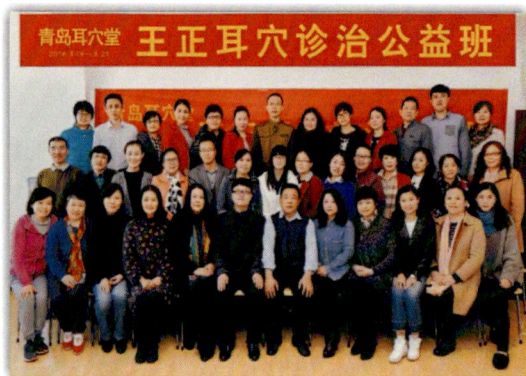

图1-4 青岛耳穴堂王正耳穴诊治公益班

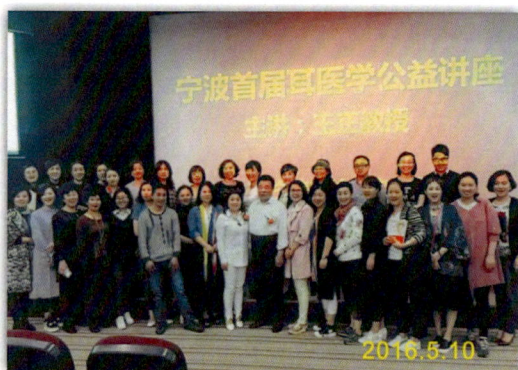

图1-5 宁波首届耳医学公益讲座

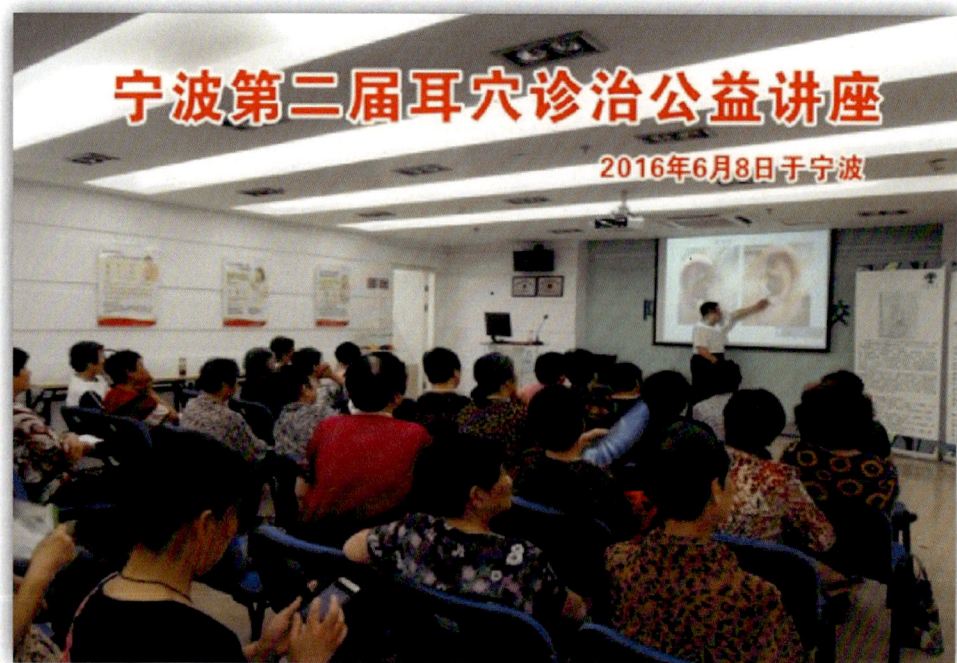

图1-6 宁波第二节耳穴诊治公益讲座

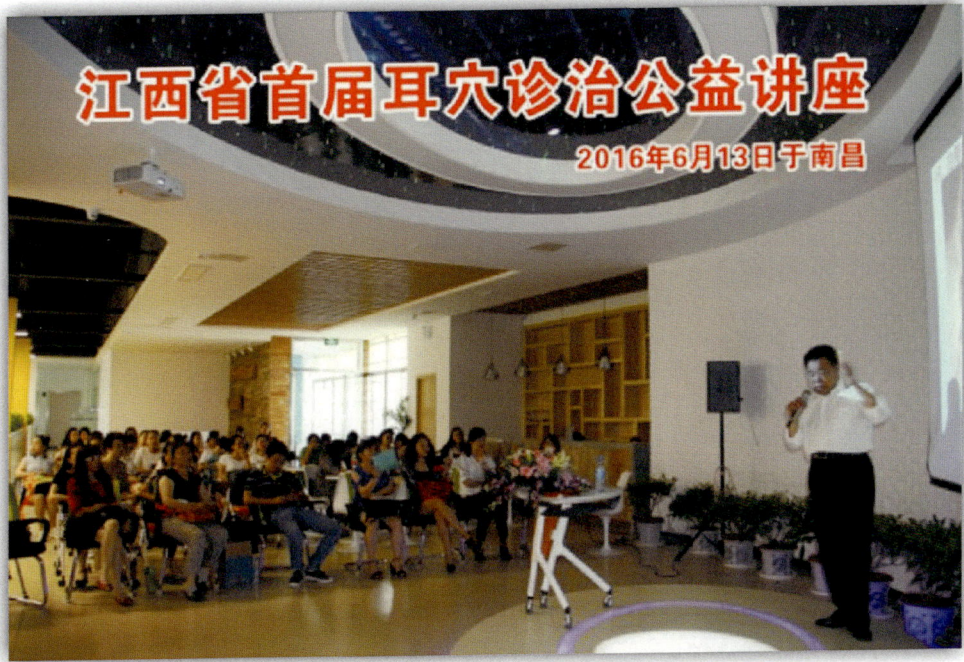

图1-7 江西省首届耳穴诊治公益讲座

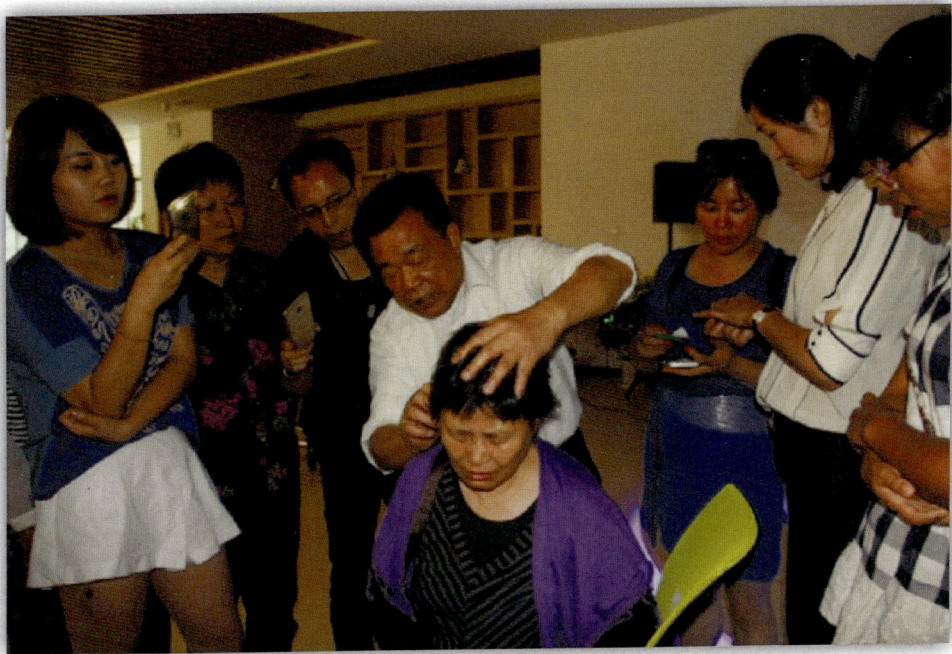

图1-8 王正教授在操作示范

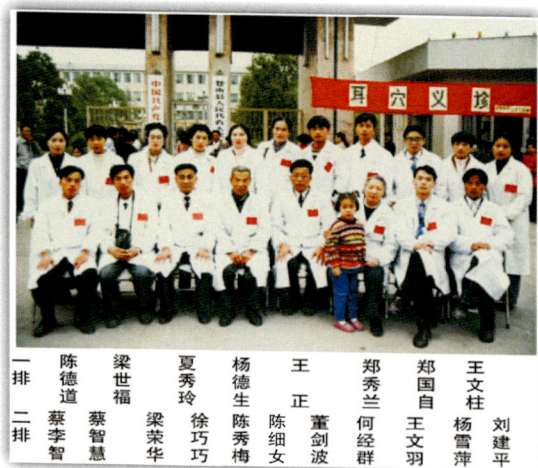

一排 陈德道 梁世福 夏秀福 杨德生陈秀梅 王 正 董剑波 郑秀兰 何经群 郑国自 王文羽 王文柱 杨雪萍 刘建平

二排 蔡李智 蔡智慧 梁荣华 徐巧巧 陈细女

图1-9 1995年11月22日，在苍南县府门口举行"大型耳穴义诊"

二、耳穴学术交流、知识竞赛与表彰

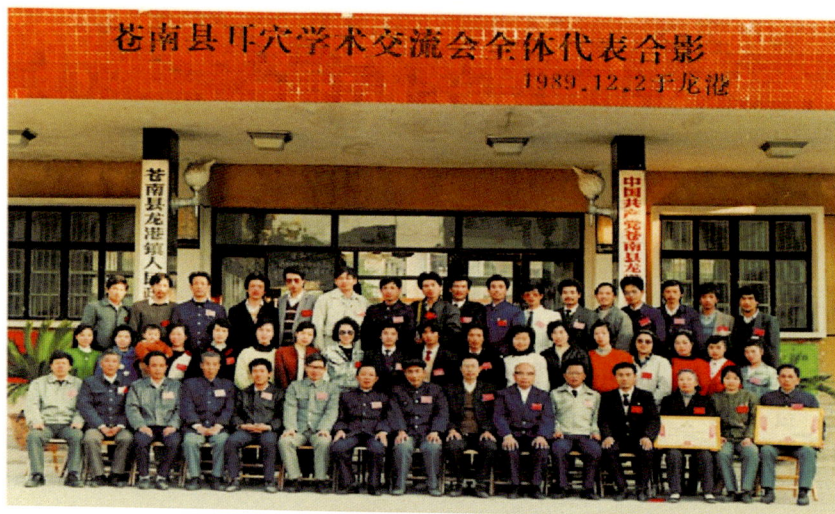

图2-1 1989年12月2日，在龙港镇召开"苍南县耳穴学术交流会"全体代表合影

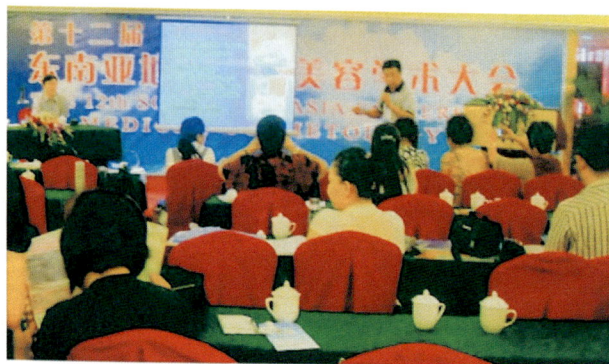

图2-2 2009年8月9日，在重庆召开"第十二届东南亚地区医学美容学术大会"王正医师在宣读论文"耳穴疗法在损容性疾病上的应用"

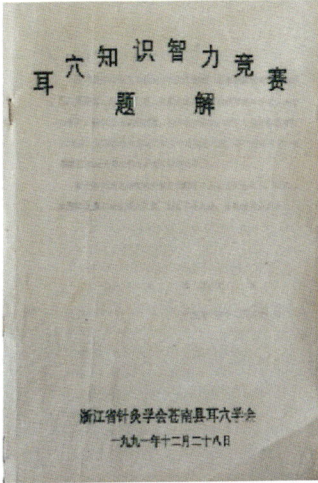

图2-3 1991年12月，《耳穴知识智力竞赛题解》

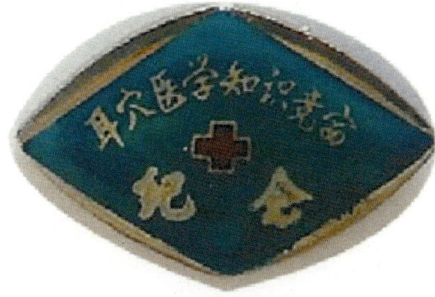

图2-4 1991年12月，苍南县耳穴医学知识竞赛纪念章

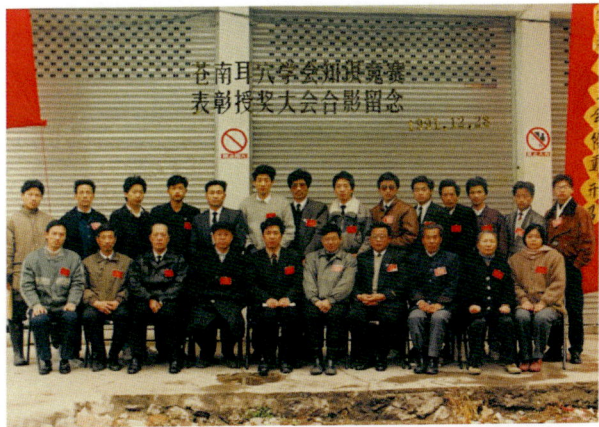

图2-5 1991年12月28日，"苍南县耳穴学会耳穴医学知识竞赛暨表彰授奖大会"全体代表合影

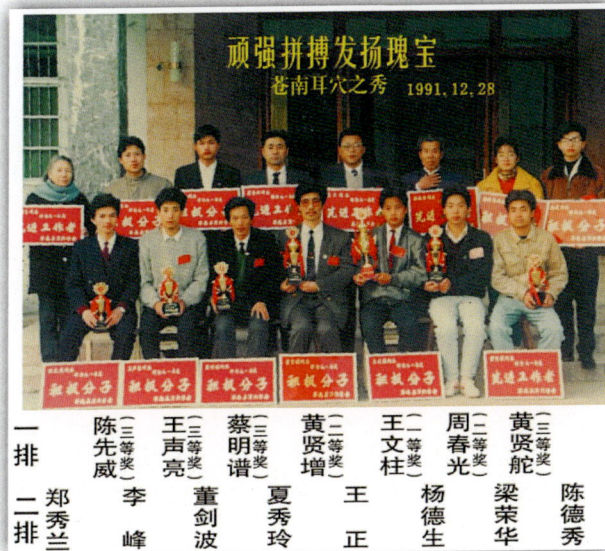

图2-6 1991年12月28日，被评选为"苍南耳穴之秀"合影

一排　陈先威（三等奖）　王声亮（三等奖）　蔡明谱（三等奖）　黄贤增（二等奖）　王文柱（一等奖）　周春光（二等奖）　黄贤舵（三等奖）　陈德秀

二排　郑秀兰　李峰　董剑波　夏秀玲　王正　杨德生　梁荣华

三、耳穴小报与温州医学院盛开耳穴花

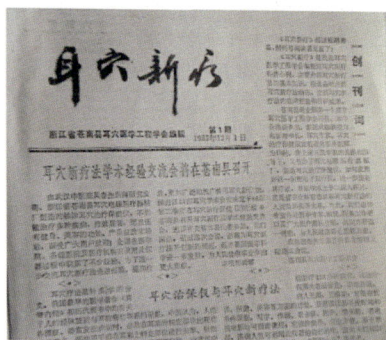

图3-1 1985年12月1日，苍南县耳穴
医学工程学会会刊—《耳穴
新疗》第一期刊出

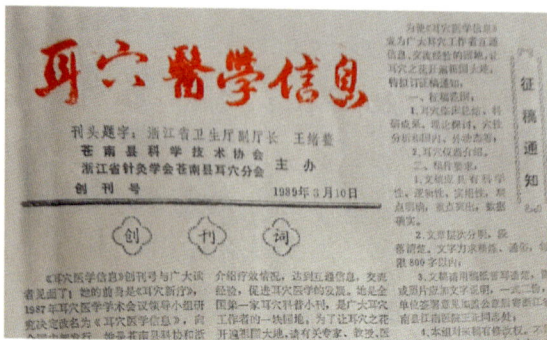

图3-2 1989年3月10日，《耳穴新疗》更名为
《耳穴医学信息》报，创刊号刊出

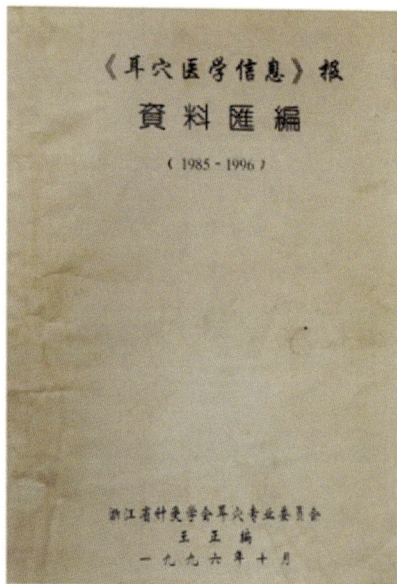

图3-3 《〈耳穴医学信息〉报资料汇编》

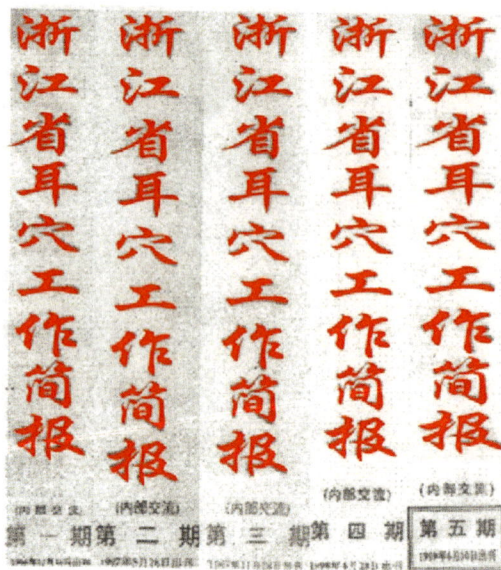

图3-4 1996年12月15日，改办《浙江省耳穴工作简报》

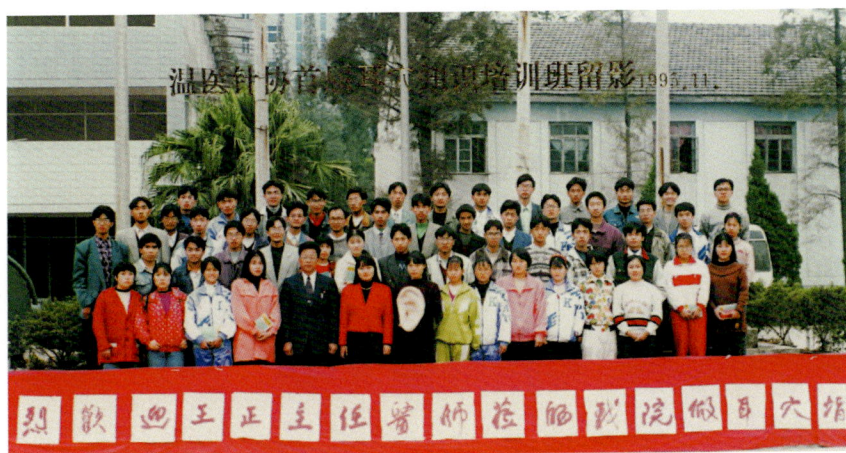

图3-5 1995年11月，"温州医学院针协耳穴知识培训班"全体师生合影

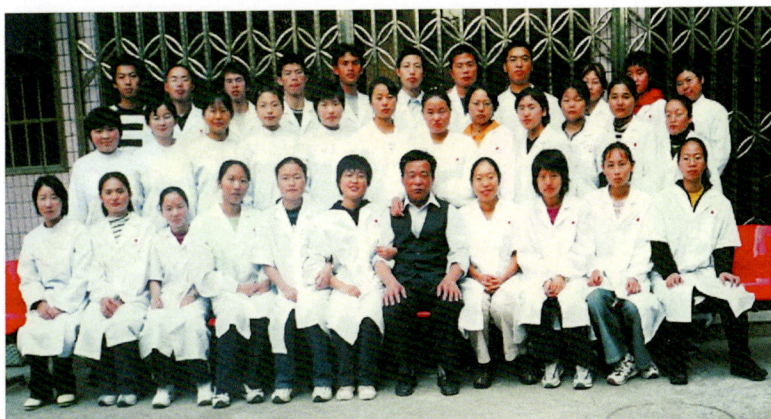

图3-6 2004年12月5日，温州医学院耳穴培训班学生在洪殿老人公寓义诊

四、浙江省针灸学会耳穴专业委员会授牌授印仪式

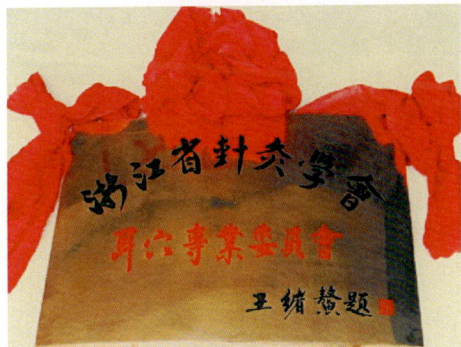

图4-1 浙江省针灸学会耳穴
专业委员会会牌

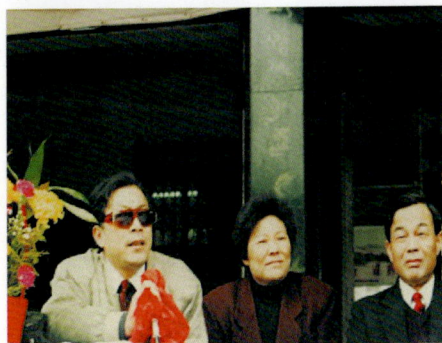

图4-2 浙江省卫生厅副厅长、省针灸学会会长
王绪鳌教授在授牌授印仪式上讲话

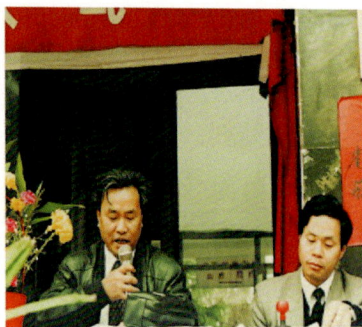

图4-3 温州市卫生局甘慈尧副局长
在授牌授印仪式上讲话

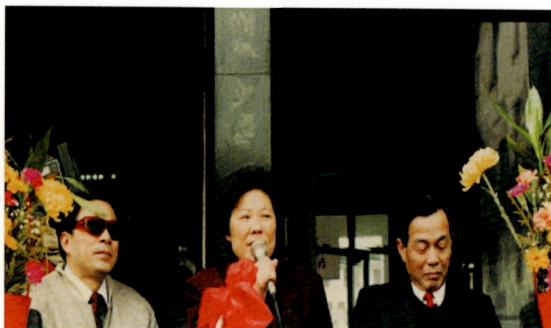

图4-4 苍南县人民政府上官女县长
在授牌授印仪式上讲话

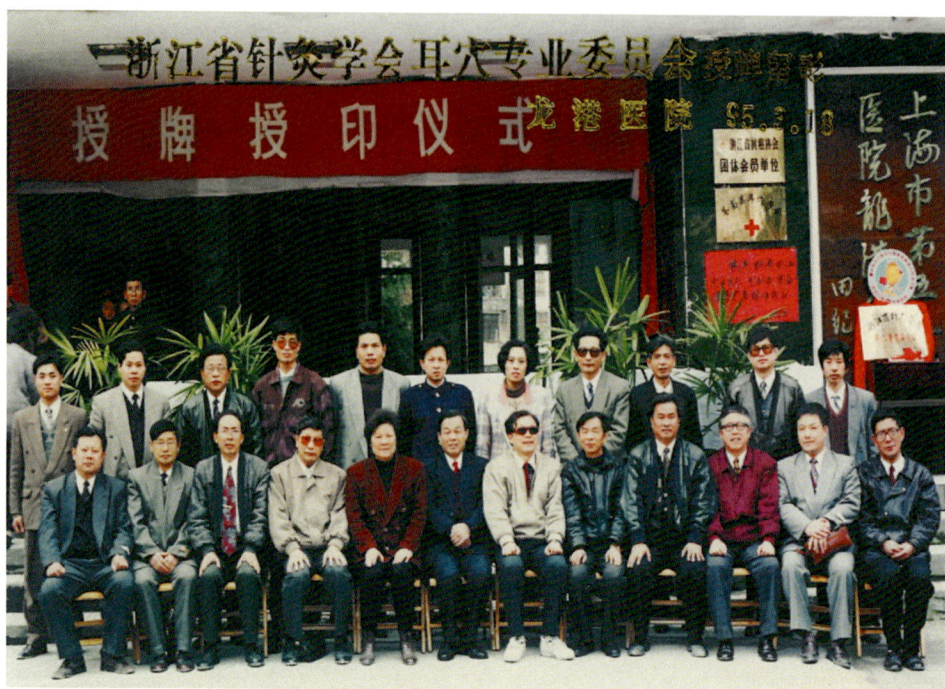

前排左起：

苍南县中医院院长林开森、县科协秘书长黄正演、县卫生局局长王刚、县科协主席缪昌宗、
苍南县县长上官女、浙江省府副秘书长周洪昌、省卫生厅副厅长王绪鳌、省针灸学会副秘书长吴士高、
温州市卫生局副局长甘慈尧、市卫生局副局长周仲良、苍南县委办副主任林治平、
县卫生局医政股股长邵云鑫；

后排左起：

黄贤舵、蔡定伟、王正、陈克平、林定成、林高荣、吴超英、魏中柱、叶志楼、陈建江、徐孝早。

图4-5 出席授牌授印仪式的领导来宾合影留念

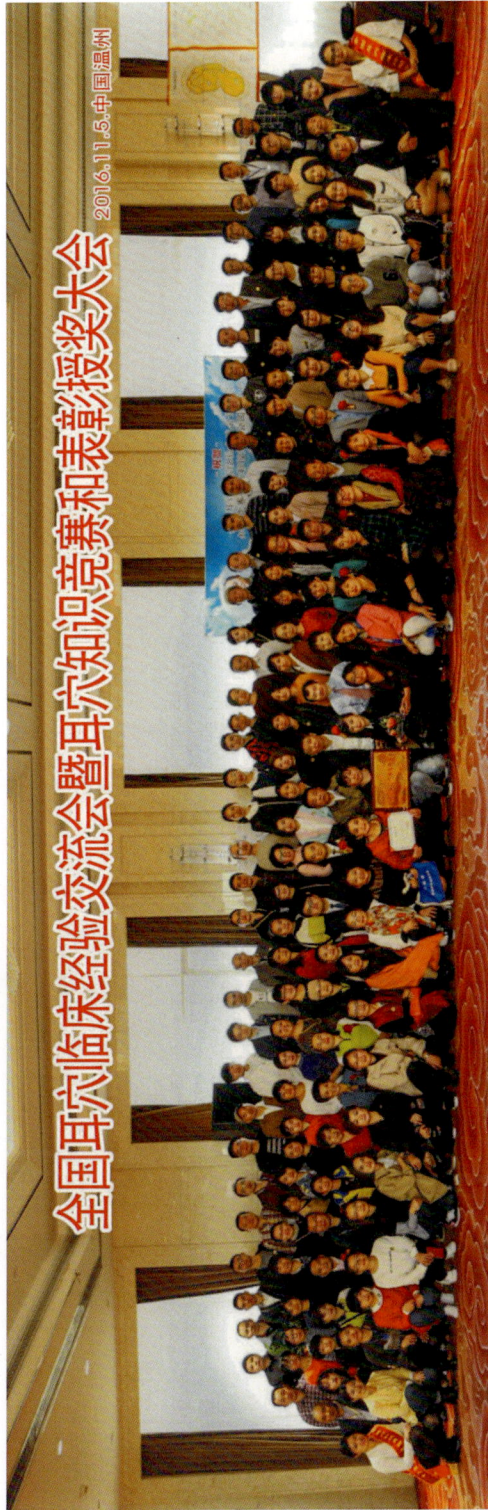

全国耳穴临床经验交流会暨首届耳穴知识竞赛和表彰授奖大会

2016.11.5·中国温州

2016年11月4日至6日，全国耳穴临床经验交流大会在浙江温州召开，来自全国28个省市代表和韩国8名共156人出席大会。温州市中医药学会秘书长陈克平主任致欢迎词，程凯主任代表中国针灸学会耳穴诊治专业委员会、赵秋锡会长代表韩国耳针协会分别向大会致辞

序　言

前天，我收到浙江苍南王正主任寄来的由他主编的《耳穴诊治实践与成果》（苍南篇）之书稿，要求我审阅斧正，并予作序。我连看三遍，感慨万千，入夜难眠！

一个1981年才成立的苍南县，耳穴工作从零开始，逐渐迈向温州市、浙江省，乃至全国前茅，多次在国际耳穴讲台上报告他们的学术成果，并总结出耳穴工作成功的三条经验：一是依靠党和国家的中医政策、法规，二是要有一支为事业而不计个人得失的人才队伍，三是依靠热心为耳穴事业保驾护航的"伯乐"。只要有关志士能为耳穴做到"先天下之忧而忧，后天下之乐而乐"，那何虑耳穴事业不能发展、不能普及呢？

苍南耳穴始于1982年。当年4月该县江南医院中医针灸主治医师王正同志遇到一例患急性胰腺炎的11岁男孩，住院6天，用遍西药，还是高热不退、腹痛不止，不能用口服中药，不能扎体穴针灸，转上级医院治疗而病家又有诸多困难。就在这欲治不能、不治又于心不忍的进退两难之际，突然想到《耳针疗法》小册子中曾记载耳针对该病有效，经患儿家属同意后予以耳针试治，结果第五天就痊愈出院了。同年8月，一位患急性毛细支气管炎的7岁女孩，吃中药怕苦，扎针灸怕痛，同样用耳穴治愈了。于是，王正医生全心投入了耳穴研究，在有关领导重视和支持下，成立了全国唯一的一个县级耳穴学术团体——苍南县耳穴学会。苍南从此走上了挖掘、整理、探索、研究耳穴的漫长道路，最终取得了丰硕的实践成果。

耳穴临床，先从儿科疾病开始，逐渐扩展到内、外、妇、五官、骨伤、皮肤、美容等科应用，并探索归纳出治疗规律。全县先后撰写并发表了多篇论文，分别在各级耳穴学术会议或针灸学术大会上宣读，或在省级、国家级乃至国际级的杂志上刊登；对耳穴性能、选穴、配伍、组方等方面进行了深入研究，总结出16个耳穴三角，成为90多种常见病耳穴治疗的基础方；还绘制成"标准耳穴区域与经验耳穴点线沟关系示意总图"和"耳郭神经分布与耳穴区点关系综合示意图"，且用红、黄、蓝、绿四色分别标识耳颞神经、耳大神经、枕小神经及面神经、舌咽神经与迷走神经混合支的循行路线和分布范围，用神经学说直观地解释耳穴的功用与主治；并发现两个新穴（矫胎点和扬音点），获得两项科研成果（耳穴矫正胎位不正和耳穴治疗扁平疣),出版了《中国耳穴诊治学》、《耳穴辨治纲要》、《图解耳穴诊治与美容》三部著作和一本实用价值较高的《耳穴处方手册》。

王正同志主导的耳穴教学,不但为当地培养了一批耳穴骨干,而且还为市、省乃至全国培养和造就了一批又一批的耳穴人才,更为难得的是促进了现代医学高等学府温州医科大学盛开"耳穴花",并探索和总结出"耳穴定位三步曲",解决了耳穴定位难以准确的重要问题。近日王正同志又收徒15名,隆重举行"王正教授耳穴诊治第一代传承人拜师仪式",为我国培养耳穴后继人才开凿了新河。

为了适应医疗、保健、美容、养生等市场需求,促进耳穴诊断、治疗、预防、保健、美容、康复、养生和抗衰老等八大功能全面发挥,苍南县耳穴学会多次举行耳穴义诊,多次组织耳穴医疗队下乡,多次举办"龙港传统文化义工耳穴班"、"首届龙港新时代耳穴美容、保健培训班"、"耳穴诊治公益讲座",毫无保留地传授耳穴知识与操作技能。更令人感动的是,王正主任自己生活十分节俭,却慷慨地捐出人民币10万元,奖给对耳穴事业作出较大贡献的耳穴工作者,这种一心为事业,一心为他人,无私奉献的大爱精神,不愧是我国耳穴界的标杆、楷模人物!

为了促进耳穴事业发展,苍南县耳穴学会组办的"中国南方诸省耳穴诊治培训班"向全国发出八条倡议,创办全国首家《耳穴医学信息》报,开展全国性的耳穴医学知识竞赛。同时王正主任还参与制订"国家耳穴标准方案"和"国际耳穴标准方案",而今又出资隆重召开"全国耳穴临床经验交流会暨耳穴知识竞赛和表彰授奖大会",有力地推动了耳穴事业的大发展和大普及!

该县耳穴学会会员100多名,其中包括经苍南科协批准县外的18名荣誉会员,他们在耳穴园地上默默耕耘,而今该县科协批准成立编委会、组织编写组,从往年发表的论文中,筛选出具有代表性、实用价值较高的80余篇文章,分门别类,汇编成《耳穴诊治实践与成果(苍南篇)》一书,作为阶段性的总结,公布于众。

该书内容全面翔实,实践成果丰硕,为临床200多种常见病、多发病和疑难杂症的耳穴诊断与治疗提供了难得的借鉴或参考,不论是从业人员,还是耳穴爱好者,均值得一读,故充之为序。

中国针灸学会耳穴诊治专业委员会　副主任委员兼秘书长
北京中医药大学武当医学研究院　副院长　　　　　　　　　周继军　教授
美国国际中医药研究院　亚洲创新联盟　副秘书长

2016 年 11 月 15 日于北京

前　言

　　《耳穴诊治实践与成果》(苍南篇)一书是浙江省苍南县耳穴工作30多年实践的总结。苍南县耳穴工作始于江南医院。1982年4月该院儿科病区一位患急性胰腺炎的11岁男孩,住院治疗6天,用遍西药,仍然高热不退、腹痛不止……口服中药不能用,体穴针灸不能扎,专家会诊意见:需转上级医院进一步诊治。可是患者家属确有诸多困难而苦苦哀求留院设法救治。就在这欲治不能、不治又于心不忍的进退两难之际,偶用耳穴试治,结果痊愈出院。同年8月,一位患急性毛细支气管炎的7岁女孩,吃中药怕苦,扎针灸怕痛,结果也用耳穴试治成功。从此,江南医院医务人员步入耳穴迷宫,进行探索研究。在翻阅古今中外资料后,发现了1950年法国医学博士、外科专家P. Nogier教授,从旅法华侨处获取耳穴治疗坐骨神经痛的知识,经6年研究后,向全世界公布了耳穴研究成果,国外诸多医生学习、运用P. Nogier的方法治病后,便称"法国是耳穴故乡","P. Nogier为耳穴之父"。日本还有人公开说,中国人学耳穴需到日本进修! 这些有辱于中华民族的逆语,激怒了江南医院医务人员。在毛泽东主席关于"中国医药学是一个伟大的宝库,应当努力发掘,加以提高"的光辉指示指引下,江南医院医务人员立志研究耳穴医学。在有关领导支持下,成立了全国唯一的一个县级耳穴学术团体——苍南县耳穴学会。从此苍南耳穴学会广大会员和县外荣誉会员,共同努力,密切配合,探索研究耳穴诊治法。

　　而今苍南县科协要求回顾近35年以来苍南耳穴工作的来龙去脉、活动简况、实践成果和心得体会等以做历史性的总结。于是成立编委会,组织编写组,从历年论文汇编中筛选出具有代表性、实用价值较高的80多篇文章,十易其稿,分门别类,汇编成《耳穴诊治实践与成果》(苍南篇)一书,可为从事耳穴教学、科研人员以及医护工作者,保健、美容、养生人员以及耳穴爱好者提供借鉴与参考。

　　在编写过程中,得到原中国针灸学会耳穴诊治专业委员会主任委员、北京针灸骨伤学院副院长王岱教授和众称耳穴"伯乐"的原浙江省温州市卫生局甘慈尧副局长的热情指导；还获得中国针灸学会耳穴诊治专业委员会副主任委员兼秘书长、美国国际中医药研究院、亚洲创新联盟副秘书长周立群教授为本书作序；并由中国针灸学会耳穴诊治专业委员会副主任委员、广州中医药大学硕士研究生导师刘继洪教授主审斧正；难得的是中华人民共和国成立以后第一位弃西从中、专门探索研究耳穴医学的老军医，中国人民解放军第十二军第三十五师医院老院长，中国针灸学会耳穴诊治专业委员会首席顾问，91岁高龄的王忠教授和新中国第二位弃西从中、专门探索研究耳穴医学，人称"现代扁鹊"、"耳穴神眼"、"中国耳穴望诊第一人"的刘士佩教授两位业界前辈，以及中国针灸学会耳穴诊治专业委员会主任委员、北京中医药大学硕士研究生导师程凯教授，中国针灸学会耳穴诊治专业委员会原主任委员、北京中医药大学博士研究生导师赵百孝教授和原浙江省卫生厅副厅长、浙江省针灸学会理事长王绪鳌教授，苍南县卫计局党委副书记、副局长杨则安教授等专家领导分别为本书题词或致以祝贺，在此，请允许我们表示最最衷心的感谢！

　　由于编者水平有限，加之时间匆促，书中纰漏和不妥之处在所难免，恳请各位读者批评指正，谢谢！

《耳穴诊治实践与成果》（苍南篇）编委会

2016年11月18日

目　录

第一篇　耳穴诊治在苍南 ……………………………………… 1

第一章　耳穴诊治与"江医" ………………………………… 1

第一节　耳穴疗法在"江医"的起步 …………………………… 2

第二节　初入耳穴迷宫 ……………………………………… 5

第三节　儿科医师带头用耳穴 ……………………………… 7

第四节　其他科室配合用耳穴 ……………………………… 8

第五节　耳穴性能与功用 …………………………………… 13

第六节　耳穴配伍与 16 个三角 …………………………… 15

第七节　耳穴刺灸法归纳 …………………………………… 16

第八节　耳穴定位三步曲 …………………………………… 19

第九节　耳穴与中医观点 …………………………………… 20

第二章　耳穴学会日常工作 ………………………………… 22

第一节　耳穴学会沿革 ……………………………………… 22

第二节　耳穴学会那些事 …………………………………… 24

第三章　耳穴工作五件事 …………………………………… 29

第一节　协助召开全国部分省市耳穴学术交流大会 ……… 29

第二节　创办《耳穴医学信息》报 ………………………… 30

第三节　开展全国性的耳穴医学知识竞赛 ………………… 33

第四节　耳穴省牌挂苍南 …………………………………… 40

一、王绪鳌副厅长在授牌授印仪式上的讲话 ……………… 40

二、甘慈尧副局长在"省牌挂苍南 苍南怎么办?"座谈会上的

讲话 ………………………………………………………… 42

第五节　温州医学院盛开耳穴花 …………………………… 43

附:王正主任为耳穴事业做了十件事 ……………………… 48

第二篇　耳穴临床 ……………………………………………………… 52

　第一章　耳穴诊断 …………………………………………………… 52

　　第一节　耳穴诊断归纳 …………………………………………… 52

　　第二节　耳郭望诊体会 …………………………………………… 55

　　第三节　内生殖器穴诊断多种病症 ……………………………… 56

　　　一、诊断妇科疾病 ……………………………………………… 56

　　　二、诊断男科疾病 ……………………………………………… 56

　第二章　耳穴治疗 …………………………………………………… 57

　　第一节　耳穴治痛 ………………………………………………… 57

　　　一、指掐耳穴治疗急性痛症 …………………………………… 57

　　　二、磁珠贴压耳穴治疗急性痛症(心绞痛、寒湿型痛经) …… 58

　　　三、耳穴夹治法治头痛 ………………………………………… 58

　　　四、耳穴夹治法治肋间神经痛 ………………………………… 59

　　　五、耳穴夹治法治疗关节痛 …………………………………… 60

　　　六、耳针治痛三则(急性胰腺炎、三叉神经痛、神经血管性

　　　　　偏头痛) …………………………………………………… 61

　　第二节　内科杂病 ………………………………………………… 63

　　　一、耳穴治疗神经官能症 ……………………………………… 63

　　　二、耳穴夹治法治疗不眠症 …………………………………… 64

　　　三、耳穴治疗失眠 150 例疗效观察 …………………………… 65

　　　四、耳针治疗肝阳上亢型高血压病 7 例 ……………………… 66

　　　五、耳穴治疗急性扁桃体炎 47 例 …………………………… 67

　　　六、耳穴治疗胆绞痛 39 例即时疗效观察 …………………… 69

　　　七、耳穴治疗胆道蛔虫症 80 例 ……………………………… 70

　　　八、耳穴治疗急慢性腹痛 56 例 ……………………………… 72

　　　九、耳穴夹治法治疗肾盂肾炎 ………………………………… 73

　　　十、耳穴夹治法治疗遗尿 ……………………………………… 73

　　　十一、耳压疗法治遗尿 ………………………………………… 74

　　　十二、耳穴埋针加贴压治疗结肠炎 …………………………… 75

　　　十三、耳穴埋针治呃逆 ………………………………………… 77

　　　十四、耳中穴治疗呃逆的探讨 ………………………………… 77

　　第三节　小儿科疾病 ……………………………………………… 80

　　　一、耳穴治疗小儿高热 21 例疗效观察 ……………………… 80

二、耳穴夹治法治疗小儿疾病五则

（腹泻、麻痹症、遗尿、支气管哮喘、腮腺炎）⋯⋯⋯⋯⋯ 81

三、磁珠粘贴耳穴治疗百日咳 ⋯⋯⋯⋯⋯⋯⋯⋯⋯⋯⋯ 85

四、耳穴治疗小儿胃肠痉挛症 ⋯⋯⋯⋯⋯⋯⋯⋯⋯⋯⋯ 86

五、"肝三角"治疗儿童抽动症的方法简介 ⋯⋯⋯⋯⋯⋯ 88

六、磁珠贴压耳穴治疗抽动症的探讨 ⋯⋯⋯⋯⋯⋯⋯⋯ 89

七、"穴药结合"治疗儿童抽动症 ⋯⋯⋯⋯⋯⋯⋯⋯⋯⋯ 92

八、耳穴治疗身矮儿童43例疗效观察 ⋯⋯⋯⋯⋯⋯⋯⋯ 96

第四节　妇产科疾病 ⋯⋯⋯⋯⋯⋯⋯⋯⋯⋯⋯⋯⋯⋯⋯⋯ 100

一、耳郭诊断子宫肌瘤 ⋯⋯⋯⋯⋯⋯⋯⋯⋯⋯⋯⋯⋯⋯ 100

二、耳穴诊治乳腺小叶增生 ⋯⋯⋯⋯⋯⋯⋯⋯⋯⋯⋯⋯ 102

三、耳穴治疗青春期痛经 ⋯⋯⋯⋯⋯⋯⋯⋯⋯⋯⋯⋯⋯ 103

四、小儿奇应丸按压耳穴治痛经 ⋯⋯⋯⋯⋯⋯⋯⋯⋯⋯ 106

五、耳压预防人流综合反应 ⋯⋯⋯⋯⋯⋯⋯⋯⋯⋯⋯⋯ 108

六、耳穴贴压治疗胎位不正98例 ⋯⋯⋯⋯⋯⋯⋯⋯⋯⋯ 109

七、耳穴矫正臀位的临床研究 ⋯⋯⋯⋯⋯⋯⋯⋯⋯⋯⋯ 110

附：磁珠耳穴贴矫正臀位45例的临床报告（英文版）⋯⋯⋯ 112

第五节　头面五官疾病 ⋯⋯⋯⋯⋯⋯⋯⋯⋯⋯⋯⋯⋯⋯⋯ 119

一、耳穴微针治脱发 ⋯⋯⋯⋯⋯⋯⋯⋯⋯⋯⋯⋯⋯⋯⋯ 119

二、耳穴治疗睑腺炎（麦粒肿）138例 ⋯⋯⋯⋯⋯⋯⋯⋯ 120

三、耳穴治疗急性结膜炎 ⋯⋯⋯⋯⋯⋯⋯⋯⋯⋯⋯⋯⋯ 121

四、耳穴夹治法治疗急性结膜炎24例 ⋯⋯⋯⋯⋯⋯⋯⋯ 122

五、耳穴治疗复发性口腔溃疡 ⋯⋯⋯⋯⋯⋯⋯⋯⋯⋯⋯ 123

六、耳背静脉放血治疗面瘫后遗症16例 ⋯⋯⋯⋯⋯⋯⋯ 126

七、耳穴微针埋藏戒烟112例 ⋯⋯⋯⋯⋯⋯⋯⋯⋯⋯⋯ 126

第六节　骨伤科疾病 ⋯⋯⋯⋯⋯⋯⋯⋯⋯⋯⋯⋯⋯⋯⋯⋯ 128

一、耳穴诊治颈椎病的方法简介 ⋯⋯⋯⋯⋯⋯⋯⋯⋯⋯ 128

二、耳穴治疗神经根型颈椎病 ⋯⋯⋯⋯⋯⋯⋯⋯⋯⋯⋯ 131

三、耳穴治疗落枕16例 ⋯⋯⋯⋯⋯⋯⋯⋯⋯⋯⋯⋯⋯⋯ 132

四、耳穴夹治法治疗踝关节扭伤10例 ⋯⋯⋯⋯⋯⋯⋯⋯ 134

五、耳针治疗急性掌关节扭伤18例 ⋯⋯⋯⋯⋯⋯⋯⋯⋯ 135

第七节　皮肤疾病与美容 ⋯⋯⋯⋯⋯⋯⋯⋯⋯⋯⋯⋯⋯⋯ 136

一、耳穴治疗皮肤瘙痒症18例 ⋯⋯⋯⋯⋯⋯⋯⋯⋯⋯⋯ 136

二、耳穴治疗神经性皮炎 12 例 ·· 139

三、耳穴治疗化妆品接触性皮炎疗效观察 ························· 141

四、"穴药结合"治疗慢性化妆品皮炎 ······························· 143

五、耳穴治疗青年痤疮 ··· 146

六、耳穴治疗痤疮 36 例疗效观察 ·· 147

七、耳穴治疗黄褐斑 30 例疗效观察 ····································· 149

八、"穴药结合"治疗黄褐斑 ··· 150

九、磁珠贴压耳穴治疗扁平疣的临床研究 ························· 154

第八节　医案医话 ·· 156

一、耳穴临床三则（遗精、肩周炎、神经衰弱） ············· 156

二、耳穴夹治法三则（踝关节扭伤、痛经、胆石胆囊炎） ··· 157

三、耳穴临床三则（慢性荨麻疹、面神经炎、神经性

尿频） ··· 158

四、耳穴夹治四则（前列腺炎、神经衰弱、心动过速、过敏性

哮喘） ··· 159

五、"穴药结合"医案五则（痰热不寐症、气血不足型眩晕症、

小儿阳虚外感型支气管哮喘、气血瘀滞型急性阑尾炎、肝郁

气滞型胎位不正） ··· 160

六、小耳朵　大健康 ··· 165

第九节　耳穴初探 ·· 167

一、发现一个新穴——扬音点 ·· 167

二、耳穴"三焦"的配伍应用 ·· 167

三、耳穴"肾"的临床应用 ··· 169

四、耳穴之王——耳尖穴 ·· 172

五、耳尖穴临床应用的报道 ·· 173

六、耳尖穴机理初探 ··· 175

七、常见病的耳穴配伍 ··· 176

八、耳穴疗效与病种、病因、病情、病程的关系 ············· 181

九、耳穴琐谈 ··· 183

第三章　耳穴保健美容按摩 ··· 185

第一节　保健美容基础按摩 ·· 185

第二节　保健美容选择按摩 ·· 186

第三节　保健美容按摩注意事项 ··· 190

第一篇　耳穴诊治在苍南

耳穴诊治,顾名思义,是通过耳郭上的穴位进行诊断和防治疾病的方法。它是中医针灸学的重要分支,起源于古代,流传于民间,散载于历代医学著作之中,经近几十年的挖掘、整理、探索、研究,逐渐发展成为独具理论体系、融合古今中外、中西医结合于一体的交叉医学,称之为"耳穴医学",别称"耳穴诊治学"或"耳穴诊治法"等,国外称为"耳医学"。它操作简便,适应证广,疗效显著,无毒副作用,无刺伤内脏、血管、神经的弊端,也无弯针、滞针、折针的意外,且不受时间、场地等限制,深受广大患者欢迎,所以国家规定耳穴诊治是要大力推广的适宜技术。

然而,在20世纪80年代之前,我国耳穴诊治只有少数城市、个别医生在探索运用。由于交通、信息等因素限制,基层医务人员无法获知耳穴诊治法。1981年刚刚成立的苍南县,位于浙江省温州市最南端与福建省福鼎市(县)接壤的"边远地区"。1982年,该县江南医院的王正医师,偶然试用耳穴诊治,结果获得成功。从此,苍南耳穴人员探索研究耳穴近半个世纪,队伍不断壮大,发展到100多人;在临床实践中发现两个新穴,获得两项科研成果,五次登上国际讲台,发表论文200多篇,出版三部专著和一本实用性较强的《耳穴处方手册》(内部资料);在耳穴教学中总结出"耳穴定位三步曲",解决了耳穴定位难以准确的重要问题;创办《耳穴医学信息》报;开展全国性的耳穴医学知识竞赛,并总结出发展耳穴事业的三条宝贵经验。王正医师还受到中国针灸学会的赞扬,荣获"全国耳穴医学研究杰出贡献奖"和"全国耳穴终身成就奖"等荣誉。而苍南县耳穴诊治的源头在"江医"。

第一章　耳穴诊治与"江医"

江南医院,简称"江医",又名苍南县第三人民医院。"江南"是浙江八大水系之一的鳌江以南的水网平原,东面临海,西与南面靠山,其间有金乡、钱库和宜山三大重镇,人口有50多万,历来以农、渔业为主,语言有金乡话、闽南话、本地话、畲族话和蛮话等五种方言。当年交通不便，以划桨小船和机动轮船为主，去一趟温州（单程）100多公里，需渡过鳌江与飞云江，乘坐三段内河轮船，起早摸黑地赶路，也要一天的时间；若稍有耽搁，头班船赶不上，就需要两天时间了。

江南医院是以西医为主的综合性医院，担负着为江南人民治病、防病的重任。这里的耳穴工作者，不但在该院有立足之地，而且为苍南县带出了不少耳穴诊治法小徒弟。1991年12月，苍南县耳穴代表12人出席在金华市中医院召开的"浙江省针灸学会1991年学术年会"。会间，苍南代表常为与会同道们"义诊"，切磋技艺。各地代表耳闻目睹、亲身感受耳穴诊治的神奇，纷纷得出结论："浙江耳穴在温州，温州耳穴在苍南。"苍南代表则补充一句："苍南耳穴在江南医院。"

第一节　耳穴疗法在"江医"的起步

本节内容，是根据江南医院谢炳烈院长1987年11月在"首届全国部分省市耳穴学术交流大会"上的发言记录整理而成。全文如下。

各位领导、各位教授、专家和代表们：

今天我汇报的题目是"耳穴疗法在'江医'的起步"，这个"步"起于五年前，1982年4—8月间，我院王正医师遇到一例急性胰腺炎和一例喘憋性肺炎（现称"急性毛细支气管炎"）病人，在针药欲治不能、不治于心不忍，进退两难、无计可施的情况下，偶用耳穴试治，结果意外地治愈了。于是，他花了近三年的假期节日和业余时间，边查阅、整理耳穴资料，边给自己、家人、亲友进行试治、观察，逐渐积累了一批耳穴资料。1985年8月，恰逢苍南县卫生局和县科协联合召开"耳穴治疗保健仪推介会"，邀请湖北医学院彭述武教授和武汉市中医院吴春生主任前来传授介绍其结构、性能、原理、适应范围、使用方法、注意事项等。8月15日，耳穴疗法在我院临床全面铺开了，至今已有27个月。据不完全统计，共施治近2万人次，涉及内、外、妇、儿、五官、骨伤、皮肤等科90多个病种，获得显著效果，得到了广大病员的好评。中医针灸科的"五保户"帽子摘掉了，奖金也提高了。同时，我院不断探索、研究和总结经验，撰写成8篇论文，有的在相关学术会议上宣读，有的在专业杂志上刊登。

我院耳穴之所以能起步，并能继续前进的原因，除了有关领导、教授、专家的关心指导以外，还有两点：一是有刻苦学习、勤于实践、事业为重、责任心强的耳穴诊治人才；二是有真心实意、解忧排难、保驾护航、握有实权的领导班子支持。

一、耳穴人才

我院针灸科共有三人,在王正医师带领下,形成了一支耳穴诊治人才小队伍,其特点有四:

(1)**刻苦学习,顽强拼搏**。身为中医药大学六年制本科毕业的王正针灸主治医师,认为耳穴诊治不是雕虫小技,而是知识精深、奥妙无穷的一门诊治学,于是他从耳郭解剖上去学习,又从中医脏腑经络和西医神经、内分泌等理论去钻研,再从刺灸方法上去探讨,因此知识面不断拓宽加深。1986 年 6 月,有位产妇因子宫收缩乏力,用了 30U 的催产素,仍然不见效果,患者又拒绝手术,在这危急关头,王正医师用耳穴夹治法,仅在 10 分钟后就使产妇顺利分娩了。如果缺乏足够的学识与技能,在仓促之间是难以应对的。

(2)**勤于实践,总结创新**。凡是遇到新的内容、项目、方法时,科室人员总是先在自己或亲人的耳郭上寻找、练习,或在科室人员之间试用;如果需要在病人身上试治的,则对他们说清楚,给予免费试治 1~3 次;当找到正确位置、正确方法和总结出规律后,才全面展开运用。如儿童抽动症、小儿腹泻、小儿遗尿、过敏性鼻炎等疾病,耳郭发红(看到)或发烫(感觉)为夹治剂量已足的标志。

(3)**处处以事业为重,不计较个人得失**。科室人员想到的是病员痛苦,欲求的是耳穴生根开花。如金孟梓医师接到温州医院的进修通知时,赶上科室工作排不过来。协商后,他毅然放弃难得的学习机会,毫无怨言地放弃进修,全身心地投入科室耳穴工作之中。

(4)**责任心强,一干到底**。耳穴治疗开展不久,在小儿科主任王素云医师支持带头下,成立了由中医针灸科与小儿科九位医务人员组成的"耳穴协作组",制订诊断、选穴、评定等标准方案,委托林淑芬医生负责观察、及时记录。如遇到异常变化时,她一边按原来方案处理,一边迅速向主管医师报告,同时再去翻杂志查资料,寻求答案。只要病情需要,即使是午休时刻或半夜三更仍然坚守岗位。就这样,积累了丰富的资料和经验,撰写出第一篇文章《耳穴治疗保健仪治疗小儿腹泻 35 例疗效观察》,为耳穴在江南医院开花结果培育了沃土。

总之,有了坚强的学科带头人,又有精于耳穴诊治的人才队伍,耳穴诊治"上路"、"奔跑"就在意料之中。

二、领导支持

我院领导班子成员都是来自医疗第一线,受过党多年教育的中年骨干,一致坚信耳穴治疗是祖国传统医学宝贵遗产中一枝奇葩,曾为历代人民健康事业作过积极贡献,由于历史原因被摧残湮没。如今,在党的阳光雨露滋润下,开始生根发芽。作为炎黄子孙的我们,应该为它勤耕细作、施肥、浇水、除虫,促使其茁壮成长。处在领导岗位的同志,应该挺身而出,保驾护航,充当"耳穴伯乐",具体的做法是:

(1)**思想上支持**:我们认为,耳穴宝库中尚有诸多奇珍瑰宝,急待人们去开采、挖掘、整理、探索、研究,犹如筑路工人逢山开隧道、遇水架桥梁,其劳累、挫折是难免的。因此在思想上理解、同情,态度上热情和蔼,精神上给予鼓励、安慰等便成了我们的义务。

(2)**舆论上支持**:我们在大会小会上提及耳穴,在广大病员中宣传耳穴,向上级汇报时讲到耳穴,使耳穴两字时时、事事、处处出现。1985年8月,当吴春生主任来院指导时,我们借机召开"热烈欢迎大会",使院内充满讲耳穴、用耳穴的热烈气氛,为开展耳穴工作鸣锣开道。

(3)**人力上支持**:针灸科原来只有2人,自从耳穴治疗开展以后,病员成倍增加,工作忙得无法应付。经院办紧急研究,立即抽调一人前来支援,耳穴工作才正常运转。

(4)**财力上支持**:为了适应耳穴工作的需要,我们在可用资金极其有限的情况下,一次性购进20台耳穴治疗保健仪,从而确保耳穴治疗正常开展。

(5)**用房上支持**:由于病员日益增加,仅有15㎡的科室实在拥挤不堪。因此院办再次紧急研究,决定在针灸科旁边的一座平房上加盖一层约30㎡的用房,使针灸科扩大为45㎡的用房面积,暂时缓解了该科室用房的燃眉之急。

(6)**时间上支持**:我院王正同志身为副院长、科室主任,又兼县、市、省乃至全国耳穴学会要职,任务甚多、工作繁重,但他能立足本院,保质保量按时完成院内一切任务,又能始终坚持利用节日假期和业余时间学习、研究耳穴,同时替学会创办《耳穴新疗》报刊、编写《耳穴新疗法讲义》,给学员办培训班辅导、答疑等等。考虑到他的时间和精力有限,经院办多次研究,决定让班子成员分担他的部分行政工作,让他上午门诊看病,下午干行政工作。

以上所谈,是我院耳穴工作"起步"与"上路"的初始阶段。我院打算今后再增加支持力度,增设耳穴研究室、建立耳穴病床、开展耳穴排石研究,争取能找出耳穴排除胆结石的适应证、禁忌证、排石规律、注意事项等,为消除胆石症病员的痛苦而努力。

(编写组)

第二节　初入耳穴迷宫

1982年4月13日，王正副院长带领医护人员总查房，一位经治医师报告说："这位来自望里镇神山大队11岁男孩，患急性胰腺炎，住院治疗6天了，用过抗生素、止痛剂、退热剂，仍然高热（体温39.8℃）不退、腹痛不止、辗转不安，大便5天未解，我们会诊二次，意见是：1.请王院长高诊；2.转温州医院进一步检查治疗。可是病家不肯走，请你帮助动员动员……"他边听汇报边在想：给予中药口服吧，是禁食病种；给予体穴针刺吧，体位无法固定。怎么办？怎么办？耳边又不断地响着"王院长，救救我的孩子吧，救救我的孩子吧"的呼救声。他对病家说："你孩子病情严重，还是转到温州医院诊治为好。"病家说："不行啊！王院长，温州路远，小孩子晕船又晕车。我温州话听不懂，连医院也找不到。再说我经济十分困难，实在没有能力去温州。请王院长您想想办法，救救我的孩子吧！……"说着说着，见王院长没有答应，竟然"扑通"一声跪在地上，哭着说："请王院长您一定要想办法，救救我的孩子！"王院长忙把病家扶起，抬头一看，在场的医生、护士、进修生、实习生和同室的病员等几十双眼睛一致盯着他，他为难极了。就在这欲治不得、不治于心不忍的进退两难之际，他突然想到过去外出开会时分发来的"耳穴模型"和《耳针疗法》小册子，其中提到耳针治疗急性胰腺炎疗效较好，但未曾实践过，更无治疗经验。他说："这样吧，想办法用耳穴针灸给你孩子试治1～2天。如果有效更好，若是无效，后天我值班后休息，护送你孩子去温州，帮助办理有关手续，你意见如何？"病家表示同意。于是他马上脱了白大褂，回去找到《耳针疗法》小册子（见右图），按照模型，对准患儿的耳郭，扎了双侧"胰胆"、"交感"穴各二针，让他母亲背着照料。10分钟过后，患儿从呼痛转为呻吟了。王院长说："我

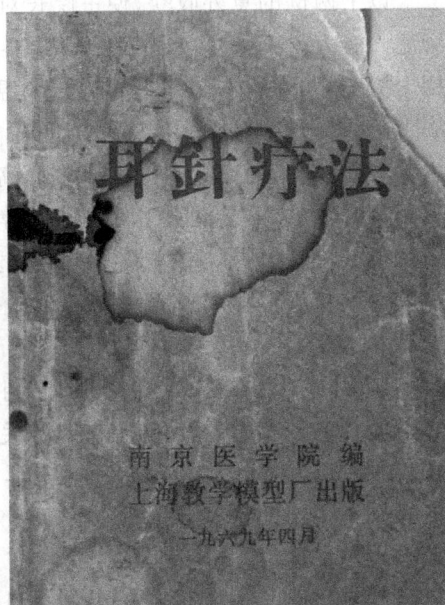

要去门诊上班。"叫她带患儿坐在他诊室门口观候。30 分钟后见患儿呼呼入睡，此时脉搏、呼吸均正常。耳穴留针到下午五时。次日上班前，他去病房看望，患儿刚刚睡醒，其母说昨晚能安睡，只是下半夜稍微疼痛，几分钟后又睡去了。经查，体温 38.2℃，舌红苔干而裂，脉数，大便 6 天未解。同上法再针刺一次，并以大柴胡汤加味一剂，浓煎二次取汁，经直肠滴注给药。治后一小时，大便解下半痰盂，体温渐降，下午五时体温降为 37.5℃。第三天，针药再治一次，热退便通，于第五天痊愈出院。

同年 8 月，温州地区流行"急性毛细支气管炎"（当时称"喘弊性肺炎"）。各院住满了患儿，呼吸急促，喘咳不休，治疗都是清一色的输液加激素、抗生素、给氧。一名 7 岁的陈姓小女孩住院 5 天，症状不减而请王院长会诊。他开给中药，患儿怕苦不肯吃，给她扎针，患儿又因怕痛而拒绝治疗，他站在一旁发愣。病家问："王院长，你能否想想别的方法？"王院长想：别的方法，要么就用耳穴来试试。谁知，一试就灵，眼见患儿呼吸逐渐平稳，第三天就出院了。

以上两例的意外收获，使王院长对耳穴产生了浓厚的兴趣，但又存在很大疑惑。有人说割去耳朵也不会死人，难道说这真的是耳穴疗效吗？王院长欲探个究竟，可是江南地区信息闭塞，温州卫生系统从来没有人用耳穴治病。8 月底，他出差去杭州，向浙江中医药大学（当时称"浙江中医学院"）针灸系主任、恩师高镇五教授汇报、请教。高老师说："近半个世纪来，浙江还没有人用耳穴治病；在全国中医院校针灸教师会议上，也没有听说有人用耳穴治病。要么去大的图书馆看看，是否有这方面的资料。"于是，9 月间，王院长持本院介绍信，分别向浙江、南京、上海三大图书馆借阅古今中外有关耳穴的书籍和资料。

在翻阅文献中发现：早在西周时期，就有关于"耳脉"的记载；在春秋战国时期成书的《黄帝内经》中，有 56 条关于耳穴治疗、诊断的经文，不仅将"耳脉"发展成为手少阳三焦经，而且对耳穴与脏腑、经络及人体生理、病理的关系等作了系统的论述，为耳穴医学奠定了基础。历代医家对耳穴医学均作了充实与发展，使之逐渐完善：记载了耳中、耳尖、耳涌、郁中、珠顶等耳穴名称；叙述了针刺、放血、灸灼、按摩、割敷等耳穴治法；治疗了头痛、胁痛、牙痛、眼疾、咽喉肿痛、耳聋耳鸣等病症。同时还发现：1950 年法国医学博士、外科专家 P. Nogier（诺决尔）教授，从旅法华侨处学得民间耳穴知识，经过六年研究后，于 1957 年在《德国针术杂志》上发表了耳针治病的论文，公布了具有 42 个穴点的耳穴图，提出了"耳穴在耳郭的排列类似子宫腔内倒置胎儿的缩影"的论点,经众多国家医生学习、运用、验证后认为:耳穴是适应证广泛、有效、快速、简便、安全、实用、易懂易学的一种治疗方法,适合各级医院使用,尤其符合农村、山区、海岛广大病员的迫切需求,同时还称"法国是耳穴故乡","P. Nogier 为耳穴之父"。日本还有人公开说:"中国人学耳穴,需要到日本来进修!"

王院长痛感:如此中华民族的脸皮搁到哪里去啊? 他咽不下这口气。在毛泽东主席关于"中国医药学是一个伟大的宝库,应当努力发掘,加以提高"的光辉指示指引下,他考虑了三天三夜后决心学习、研究耳穴诊治学,为国家争光、为民族争气,于是写下"再苦、再难、再忙、再穷,也要咬紧牙关、绞尽脑汁,在耳穴医学道路上奋斗终生"30 个大字。他利用节假日和业余时间,投入了一千多个日日夜夜,搜集了从古到今、从中到外耳穴的定位、主治、功用、刺灸法、注意事项等资料,进行整理、归纳,分门别类,并加以考证验证,去伪存真,去芜存菁,于 1985 年 7 月逐渐形成了具有 234 个穴位,集诊断、治疗、预防、保健、养生、康复、美容、抗衰老等八大功能于一体的《中国耳穴诊治学》初稿。浙江省针灸学会领导获得这一信息后,于 8 月 10 日给他下达在全省带头研究耳穴诊治学的任务。

(编写组)

第三节　儿科医师带头用耳穴

1985 年 8 月 15 日,江南医院耳穴临床工作全面铺开。此时,恰逢小儿秋季腹泻的高发期,有的病例经补液、退热、止泻等治疗三天,症状仍无改善,结合耳穴治疗后,竟神奇地热退、泻止了。在儿科主任王素云医师的配合、带领下,江南医院成立由中医针灸(耳穴)与儿科九位医务人员组成的"耳穴协作组",制订诊断、选穴、评定等标准方案,采用"耳穴治疗保健仪"治疗,专人观察、专人记录。1985 年 9 月 20 日至 10 月 31 日,共治疗 35 例住院小儿腹泻患者,总有效率为 97.2%,整理撰写论文《耳穴治疗保健仪治疗小儿腹泻 35 例疗效观察》,并于当年 11 月 15 日应邀在"湖北省丹江口市耳穴医学工程学会成立暨学术交流大会"上宣读,1987 年刊登在《江西中医药》杂志第一期上。

为了对耳穴疗效做出科学评价,并找出治疗规律,协作组继续在原方案基础上,增设"中药对照组",采用耳穴夹治法,对 124 例小儿急性腹泻患者进行治疗。在坚持辨病辨证、组方精要、取穴准确、电流强度与频率适中，且以耳郭发赤为度的前提下，在治疗 1～2 小时后有 89.62％ 的患儿开始见效，其中 28.84％ 的患儿疗效可持续 7～9 小时之久，并有 30.53％ 的腹泻患儿仅治一次而愈。最后总结、撰写《耳穴夹治法对小儿急性腹泻的疗效探讨》一文，1989 年 10 月 16 至 18 日在北京召开的首届"国际耳穴诊治学术研讨会"上宣读，并刊登于 1993 年 10 月的《中国针灸》上。

第四节　其他科室配合用耳穴

自从耳穴治疗小儿腹泻取得初步成效后，儿科其他病种如小儿哮喘、小儿遗尿、小儿厌食症、小儿过敏性鼻炎、小儿抽动—秽语综合征等也纷纷选用耳穴治疗，内科、外科、妇科等疑难杂症也开始选用耳穴配合治疗。于是出现了耳穴夹治法在急难病症上应用的热潮。

所谓耳穴夹治法，系"耳穴治疗保健仪"的夹头经改制而成（如左图），即采用直径 1.3 毫米凹凸呈半球形的一组两个夹头，阳极夹住主穴、阴极夹住配穴，将插头插入治疗仪（机）的插孔中，启开开关，选用连续波。虚证者，采用补法，电流强度以病员有似咬似抽轻轻弹振的感觉为宜，频率每分钟 80～120 次；实证者，采用泻法，电流强度以患者能忍为度，频率每分钟 180～220 次；对于虚实不明显的，采用平补平泻法，即电流强度与频率取补泻二法之间。一般每次治疗 15～30 分钟，虚证每天 1～2 次，实证每天 2～4 次，且可适当延长刺激时间，候至耳郭发赤为度。各例治法如下：

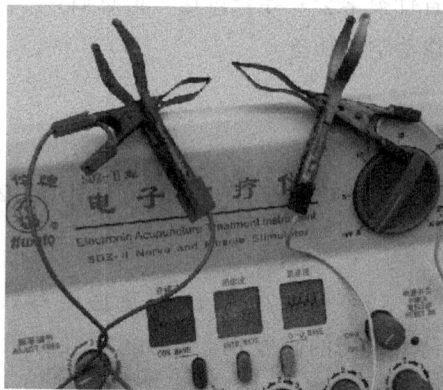

例一　急性肾功能衰竭

林某某，男，65 岁，农民，内科，住院号 1288，1986 年 7 月 18 日会诊。

初步诊断"胆总管结石，右下肺炎伴感染性休克"，于 7 月 18 日上午 9 时收住内科病房抢救。入院时昏迷，血压 90/60mmHg，右下肺可闻及湿性罗音，心率 112 次/分，律齐，第一心音低钝，肝肋下 3cm，质中，脾肋下 1.5cm，白细胞计数 20×10^9/L，中性粒细胞 95%，淋巴细胞 5%。经抗感染、抗休克、纠正酸中毒等治疗抢救一天，病情仍不稳定，症见周身浮肿，膀胱无尿达 16 小时以上，给大剂量呋塞米（速尿）后仍不见点滴尿液排出，虽持续给氧仍见呼吸急促，病情危急，命在旦夕，病家一面准备后事，一面恳求再给设法抢救，故特邀本科会诊。

诊见：患者面色潮红，烦躁不安，舌红苔黄腻，脉细数无力，此属湿热壅滞，三焦气化功能失常。取耳穴三焦、膀胱、尿道和皮质下、艇中、肾，分二组进行夹治，均以平补平泻法。当治至 50 分钟时，即排出尿量约 300ml；约治 2 小时后，尿量增加约 500ml，余症也随之减轻，转危为安。后由内科继续治疗，痊愈出院。

【按】　人体水液代谢过程，由多个脏腑共同完成，其中三焦气化功能极为关键。《素问·灵兰秘典论》云："三焦者，决渎之官，水道出焉。"患者久病羸瘦，元气大虚，湿热内阻，三焦气化失司，湿热犯肺，则呼吸急促；湿热冲心，则烦躁不安；水气外溢，则肌肤浮肿；水气上逆，不能通调水道，下输膀胱，故无尿液可行。取三焦、膀胱、尿道，以通调水道，恢复三焦气化功能；取皮质下、艇中、肾，以化气利尿，令湿热从小便而去。对无尿一症之治疗，除三焦、膀胱以外，尚需再以分型配穴：

(1)小便混浊、量少、热赤，甚则点滴难通的湿热下注型，加尿道、内分泌穴；

(2)小便欲解不解、小腹胀满的伤损型，加交感、皮质下穴；

(3)小便涓滴不能或点滴而下伴喘咳、胸闷的肺气不降型，加肺、内鼻穴；

(4)小便不爽、排尿无力的中气不足型，加肾、外生殖器穴。

除肾虚型用补法外，余宜泻法或平补平泻法治之。

例二　急性酒精中毒

王某某，男，26 岁，采购员，钱库西街人，1986 年 2 月 12 日出诊。

酒醉后，误饮热茶解之，10 分钟后出现腹痛绞行、恶心呕吐、烦躁不安、怕冷，厚衣大被不能去其寒，欲抬医院抢救，但适值大年初四之夜，感到影响不好，便请求出诊。诊见：舌红苔腻，脉滑数，此属急性酒精中毒，治以清热利湿，镇静安神。取耳穴下腹、胃、神门、艇中，用泻法。夹治 2 分钟后腹痛缓解，4 分钟后呕吐停止，但患者面色苍白，全身发抖，即改胃穴为皮质下、下腹穴为风溪，余穴不变，10 分钟后四肢转温,面色转华。共治半小时,诸恙悉除。

【按】 酒性本热,复进热茶,二热相得,邪热上攻,故头晕呕吐,烦躁不安;邪正相争,故腹痛形寒。治疗先以清热镇静,继以利湿脱敏。治疗妥当,故效如桴鼓。

例三 急性腰扭伤

陈某某,女,45 岁,营业员,1986 年 6 月 5 日出诊。

早上提水时,不慎扭伤腰部,当即疼痛难忍,贴伤湿膏,服止痛片。至傍晚,其痛依然,卧床不起,呻吟不休,请求出诊。诊见:第 3～5 腰椎及其两侧压痛明显,能触及皮下一块 2cm×3cm 的结节;皮肤可见一块 3cm×4cm 瘀斑,但无骨折征象,舌淡红、苔薄白,脉沉弦,证系急性腰扭伤,属于气滞血瘀型。此属督脉、膀胱经脉损伤,气血受阻,"不通则痛"是也。治宜行气活血,疏通经络,取耳穴右侧肝、左侧皮质下、双侧腰椎相应部位,皆用泻法。夹治 1 分钟后,即感疼痛减轻;3 分钟后,患者自述"已好一半",且能活动腰部;40 分钟后,症状基本消失。次日复诊,腰痛未作。如法巩固治疗一次,痊愈。观察一月未发。

【按】 腰为肾之府,系督脉、足太阳、足少阴经脉所循。或因体质虚弱,肾精不足;或因劳动姿势不妥,用力过猛等,皆易患此症。肝主筋,藏血,主疏泄,故取肝穴以理气活血,舒筋止痛;取皮质下穴以扩张血管,增强血流,二穴共奏活血祛瘀,通络止痛之功;更取相应部位,率领上述二穴功用,直达病所,推行局部经气。气行则血行,血行则瘀去,瘀去则结消,结消则经络自通,经络自通则痛自止也。如属日久不愈或屡患此症者,必加肾、腰椎穴,以补肾强腰为治。

例四 胆石症急性发作

杨某某,女,36 岁,本院职工,就诊时间 1986 年 7 月 19 日。

患胆囊结石八年,近因寒温失调而急性发作。右上腹持续性绞痛,且向右肩背部放射,辗转不安,已历 3 小时,用颠茄酊、哌替啶(杜冷丁)等药无效,而求治于本法。诊见:面色萎黄,表情痛苦,右上腹部剧痛拒按,口干而苦,便秘尿赤,脉弦数,舌红苔黄而燥,此属湿热内阻,经络不通之结胸症。急以清泻肝胆,通络止痛为治,取主穴右侧胰胆,左侧十二指肠,配穴双侧神门,用泻法。夹治 2 分钟后,腹痛减轻;10 分钟后,疼痛停止。为巩固疗效,如法再治二次,随访四个月未发。

【按】 本例取胆穴以清利肝胆湿热,疏通局部经络;取十二指肠穴以宣通腑气,令邪有去路,盖胆为六腑之一,六腑以通为用;配神门穴,以清热解毒,镇静止痛。湿热清,经络通,"通则不痛",故疼痛自止。临床上对本病之治,除取相应部位与神门穴以外,还可分三型配穴:

(1)以疼痛为主的湿热型,加内分泌、胃穴;

(2)以胀痛为主的气滞型,宜加肝、耳迷根穴;

(3)以发热绞痛为主的火毒型,加耳尖、屏尖、心穴。

皆用泻法治之。

例五 产前宫缩无力

薛某某,女,31 岁,系本院职工亲属,1986 年 6 月 27 日会诊。

妊娠足月,宫口已开 2 指,但腹痛不明显而来院候产。26 日予催产素 3 单位静脉滴注后,宫口开至 3 指,但仍不见腹痛,27 日重复上药,产程仍是毫无进展。为确保母婴安全,决定急予剖腹取胎,然产妇不同意,故于中午 11 时急求会诊。诊见:面色苍白,汗出津津,伴胸闷胁胀,舌红苔薄干,脉弦无力,此属气逆不行。急以行气下胎为治,取双侧内生殖器、脾、右侧腹、皮质下穴,用平补平泻法。2 分钟后,胸闷即消,胁胀若失,转即开始腹痛腰酸;10 分钟之内计有五次阵发性腹痛,且一次比一次增强,持续时间一次比一次延长,至第 11 分钟时婴儿娩出。

【按】 《傅青主女科》云:"妇人有生产数日而胎不下者……乃气逆不行……"产妇见儿许久不下,难免心怀恐惧,恐则神怯,怯者下而不能升,则上焦闭塞而气乃逆矣!盖气为流动着的精微物质,藉以激发和推动脏腑功能活动,今产妇气机逆乱,传化失常,故胞宫当变化而不变化,胎儿当下而不下。取内生殖器穴以调理子宫之气,气机一转则升降复常,胸闷胁胀即消,而子宫开始收缩;取皮质下穴调节高级神经中枢,以佐内生殖器穴促进子宫收缩;所谓子宫收缩,实为子宫肌肉纤维收缩,祖国传统医学认为脾主肌肉,故取脾穴以增强子宫肌肉纤维功能;复配相应部位之腹穴,以率领诸穴作用,直达下腹,故腹痛阵阵而作,促使胎儿娩出。

例六　术后呕吐不止

朱某某,女,50 岁,家庭妇女,金乡炎亭燕窝村人,外科住院号: 239,就诊日期:1986 年 5 月 10 日。

阑尾炎手术后持续 6 天呕吐不止,先后用阿托品、维生素 B₆、甲氧氯普胺(灭吐灵)、氯丙嗪(复方冬眠灵)等药无效,逐致米粒不进,骨瘦如柴,病者自言寿年已到,要求回家准备后事,家属不依,特邀本科会诊。诊见:呕吐频作,约于半小时发作一次,吐出黏液痰涎,甚则带有血丝,伴头晕眼花,胁肋胀痛,面容憔悴,目光无神,脉弦细,舌红绛,苔光如镜,此乃术后中气损伤,气不化津,以致肝阴不足,肝阳偏旺,遂成木乘土虚之呕吐。宜扶胃降逆,佐以平肝为治。取耳穴双侧胃、右侧肝、右侧神门,除胃穴用补法外,余以平补平泻法治之。夹治半小时后,呕恶十去八九;次日复诊,上症未作,余症骤减,仍宗原法,再治一次;第三天出院。一月后家属来告,患者形体改观,早已参加家务劳动了。

【按】　张景岳云:"呕吐一证,最当详辨虚实,实者有邪,去其邪则愈;虚者无邪,则全由胃气之虚也。"本例脾胃素弱,复兼手术耗血伤气,以致气不生津,遂成本病,证属本虚标实,故取胃穴以和胃健脾,鼓舞中气,中气一转,则升降复常,以此治其本虚;取肝穴以养阴平肝,肝阴滋则肝气条达,此治其标实;更取神门一穴,以佐胃穴之降逆,助肝穴之滋养,使本方具有扶胃平肝之功,肝平胃扶,呕恶自失。

呕吐是临床常见症状,耳穴治之除取胃穴以外,常可分七型选配:

(1)怒后呕吐、泛酸脘闷的肝气犯胃型,加肝、肝阳穴;

(2)呕吐酸腐、食入则吐、吐后方舒的伤食型,加胰胆、脾、内分泌穴;

(3)见食则吐、吐势急迫的胃热型,加神门、耳尖穴;

(4)突然发吐、呕出清水稀涎的胃寒型,加肾上腺、皮质下、贲门穴;

(5)先食后吐、饮入即吐的痰饮型,加脾、内分泌、三焦穴;

(6)呕吐时作时休、伴腹满便溏的脾胃虚寒型,加缘中、脾、皮质下穴;

(7)得食而呕、腹痛阵阵的蛔虫扰胃型,加艇中、神门、交感穴。

再按虚补实泻治之。

(编写组)

第五节　耳穴性能与功用

耳穴性能,是指耳穴的性质或配伍后在治疗中发挥的作用。耳穴本身虽无中药那样的四气五味、有毒无毒,但是各个穴位所在的位置和所分布的经络、神经、血管等微细结构不尽相同,导致穴性各有偏异。临床实践证明,耳穴有以下性能与功用:

一、耳穴性能有中性与偏性二类

中性的占绝大部分,偏性的有表、里、补、泻、温、凉、升、降、动、静 10 种。如耳尖、屏尖、对屏尖偏于凉;热穴、皮质下偏于温;扁桃体、轮 1—4 偏于表;艇中、耳中、腹水点、内生殖器偏于里;肾、耳背肾偏于补;肝、肝阳偏于泻;升压点、下垂点、缘中偏升;降压点、高血压点、耳背沟、平喘偏于降;枕、神门、头昏点、肌松点、神衰点、神衰区偏于静;丘脑、兴奋点、动情点、促性腺激素点偏于动。

二、耳穴具有三大功用

1. 相对特异性

①某个穴位只能治疗某种局部疾病,而某种局部疾病必须取某个穴位。如跟穴能治疗足跟局部病症,而足跟局部病症必须配入跟穴进行治疗;
②某个穴位只能治疗某一性质的疾病而不能治疗与其性质相反的病症。例如耳尖、屏尖穴具有清热解毒作用,对发热、牙疼等热性病症较为合适,却无补益作用。而肾、耳背肾穴具有补肾填精、蒸腾肾气的作用,对各种肾虚病症尤为适宜,但无耳尖、屏尖穴那样清热解毒的作用。大凡用点、线、沟、区命名的 60 多个穴位皆具有相对特异性。

2. 双向性调节

当机体功能处于亢进或低下、兴奋或抑制等病理状态时,对某个穴位进行适当刺激,可使其恢复正常。如直肠穴,经过或针或灸的适当刺激后,能使腹泻的患者大便成形,也能使便秘病员排便通畅。凡以脏腑命名的耳穴,如尿道、肛门等穴,属双向性调节范围。

3.多功能性

指肝、心、脾、肺、肾、胆、小肠、胃、大肠、膀胱、三焦等十一个耳穴,能治疗 4 项以上类型的病症:

①脏腑本身及其主管的五官、形体、情志等病症;

②脏与腑之间互为表里的病症;

③脏腑命名的经络循行线路上的病症;

④经络首尾相接理论的病症;

⑤脏腑按"五行"生克乘侮理论的病症;

⑥现代医学神经、内分泌等学说的病症。

三、耳穴有神经、内分泌等十大属性

(1)属于神经系统的十九个穴位:枕小神经、耳大神经、耳颞神经、三焦、耳中(称五大神经穴)、交感、神门、兴奋点、神衰点、神衰区、脑点、脑干、丘脑、额、颞、枕、顶、皮质下、坐骨神经;

(2)属于内分泌系统的八个穴位:内分泌(总代表)、卵巢、睾丸(生殖腺)、胰腺(消化)、肾上腺(调解糖、钠、钾代谢,加快心率,紧缩血管,升高血压)、甲状腺(控制新陈代谢,促进生长发育)、缘中(促进生长,减少尿液,升高血压,收缩子宫)、促性腺激素点(调节性激素要穴);

(3)具有止血功能的四个穴位:膈、脾、缘中、肾上腺;

(4)具有升高血压功能的四个穴位:内分泌、升压点、缘中、肾上腺;

(5)具有活血功能的五个穴位:枕小神经、耳大神经、热穴、交感、心皮;

(6)能使经行通畅功能的六个穴位:交感、内分泌、内生殖器、缘中、卵巢$_1$、促性腺激素点;

(7)具有利尿退肿功能的六个穴位:肺、脾、肾、三焦、内分泌、腹水点;

(8)能提高性欲的七个穴位:内分泌、内生殖器、外生殖器、动情点、兴奋点、卵巢$_1$、促性腺激素点;

(9)能解除多梦的八个穴位:神衰点、神衰区、多梦区、神皮、神门、枕、睡眠深沉点、耳尖;

(10)能够降低血糖的八个穴位:耳中、缘中、内分泌、丘脑、降糖$_{1-3}$、胰腺点。

(苍南县第三人民医院　王　正)

第六节 耳穴配伍与16个三角

耳穴配伍是两个以上的穴位配合使用,产生协同、促进作用而增强疗效,或产生抑制、削弱作用而不利于治疗的结果。如神门穴具有镇静安神作用,若配以解除内脏痉挛的交感穴,则能出现"同类相从"、"相辅相成",大大增强解痉止痛、止咳平喘之功;若与健脾化湿、益气升阳的脾穴同用,则会抑制、削弱脾脏运化功能,对脾虚湿盛腹胀、腹泻者大为有害。

可见,掌握耳穴性能及穴位与穴位之间的关系是耳穴配伍的基础。切不可在未明辨证、立法,未定处方原则的前提下,单纯地从分散紊乱的具体症状着眼进行选穴配方,使一张耳穴处方变成一份杂乱无章而堆砌起来的穴单,即使有效,也无法总结经验,若是无效,又无法吸取教训。

耳穴处方是在前人经验基础上,经临床实践总结出来的;"十六个耳穴三角",也是耳穴处方的一大规律。所谓"耳穴三角",是指三个耳穴穴位形成三角形状的组合。

(1)**肩三角** 即"肩△"。由 C3-4、锁骨、耳大神经点组成。治疗肩周炎、颈椎病等肩颈诸症。

(2)**胃三角** 即"胃△"。由贲门、胃、十二指肠组成。对各种急慢性胃炎、消化性溃疡等胃肠疾病疗效显著。

(3)**胸三角** 即"胸△"。由胸、心皮、交感组成。治疗心血管、胸中郁闷、烦躁、咳喘等呼吸、循环系统疾病有效。

(4)**颌三角** 即"颌△"。由上颌、下颌、颞颌关节组成。对牙痛、牙周炎、牙周出血、颞颌关节诸恙有效。

(5)**男三角** 即"男△"。由内生殖器、睾丸$_1$、肾组成。是治疗男性一切虚损诸症的基本方。

(6)**女三角** 即"女△"。由子宫、乳腺、卵巢$_1$、组成。是治疗月经、乳腺等病症的基础方。

(7)**肝三角** 即"肝△"。由肝、脾、胃组成。是治疗儿童消化不良,抽动症、多动症的基本方。

(8)**皮三角** 即"皮△"。由神皮、心皮、消皮组成。对大脑皮层功能紊乱引起的诸恙有效。

(9)**腰三角** 即"腰△"。由耳背腰骶椎中点、坐骨神经沟中点和背胭窝组成。是治疗腰、臀、下肢等身背后面诸恙的基础方。

(10)颈后三角　即"颈后△"。由耳背的 C3－4、C6－7、耳大神经点组成。是治疗颈椎病、肩周炎等身背后面疾病之主方。

(11)脑三角　即"脑△"。由兴奋点、睾丸₁、脑点组成。主治性冷淡、不孕症、睾丸炎、副睾丸炎及脑病等病症。

(12)卵三角　即"卵△"。由卵巢₁、三焦和内分泌组成。主治月经不调、性功能下降。

(13)激三角　即"激△"。由激素点、三焦和内分泌组成。是治疗妇女炎症、慢性肝炎、肥胖、色斑、损容性病症等的基本方。

(14)鼻咽三角　即"鼻咽△"。由内鼻、咽喉和耳颞神经点组成。主治鼻咽炎、梅核气、声音嘶哑、鼻液倒流、打鼾等。

(15)肠三角　即"肠△"。由大肠、小肠、直肠组成。治疗脱肛、痔疮、便秘、腹泻、肠功能紊乱等。

(16)盆三角　即"盆△"。由盆腔点、神门点、股关点组成。主治急慢性盆腔炎、附件炎、男子精索静脉曲张、疝气等病症。

(苍南县第三人民医院　王　正)

第七节　耳穴刺灸法归纳

耳穴刺灸法有毫针、电针、埋针、三棱针、七星针、放血、夹治、线香灸、艾条灸、磁疗、穴注、贴膏、按摩、掐指等多种方法。

对于急性痛症,一般是在相应部位采用毫针泻之;或用探棒之棒头,或火柴棒头震颤式按压之;或用手指指甲掐切敏感点。力度由轻而重,再由重而轻,待症状缓解后,用磁珠耳穴贴贴之,以巩固疗效。

对各种顽固性痛症,一般宜耳尖、耳背静脉放血,病情严重者加相应部位,用三棱针叩刺出血。对各种慢性、虚寒性疾病,宜用温灸治之。对于各种发热,尤其是急性高热,宜用耳尖、屏尖、对屏尖的"三尖"放血,加刺肾上腺穴治之。对于各种慢性、热性、顽固严重者,加相应部位和同水平的耳轮外侧缘放血,出血量宜候至血色由紫变红,血质从稠到稀为止。耳穴常用刺灸法符号见表 1.1.1。

表1.1.1　耳穴常用刺灸法符号

刺灸法类型			操作方法						临床意义		注意要点
	方法	符号	针刺深度	捻转角度	频率(次/分)	强度	运转(次/分)	次/天	功用	适应范围	
毫针 补泻法	补法	T⁺	浅刺入软骨膜	90°	30/1	舒服感	1/10 1/5~10	1/1	补虚	虚弱，过敏，功能低下、内分泌紊乱	严重心脏病、器质性疾病伴重度贫血及习惯性流产史的孕妇要禁用
毫针 补泻法	泻法	T⁻	深刺入软骨不出皮肤	360°	90/1	能忍受	1/5	2/1	泻实(热)	强壮体质，功能亢进，急热传，剧烈疼痛，慢性顽固性病症	
毫针 补泻法	平法	T±	中刺及软骨	180°	60/1	稍感胀痛	1/5~10	1~2/1	调整虚实	虚实不显及预防、保健、美容等	
透刺法	直透	↓	以90°直刺至对侧皮下							病在脏腑、筋骨	同补泻法
透刺法	斜透	↘	以45°斜刺邻近穴位							病在血脉、肌肉深处，或病有趋向	
透刺法	平透	→	以10°~15°横刺邻近穴							病在肌肤浅表或某穴，与邻穴同用	

	方法	符号	波形	电流频率(次/分)	强度	留置(分)	次/天	功用	适应范围	注意要点
电针	轻刺激	N¹		80~120	弱，麻辣感	30	1/1	强化调节功能	神经性、功能性病症	同毫针补泻手法
电针	重刺激	N³		180~240	强、难以忍受	60+	2/1	强化调节功能	内脏痉挛，慢性顽固性病症	同毫针补泻手法
电针	中等刺激	N²	连续、断续或疏密波	120~180	中，稍有胀痛	30~60	1~2/1	强化调节功能	一般急慢性疾病	
夹治法	补法	夹⁺		80~120	弱，似抽似弹	30—	1/1	疏通经络，调和气血	虚弱病症	夹头之间不可接触
夹治法	泻法	夹⁻		180~240	强，能忍受	40~60	2~4/1	疏通经络，调和气血	实热病症	夹头之间不可接触
夹治法	平法	夹±		120~180	中，强弱之间	30~40	2/1	疏通经络，调和气血	虚实不显之症	

续表

刺灸法类型		操作方法					临床意义	注意要点
方法	符号	按压方向或角度	感觉	持续时间(秒)	间歇时间(秒)	次/天	适应范围	
压丸法 — 旋补法	压+	顺时针旋转	稍有胀痛	每次按压60~120		(3~4)/1	老年体弱,孕妇,儿童,成人病后或痛感过敏者	胶布过敏者可贴肾上腺、风溪穴或服氯苯那敏(扑尔敏)等,侧卧时压丸处痛者可放松胶布或移动丸药位置
压丸法 — 直泻法	压﹣	90°重按	沉重胀痛	20	10	(6~8)/1	内脏痉挛,实热症	
压丸法 — 点平法	压±	90°轻按	胀痛	5	5	(4~6)/1	虚实不显之症	

方法	符号					功用	适应范围	
埋针 — 撤针型	撤	针环贴在胶布上,压入耳穴或先入耳穴后固定;每次埋藏2~4天,每隔4小时按压1次,每次1~2分钟				微弱持久,刺激调节,抑制兴奋	各种急慢性顽固病症	针头处痛宜调整方向或角度,埋针处不可受潮湿;局部炎症禁用
埋针 — 蝌蚪型	蝌	沿皮刺入0.3~0.6cm,约占针身2/3深,胶布固定						
磁疗 — 磁珠	S¹	表面磁场500高斯,直径1.3毫米的磁珠置于胶布中,贴准耳穴,对面处再贴一颗				产生磁场,疏通经络	头痛、肋间神经痛、慢肝肝区作痛	治后个别有兴奋或抑制现象,1~2天即失;约10%人加重,取下即消。初治宜量少,支扩、高热、血压特高者忌用
磁疗 — 磁珠(片)	S²	薄层脱脂药棉囊包磁珠(片)置于穴位上,胶布固定,或塞耳孔,口含生铁					皮肤病、痛症、神经衰弱等	
磁疗 — 埋针加磁	S³	在埋藏的撤针环中放磁珠一粒,胶布固定					腹泻、咳嗽、支气管哮喘、结膜炎等	

刺灸法类型		操作方法	临床意义		注意要点
方法	符号		功用	适应范围	
温灸 线香灸	Ⅰ×	卫生香,香烟灸,局部红润为度,每天2~3次	温经散寒,激发经气	腮腺炎、感冒、鼻炎、哮喘、呕吐、慢性腹泻	有起泡者涂上烫伤膏;心脏病、孕妇慎用
艾条灸	Ⅱ×	温灸全耳,稍有灼热或红润为度,急病1天2次		失眠、自汗、虚脱、产后血晕、功血、腰背疼痛、关节炎、痿症	
穴注	注	固定穴位,5号针头斜面向下,刺入皮下与软骨膜之间,抽芯无回血后,缓注0.1~0.3ml呈皮丘状	针刺药物协同提高效力	内脏、官窍、肌肤、筋骨、神经等系统疾病	知药理,防过敏,初次弱穴少、量少
放血	△	按摩充血,刺入1.5~2.0mm出血,血色变淡,血质变稀为止,2天1次	清热、降压、活血、消肿	高血压、失眠、外伤炎症等慢性、顽固性、热性病症	虚弱出血,凝血功能差者禁用
贴膏法	贴	用一定刺激性的橡皮膏剪成0.4cm×0.6cm贴穴位	舒经活络	各种常见病,妇女、儿童尤宜	贴紧,防漏气

(苍南县第三人民医院　王　正)

第八节　耳穴定位三步曲

耳穴诊治犹如一座高入云霄、五彩缤纷的摩天大楼。俗云:"万丈高楼平地起,高楼坚否看根基。"那么,耳穴诊治的根基是什么? 是耳穴定位。耳穴定位准确与否,是耳穴诊治的基础。耳郭仅有 4cm×7cm 的面积,却分布着300个左右的标准耳穴和经验耳穴。在这密密麻麻的耳穴群中,如何理得清、辨得明,使人记得住、找得准呢?

笔者根据多年耳穴教学心得体会,反复比较、探索、总结,终于找到一条定位捷径,称为"耳穴定位三步曲",即一是定耳郭中的解剖部位,二是定部位中的穴区范围,三是定穴区中的点、线、沟等。具体地说:

首先要确定耳郭前面的耳轮、对耳轮、耳舟、三角窝、耳甲艇、耳甲腔、耳屏、对耳屏、耳垂等 24 个解剖部位名称;耳背的两条纵线、两个纵区,纵区有内、外之分，外纵区分为 3 个面和 1 个隆起，内纵区也有 5 条沟和 3 个隆起。

其次是定穴区，即在不同解剖部位名称中分别确定穴区范围，也就是说定出标准耳穴的穴区范围。现以耳垂为例。先要确定耳垂与对耳屏之间的分界线，即触到软骨下缘，与无软骨上缘之间，作一条水平线，然后画出与水平线等距离的两条平行线，再在第一条平行线上加两个点，将它分为三个等分，又在这两个点上，分别向上、向下引垂线，这样就把耳垂分为九个区。从上而下，自前而后，分别命名为 1，2，3，4，…，9 区。1 区为牙穴区，2 区为舌穴区，3 区为颌穴区，4 区为垂前穴区，5 区为眼穴区，6 区为内耳穴区，7 区暂无穴名，8 区为扁桃体穴区，9 区暂无穴名。5 区与 6 区之间，占用 2 区、3 区一小部分，绘成椭圆形的区域，名叫面颊区。

最后是定点、线、沟，即经验耳穴的定位。在上述各个穴区中确定点、线、沟的具体位置。仍以耳垂为例，牙穴区外上方为拔牙麻醉点 1；舌穴区上线（耳垂水平线一小段）中前 1/3 处稍下方为下颚点，外线下 3/4 处为上颚点；颌穴区中央称上颌点，颌穴区上线中点为下颌点；垂前穴区中央为神衰点，下外方为拔牙麻醉点$_2$，垂前穴区与眼穴区之间的中点为嗅觉中枢；内耳穴区外上角为甲状腺；7 区中央为身心点；9 区中央叫通用牙痛点。1 区耳穴的上线，与屏间切迹下缘之间为升压点；若升压点与身心点之间出现一条凹沟，叫低压沟；升压点与扁桃体穴之间形成一条凹沟，称为冠心沟；目$_2$ 与内耳穴之间的凹沟，叫耳鸣沟，等等。

只有这样，从"部位"到"穴区"，由"穴区"再到"点、线、沟"……逐步深入，层次分明，讲得清楚，听得明白，记忆深刻，找穴准确。

（苍南县第三人民医院　王　正）

第九节　耳穴与中医观点

《灵枢·口问》篇云："耳者，宗脉之所聚也。"说明人体众多的经络汇集、聚合于耳郭。由于经络是"内属于脏腑，外络于肢节"的网络组织，构成"脏腑—经络—耳郭"三者直接相通的关系；经络又是气血津液运行的通道，脏腑产生的气血津液通过经络运行于耳郭，使它发挥正常的调节功能；机体患病时又是通过经络传注反应在耳郭的相应部位（耳穴）上，便出现了颜色、形态、皮屑、皮疹、血管、电阻、痛阈等改变，为耳穴诊断提供客观依据；对有关耳穴进行适当刺激，亦是通过疏通经络、调整脏腑功能，达到防治疾病的目的。

耳穴诊治在当前的发展中,渗透了现代医学的知识,丰富了耳穴诊治的内容。然而,它毕竟是祖国传统医学的组成部分,理应根据中医学基本理论,分析耳穴性质,制定处方原则,确定刺灸方法,研究诊治规律等。实践证明,运用中医学观点指导耳穴临床是行之有效的重要途径。如同为耳鸣一症,有按之不减的实证患者,宜取内耳、三焦或胰胆,用泻法治之而得效;也有按之减轻的虚证病员,若用上穴上法治疗,不但无效,反而加重,改取内耳、肾、内生殖器等穴,以补法治之,症状必能改善。又如同是腹泻腹胀的小儿,有腹胀坚满、烦渴引饮的实证者,取艇中、腹胀区,用泻法治之而得效;也有腹胀柔软、舌淡肢冷的虚证患儿,若用上穴上法无效,改取脾、皮质下等穴,施以补法,很快可见胀消、肢温之神效。

总之,病症有寒、热、虚、实之分,治则有温、清、补、泻之别;根据中医的八纲、脏腑、经络、病因、气血等学说来辨治,坚持理、法、方、穴、术一条龙,环环相扣的基本规律,乃是提高耳穴疗效的关键所在。

人类生活在自然界,其生理功能、病理变化,常常随着四时节气、自然环境的变更而产生一定范围的变化,这就是祖国医学的"天人相应"观点。

四时变化影响人体的生理功能。《灵枢·五癃津液别》篇曰:"天暑衣厚则腠理开,故汗出……天寒则腠理闭,气湿不行,水下留于膀胱则为溺与气。"说明天气暑热时,人体就以出汗散热来适应;而天气寒冷时,人体为了保温,腠理就能密闭而少汗,必须排出之水从小便而去。

耳郭是人体的组成部分,自然也受节气影响,冬天耳郭腠理致密,皮肤干燥,痛阈偏低,压痛点不明显,电阻降低而难以测出;反之,夏天按压、电测耳郭,阳性反应点相对增多。实验证明,冬天耳穴电阻高,阻抗波幅小;夏天耳穴电阻低,阻抗波幅大。这说明人体耳穴电阻变化也是符合节气变化规律的。

人体生理功能同样随着昼夜晨昏的变化而变化。《素问·生气通天论》云:"故阳气者,一日而主外,平旦人气生,日中而阳气隆,日西而阳气已虚,气门乃闭。"说明人体阳气白天运行于外,推动机体活动,早晨阳气初生,中午阳气最盛,夜晚阳气内敛,便于人们休息。耳郭变化虽然没有那么明显,但也遵循这一变化规律。笔者在临床实践中发现,中午前后耳郭皮肤色泽反应明显,按压痛点敏感性较强,电测出现阳性反应点也较多,早晚则反之。阴阳学说认为,白昼为阳,夜晚属阴,上午为阳中之阳,故"日中而阳气隆",人们耳郭之阳气充分发散,卫气偏浮,气血趋向于表,故肌腠松弛,疏泄多汗,所以病理反应容易测得。夜晚属阴,阳气趋向于里,故肌腠致密而汗少,病理反应也较难以测得。

(苍南县第三人民医院　王　正)

第二章　耳穴学会日常工作

苍南县耳穴的发展成长与学术团体的活动有着息息相关、不可分割的联系。1985年8月,苍南成立全国唯一县级耳穴学术团体——"苍南县耳穴学会"。学会数十年如一日,坚持有组织、有计划地开展工作。

第一节　耳穴学会沿革

(1)苍南县耳穴医学工程学会于1985年8月18日成立。由于苍南县电磁医疗器械厂与湖北医学院联合试制成功了"耳穴治疗保健仪"(简称"治保仪",当年老干部保健和百姓治病缺乏一种简便、实用、安全、随身可带的仪器,"治保仪"的问世,给人们带来了福音),为了推介这一新产品,该厂发起,并由苍南县科学技术协会与苍南县卫生局联合,于1985年8月13—15日举办"'治保仪'推介会",邀请湖北医学院运动医学系教授彭述武、郭家珍和武汉市中医院吴春生主任前来授课,县卫生局陈肇孙副局长通知江南医院副院长王正主治医师参加学习。会间筹备"苍南县耳穴医学工程学会",并上报学会成员名单,8月18日苍南县科协以苍科协(1985)8号文件批复,同意成立苍南县耳穴医学工程学会。第一届理事会理事长华心农(县政协副主席),副理事长陈肇孙(县卫生局副局长)、王正(江南医院副院长、中医针灸科主任)、周志合(电磁厂厂长)、吴启运(县妇幼保健站站长),秘书长周志合(兼),理事:颜决钻(电磁厂副厂长)、游金星(马站区卫生院中医师)、林上助(县人民医院中医师)、宋玉茹(金乡卫生院中医师),共有会员18人,顾问彭述武教授,学会办公室设在县电磁医疗器械厂。

(2)浙江省针灸学会苍南县耳穴分会于1988年7月15—16日成立。原因是县电磁厂倒闭停产,学会名存实亡,经浙江省针灸学会同意、县科协批准,将原"苍南县耳穴医学工程学会"改名为"浙江省针灸学会苍南县耳穴分会"。1988年7月15日选举产生第二届理事会,由十一人组成,会长王正,副会长王建人(县卫生局),秘书长林文伟(县卫生局),副秘书长林定成(县卫生局),理事:夏秀玲(石砰乡卫生院)、黄贤舵(芦蒲乡林家院诊所)、杨德生(原宜山铁龙中学校长、离休干部）、林淑芬（江南医院）、梁世福（平等乡卫生院）、董娟娟（灵溪镇卫生院）、林书昌（赤溪镇卫生院），共有会员 63 人，其中包括县外从事耳穴工作而要求加入苍南耳穴分会，经县科协批准，称之为"荣誉会员"，享受正式会员待遇，而不用交纳会员费。第二届耳穴分会理事会选举与苍南县中医药学会第二届理事会选举同时进行。县中医药学会第二届理事会由 19 位同志组成，顾问华心农，会长王正，副会长王建人、林开森、吴允荣、肖仲夫，秘书长林定成，副秘书长林文伟，理事蒋招国、王乃荣、陈明圣、曹光亮、林上助、王忠建、林高荣、洪顺水、苏世润、李桂芬、李盛利。王正同志同期担任两个学会的会长，在会上作了"振兴中医、人人有责——从国内外中医动态来看我们的任务"的报告。

（3）苍南县耳穴学会于 1998 年 3 月 18 日产生。1998 年 3 月 10 日在县卫生局会议室隆重召开第三届会员代表大会，王正会长代表二届理事会作了"回顾过去成绩斐然、展望未来任重道远"的工作报告。苍南县卫生局李作善局长亲临大会指导，发表了重要讲话，在充分肯定二届成绩之后提出希望：要为耳穴事业的繁荣和发展，要为我县人民的健康长寿做出更大贡献！

大会以无记名投票的方式选举产生了第三届理事会。理事长王正，常务副理事长章晓筱，副理事长夏秀玲、王晓晞，秘书长缪素迪，副秘书长蔡智慧。常务理事：王正、章晓筱、夏秀玲、王晓晞、缪素迪、王文羽、蔡智慧。理事：王正、章晓筱、夏秀玲、王晓晞、缪素迪、王文羽、蔡智慧、蔡大义、梁世福、陈乃波、王文柱、许士仙。共有会员 138 人，其中荣誉会员 18 名：如温州卫校的张宏国、乐清市的黄亦翰、永嘉县的王乃进、上海市的季月花、福建省福鼎市的王声亮等。

当天与耳穴学会联合召开、同时选举产生第三届理事会的苍南县中医药学会，其理事长也是王正同志，也就是说王正同志连任两个学会两届理事会理事长（会长）的职务。

（4）温州市针灸推拿学会苍南县针推分会于 2003 年 12 月产生。由于社会团体整顿、缩编，耳穴学会被合并到苍南县针推分会。

（编写组）

第二节 耳穴学会那些事

一、办班培训

培训目的是壮大耳穴队伍,提高诊治水平,促进耳穴疗法的普及与推广,让广大群众能得到耳穴的惠泽。因此,以能者为师,互教互学,既可"请进来",亦可"走出去"。王正主任应邀于 1986 年 3 月 25-27 日赴文成县卫生进修学校举办"耳穴新疗法"讲座;同年 5 月 23 日-6 月 24 日,在苍南县各区镇卫生院巡回举办"耳穴新疗法培训班";1989 年 9 月 18 日前往浙江医科大学举行耳穴医学知识讲座;同年 10 月 17 日在"全国耳穴诊治高级培训班"上执教,题目是"耳穴治疗小儿消化不良"。此外:

(1)1986 年 4 月 15-20 日,温州市中医学会举办"耳穴新疗法培训班"。温州医学院解剖教研室主任陈同丰教授讲解耳郭组织结构,王正主任主讲耳穴新疗法。听课者有:温州市温州卫生进修学校娄绍坤、市东风医院(市中西医结合医院前身)董远志、市政建设公司医务室王笑媚、港务局保健站胡学五、乐清市人民医院钱爱月、柳市区卫生院郑元平、瑞安市人民医院郝茜、中医院胡焕华、马屿卫生院王莹、仙降卫生院高文美、高楼卫生院王弘敬、永嘉县人民医院陈艺、平阳县第二人民医院王旭红、洞头中医门诊部蔡振鹏、泰顺县司前区公所陶国华、苍南县江南医院林淑芬、灵溪卫生院吴启焕、赤溪卫生院林书昌、宜山卫生院陈通城、矾山卫生院郑彩云、马站卫生院游金星、南宋卫生院林正荣、平等卫生院梁世福、望里车站诊所黄瑞克、溪头埠诊所龚德剑、北茶寮诊所蔡大义、钱库芦蒲诊所陈民圣、林家院诊所黄贤舵、龙港涂厂诊所谢刚,以及宁波鄞州区人民医院高忠国,福建省福鼎医院张闽红等。

(2)1988 年 9 月 15-30 日,在杭州举办"浙江省首届耳穴培训班"。浙江中医学院解剖教研室主任鲍达明教授讲解耳郭组织结构;全国耳穴研究组副组长、安徽省巢湖地区人民医院针灸科主任刘士佩教授介绍耳穴望诊方法与注意事项;王正主任主讲耳穴医学的起源、形成与发展简史,国际标准耳穴与实用经验耳穴的定位与主治,耳穴诊治原理,刺灸方法和实践体会等。前来听课的学员有:杭州市中医院鲍正莹、第四医院曹玉兰、针灸医院何金凤、余杭区中医院孙菊芳、拱宸桥卫生院陈学敏、化机一厂李大方、杭州丝绸厂联工休养室罗水仙、东风印刷纸箱厂宋启华,嘉兴市第二医院许平、王光荣,永康市中医院何广武，兰溪中医院戴朝富、宁波天封卫生院童雅莉、嵊县中医院俞建华、遂昌县人民医院李正祥、黄岩县中医院张娟、第一医院张蕾、温州市中医院应雪琴、市第二医院潘元侠，瑞安市中医院叶青青，永嘉县人民医院孙德利，苍南县江南医院陈先威、人民医院徐巧巧、龙港诊所郑秀兰、林家院诊所黄贤舵、宜山杨德生、钱库李世忠等。

(3)受中国针灸学会委托，1991 年 6 月 10－23 日，在龙港举办"中国南方诸省耳穴诊治培训班"。苍南县人民政府副县长潘竹明，县科协主席缪昌宗、秘书长黄正演，县卫生局副局长刘日臻，龙港镇副镇长陈志秋，龙港医院副院长尤荣开等领导前来祝贺，并作热情洋溢的讲话。培训班由刘士佩教授介绍耳穴望诊，王正会长主讲耳穴定位三步曲，耳穴性能、配伍、处方、刺灸方法，耳穴治病、防病等内容。前来学习的有：湖北襄樊的董北光，江西广丰汪希卫，福建福鼎王声亮，上海王琪霞，浙江温州市中医院内科季然雨、儿科林彩萍、针灸科张红专、应雪琴、张立中，永嘉县中医院王乃进，乐清县白象黄亦翰，苍南毛纺厂李峰，石砰卫生院夏秀玲，沪山卫生院许士仙，括山卫生院王文柱，平等卫生院梁亦联、梁荣华，陈东卫生院陈如意，宜山卫生院李郑茹，望里六板桥董剑波，站北街周春光，北茶寮黄彩玉，宜山八岱何经群，江山王同勇，龙港郑国自，钱库西街何继武，菜场街陈乃波，林家院黄贤舵，金乡老城半浃连林兴芳，新城黄东黄贤增，坊下陈细进，巴曹炉头林文元，共 32 人。(见图 1-3)

(4)1995 年 11 月 15－24 日，"苍南县耳穴骨干培训班"开办(见图 1-1)。参加学习的有徐巧巧、蔡智慧、王文羽、王文柱、董剑波、夏秀玲、蔡大义、梁世福、何经群、蔡李智、杨雪萍、刘建平等 15 人，推选夏秀玲为班长，蔡大义为副班长。培训班主要内容有：耳穴定位三步曲，耳穴望、摸、触(压)、测探等诊断方法的运用，耳穴放血、毫针刺扎、埋针、电针、穴位注射，五脏六腑、十二经络、五行学说、神经、内分泌学说等中西医理论在耳穴诊治的应用，以及自然气候、昼夜气温变化对耳穴诊治的影响等等。本班自始至终由王正会长一人讲到底。为检验培训班质量，11 月 22 日，组成老、中、青结合的 21 人在苍南县人民政府大门口举行"大型耳穴义诊"活动(见图 1-9)，在社会上产生了良好影响。

二、学术交流

苍南耳穴学术交流不计其数，外出参加学术会议有：

(1)1991 年 12 月 4－6 日，在金华市中医院召开"浙江省针灸学会 1991 年学术年会"。苍南县选派黄贤舵、夏秀玲、王正、王文柱、杨德生、黄贤增、徐巧巧、李峰、董剑波、蔡明谱、梁荣华、郑秀兰等十二位同道组成"苍南县耳穴代表团",由黄贤舵、夏秀玲二人带队前往参会,并带去论文汇编献给大会。苍南代表们除听报告、参加学术交流以外,还抽空给与会代表进行"耳穴义诊",切磋技艺,受诊者说:"真灵啊!一压痛止。""真准啊!基本上全给讲对了!"因此不少代表夸奖说:"浙江耳穴在温州,温州耳穴在苍南。"

(2)1995年8月15日,"温州市针灸工作会议暨学术交流大会"在乐清市雁荡山召开。苍南选派梁世福、夏秀玲、王正、王文柱、徐巧巧、蔡大义、蔡李智、蔡智慧、何经群等14人组成"耳穴代表团"前往参加,并将11篇论文汇编成册,由队长梁世福、夏秀玲分别送给与会代表。

(3)1995年12月1—4日,"浙江省针灸学会第三届会员代表大会"在杭州隆重举行。苍南选派王正、徐巧巧、蔡大义、夏秀玲、梁世福、王文羽、王文柱、蔡智慧、何经群、刘建平、杨雪萍、李郑茹等15人组成"苍南县耳穴代表团",由梁世福、蔡大义二人带队前往,不但将论文汇编献给大会,而且将浙江省针灸学会耳穴专业委员会"授牌授印仪式"、"耳穴骨干培训班"、"大型耳穴义诊"、"耳穴诊治在温州医学院"等实物、图片等,张挂在会场门口,以向大会代表汇报,使人们再次听到"浙江耳穴在温州,温州耳穴在苍南"的赞扬声。

三、耳穴医学知识竞赛

苍南耳穴志士除了参加1990年6月—9月全国性的耳穴医学知识竞赛以外,还于1991年12月28—29日在钱库举行"苍南县耳穴医学知识竞赛"(见图2-3、2-4、2-5)。全县30多名代表经严格考试,考核后选出20名高手参赛,通过紧张的"必答题"、"抢答题",由五位评委根据标准答案,做出评判亮分,去掉一个最高分和一个最低分,将其平均分作为该参赛者的成绩,由高分到低分,分别评出一等奖王文柱,二等奖黄贤增、周春光,三等奖黄贤舵、陈先威、蔡明谱、王声亮(见图2-6)。

四、评优活动

苍南县耳穴学会为了充分调动学会理事、会员的积极性,最大限度发挥各自聪明才智,把本职工作干得更出色,促进耳穴医学大发展、大普及,使耳穴之花开遍苍南大地,让耳穴诊治法为广大人民健康事业做出应有的贡献,每年开展优秀论文、优胜门诊室(单位)、优秀干部或先进工作者(理事)、积极分子(会员)等评选活动。特别1995年年初学会公布"评优细则",以使各位会员心中有数,瞄准目标,采取措施,及早行动,争取当年获得最佳成绩,为耳穴事业立新功,为单位为家人争光荣。苍南县耳穴学会评选"先进"细则见下表所示。

苍南县耳穴学会评选"先进"细则

内容 项目 奖名	综合 表现	科普宣传		临床病种		参加专病协作组		论　文		学术交流		培养人才	
		园地	文章 篇数 及档次	诊断	治疗	个数	担任职务	篇数	级　别	次数	级别	人数	掌握 穴数
积极分子	好	1	1	2	5	1个 以上		1	市县级交流	1次 以上	市县级	1个 以上	50个 以上
先进工作者	很好	1	2 其中1 篇发表	4	10	2个 以上	担任1个协 作组的副组 长以上	2	省级交流 1篇,市级 宣读1篇	2次 以上	省市级 各1次	2个 以上	70个 以上
优秀干部 (限常务理 事以上)	突出	1	3 其中1 篇发表	6	15	3个 以上	担任2个协 作组的副组 长以上	2	国家级交 流1篇,省 级宣读1篇	2次 以上	国家级 与省级 各1次	3个 以上	90个 以上

注:"综合表现"是团结同道,积极参加学会活动,克服困难,努力工作,保质保量完成任务等。基本上达到者为"好";数量多、质量好、按时完成者为"很好";熟练、超额,质量上乘,且能提前完成者为"突出"。

综合表现必须具备,其他六项中有三项以上达到者,即可列为评选对象。

1. 优胜单位

苍南县龙港医院耳穴科

苍南县王素云振中胃肠研究所

苍南县蔡大义诊所

苍南县钱库陈乃波中西医结合诊所

2. 优秀论文

王　正　耳中穴治疗呃逆的探讨

夏秀玲　耳穴治疗仪治疗肋间神经痛 11 例

黄贤舵　耳穴夹治法治疗急性结膜炎 24 例

董剑波　耳针治疗急性腰扭伤 10 例

章晓筱　耳穴治疗颈椎病 17 例疗效观察

王文柱　耳穴治疗 7 例肝阳上亢型高血压病疗效观察

王声亮　耳穴埋针加贴压小儿奇应丸治顽固性结肠炎 2 例

杨德生　耳穴夹治法治疗痹症

徐巧巧　耳穴埋针治呃逆

黄贤增　耳穴治疗神经官能症疗效观察

李　峰　耳穴治疗急性掌关节扭伤 18 例疗效小结

蔡明谱　耳穴夹治法治落枕

梁世福　耳穴夹治五则

何经群　耳穴治肛门出血

3. 优秀干部

王正、杨德生、夏秀玲、陈乃波

4. 积极分子

徐巧巧、李峰、董剑波、梁荣华、郑秀兰

五、耳穴医疗队下乡

1990 年 7 月 11—20 日，苍南县耳穴医疗队分别在浦亭乡和龙港镇开展为期 10 天的义诊咨询活动，受到当地领导和广大群众好评。

耳穴医疗队由王正、杨德生、黄贤舵、徐巧巧、林淑芬、郑秀兰等六人组成，在苍南县科协开展"科技之路"宣传周和"学雷锋"为人民服务中大显身手。他们张贴《耳穴医学信息》报，分发"耳穴诊治在苍南"等宣传资料。在咨询义诊活动中，队员个个精神饱满，热心为民服务，如黄贤舵冒着酷暑、翻山越岭为一位双目失明的病人出诊；徐巧巧身怀六甲，妊娠反应严重，仍然坚持为病员解除病痛；林淑芬自己吃药打针，为了病员还是一直忙到十二点半才用午餐，因此病员奔走相告："雷锋精神又回来了。"

耳穴诊治方法多种，疗效显著。如用耳穴夹治法治疗头痛、胃痛、关节炎、坐骨神经痛等，收到满意效果；运用小儿奇应丸按压耳穴，使腰伤五天不能仰俯的陈某 20 分钟后功能恢复，活动自如；按压心、肾、膀胱、内分泌等穴二次，使患肾炎水肿的蔡某尿量明显增多，浮肿基本消退，等等。由于疗效甚佳，故来诊病的人与日俱增，日均达 150 人次以上。

耳穴医疗队宣传科学思想，普及耳穴知识，免费为病员服务（只收成本费），不计时间和报酬，甚至带病坚持工作，因而收到良好的社会效益。

（编写组）

第三章 耳穴工作五件事

苍南耳穴工作在各级领导的亲切关怀、大力支持下,尤其是在"耳穴伯乐"的保驾护航、热情指导下,不但在县内扎扎实实地展开,而且走出县门,冲向温州、浙江乃至全国各地,影响海外几十个国家或地区。在耳穴临床、教学、科研和科普宣传等方面,苍南耳穴工作者做了许多工作,取得了一定成果。

第一节 协助召开全国部分省市耳穴学术交流大会

1985年11月16日,在"湖北省丹江口市耳穴医学工程学会成立暨学术交流大会"上,"苍南县耳穴医学工程学会"顾问彭述武教授发起并获通过,决定1987年11月在苍南召开"全国部分省市耳穴学术交流大会"(原称"二省五市县耳穴学术会议",1989年10月,在湖北省老河口市召开的"第二届全国部分省市耳穴学术交流大会"上决定改名的)。为迎接全国性耳穴会议的召开,1985年12月1日,苍南县科协与苍南县卫生局专题研究决定:

(1)委托王正副会长编写《耳穴新疗法讲义》,作为耳穴办班教学的专用教材(当年缺乏适宜教本)。

(2)创办会刊——《耳穴新疗》(见图3-1),由苍南县耳穴医学工程学会主办,半年一期,发给会员及相关人士,作为辅导资料,沟通信息,交流经验,取长补短,共同提高,并为选派大会代表作准备。1986年5月21日,县卫生局发文通知赤溪、矾山、马站、桥墩、灵溪、金乡、宜山、钱库、龙港等区镇卫生院分别举办为期三天的"耳穴新疗法培训班",由王正副会长巡回执教,边讲解边操作示范,并指导学员们撰写临床应用心得体会,争取人人成为大会正式代表。这次全县性的培训班合计169人听课,其中学得较好的有宜山铁龙中学原校长、离休干部、耳穴爱好者杨德生,马站区卫生院游金星,中墩卫生室金启雄,灵溪区卫生院董娟娟,渡龙个体医李建华,石砰乡卫生院夏秀玲,郊外乡卫生院陈绍曙,大渔乡卫生院陈事权以及宜山接生员郑秀兰等。

1987年11月13—15日,"首届全国部分省市耳穴学术交流大会"如期在苍南举行。会议代表来自湖北、浙江、安徽、福建等省，有从事耳穴研究几十年的老专家、老教授，有潜心探索、刻苦钻研的中年骨干，也有努力学习、不断进取的后起之秀，共 78 人。大会收到论文 42 篇（其中苍南代表 27 篇），汇编成册，献给与会代表。大会论文分为：耳穴临床总结、夹治法介绍、耳穴麻醉、耳郭微经络、耳穴基础理论研究等，会上宣读 19 篇，书面交流 23 篇。彭述武、李亚森等专家、教授到会作专题报告、现场示范，使大家学到了新理论、新知识和新技术。在座谈交流中，代表们发言十分踊跃，一致认为耳穴疗法是祖国医学中的奇葩，不但能治疗内、外、妇、儿、五官、皮肤等科的常见病、多发病和部分疑难杂病，而且简便、实用、安全，没有毒副作用，且不需特殊设备，完全符合我国国情和改革开放的大政方针，因此认真学习、运用、普及、推广和研究耳穴原理，是一项刻不容缓的任务，也是广大医护人员不可推卸的职责。要发展耳穴事业还须记住苍南县江南医院谢炳烈院长报告中的两句话：一是有刻苦学习、勤于实践、事业为重、责任心强的耳穴人才；二是有真心实意、解忧排难、保驾护航、握有实权的领导班子支持（"耳穴伯乐"）。两者具备，耳穴才能开花结果，两者缺一则会中途夭折。

会议决定：第二届全国部分省市耳穴学术交流大会于 1989 年在湖北省老河口市召开，并成立筹备委员会，主任委员彭述武教授（湖北），副主任委员 4 人，分别是李亚森（湖北）、王正（浙江）、尉迟静（安徽）、范卫忠（福建）。委员根据工作需要，各省自行推荐。

大会期间，《温州日报》、《大众卫生报》、《温州科技报》及苍南广播电台等新闻媒体前来采访，报道了大会实况，扩大了宣传影响。

（编写组）

第二节　创办《耳穴医学信息》报

1987 年 6 月 7—10 日，在安徽巢湖召开的"耳穴国际标准化方案论证会暨全国耳穴研究组成立大会"上，全国耳穴研究组组长、北京针灸骨伤学院副院长王岱教授向大会展示了《耳穴新疗》小报，说："你们看，浙江苍南创办了全国首家《耳穴新疗》报，宣传耳穴信息，推广耳穴疗法，这种做法值得表彰，我们应该向苍南学习！建议苍南同道将耳穴报扩版增量向全国发行！"会场上顿时掌声雷动。同年 11 月 13—15 日，在苍南召开的"首届全国部分省市耳穴学术交流大会"决定：将《耳穴新疗》改名为《耳穴医学信息》报，扩大为八开，一年 4

期，仅收邮资，赠送全国同道。由苍南县科协与耳穴学会联合主办，成立编辑部。王正任主任、主编，负责组稿、审稿、答疑、咨询、发行等工作；科协常委黄正演秘书长为顾问，负责指导排版、校对等；科协负责印刷费、运费，耳穴学会负责日常办公费用。经过一年多时间的努力，筹备工作基本就绪，不少单位、领导、学者纷纷发来题词、贺信。1989 年 3 月 10 日，《耳穴医学信息》报正式出刊（见图 3-2），受到全国同道的热烈欢迎。同年 10 月在北京召开的"首届国际耳穴诊治学术研讨会"上受到国内外代表的青睐，台湾、香港等地区和美国、日本、韩国、朝鲜、越南、泰国、英国、新加坡、加拿大、比利时、意大利、奥地利、马来西亚、澳大利亚等国 180 多位代表争相订阅。业界对耳穴报寄予厚望：

（一）中国针灸学会来信感谢

《耳穴医学信息》报编辑部：

你们好，贵报办得很好，为我国耳穴诊治事业的发展，做出了积极贡献，得到了针灸界同仁的称誉。为此，我们致函特表衷心感谢！希望你们在苍南县府、科协的直接领导和大力支持下，把耳穴小报办得更好，为耳穴事业做出更大贡献！

此致

崇高敬礼！

中国针灸学会

1989 年 12 月 28 日

（二）香港雅贤针灸美容院余德贤院长来函致贺

编辑部同志们：

你们好！你们辛苦了。

在 1990 年春节期间，我终于盼到了《耳穴医学信息》报第四期"国际耳穴诊治学术研讨会"专刊。我一次又一次地细读她的全部内容，启迪之深、收获之大是平生少有的，这等于带我去参观了耳穴诊治大会现场。

从贵报《感谢信》一文得知，你们为发展耳穴医学事业而创办了耳穴小报，不但夜以继日，不辞劳苦，不拿报酬，带病坚持工作，而且自掏腰包，凑足经费，按时出刊，惠赠给数以千计的读者。这种一心为事业、一心为他人的精神，在海外实属罕见。你们的精神太感动人了！我谨表衷心的感谢！

耳穴医学已是世界医学的组成部分，是各国人民的共同财富。耳穴医学是个宝，耳穴小报不可少，小报能否继续刊印，能否越办越好，是大家的共同责任。假如她"伤风"、"感冒",我会为之寝食不安,要是她能茁壮成长,我就能吃饱睡香。我决心向大陆同道学习,与小报风雨同舟,促进耳穴之花开遍全球!今汇上港币 750 元,略表赤子之心,请勿嫌弃,收下吧!我尊敬的老师!

　　祝:

耳穴小报越办越好!耳穴事业兴旺发达!

香港雅贤针灸美容院　余德贤
1990 年 2 月 16 日

(三)黄贤增先生寄来"阳春曲"辞赋给予赞扬

阳春曲——赞《耳穴医学信息》

　　神州伟绩,正崛超中华之最,凯歌送出,《耳穴医学信息》雄姿奕奕,补前人阙倡开拓,介后生结勇探索,名声显赫,全球青睐;精求效益,著文有力,经验结晶,方简易用,除疾如神。求价值,博采医林之精,承传统医学之华,颇有原色。

　　特登名医论文,聘专家讲座,集信息荟萃,育后继新秀。横向联系,普及提高,科研成果。孙杨张吴俱往矣,风流人物今胜昔,瑰宝争辉,奇葩绽放,民健国强,谁不唱《耳穴医学信息》阳春新曲,功德无量。

(四)四川省自贡计划生育委员会王述光同志来函

　　小小耳穴能回春,情系千家暖万人。今有小报传信息,更喜同道送真经。小报花开园丁苦,感谢义务办报人。四十元钱不为贵,聊表敝人一片心。

　　据统计,办报十年来,发表文章有:综述报道 32 篇,人物介绍 9 篇,耳穴诊断 15 篇,穴位与处方 31 篇,刺灸方法 8 篇,内科杂病 54 篇,运动系统 31 篇,妇科杂病 12 篇,儿科疾病 13 篇,头面五官病症 26 篇。编辑部将这些文章汇编成册(见图 3-3),以便于同道查阅。这种始终坚持业余办公、义务办报的崇高精神,深得国内外同道赞扬。甘肃中医学院尤文君教授来函评:"耳穴小报,很有特色,为挖掘瑰宝开辟了处女地,为广大同道扩大了视野、增加了活力,既是雪中送炭,又能锦上添花,动员人们刻苦钻研、奋力进取、顽强拼搏、攻克难关,为攀登耳穴高峰而立下汗马功劳!"南京叶竞芬医师来函称:"你们长期坚持业余办公、义务办报,默默无闻地用心血耕耘园地,用乳汁哺育同道,这种大爱与无私奉献的精神难能可贵,感人至深,难以言喻,确实令人佩服啊!你们是值得炎黄子孙骄傲的代表!"

但是,从 1993 年 1 月开始,苍南县科协由于多种原因不再参与耳穴报事宜了。在资金短缺、人手不足的情况下,为了不负众望,编辑部决定依靠同道赞助部分、办报人员自己倒贴部分来凑足经费,按时出刊。同时,动员科室和家庭人员协助抄写、装封、发行等工作。这样坚持了 3 年,到了 1996 年 4 月,上级三令五申要求出示准印证。可是本会是基层弱小群体,无法得到准印证,只得停办了。后来创办内部交流的《浙江省耳穴工作简报》(见图 3-4),每年二期,赠送省内同道,直至 2000 年王正主任退休卸任为止。

(编写组)

第三节　开展全国性的耳穴医学知识竞赛

为了加深、巩固耳穴知识,提高学术水平,促进"耳穴诊治热"持续升温,苍南县耳穴学会于 1990 年 6 月开展全国性的耳穴医学知识竞赛。具体内容如下:

一、耳穴医学知识竞赛须知

(一)本次竞赛设特等奖一名,奖金 100 元;一等奖二名,奖金各 75 元;二等奖五名,奖金各 50 元;三等奖十名,奖金各 30 元;鼓励奖五十名,在本报上公布名单予以表扬。

(二)答卷方法:参加竞赛者请自备卷纸,将竞赛试题依次抄下,然后逐条进行解答,要求字迹清楚。答卷请于 7 月 30 日前(以邮戳为准)用"快件"寄到浙江省苍南县江南医院王正同志收(编码 325804)。逾期恕不评阅。

(三)标准答案和获奖者名单均于本报第七期上公布,奖金直接汇寄获奖者本人。

(本须知刊登于 1990 年 6 月 10 日《耳穴医学信息》报第六期第二版)

二、耳穴医学知识竞赛试题

(一)单选题。下列 20 题,每题各选出一个正确答案填入"_____"中。(共 40 分)

1. 1973 年湖南长沙马王堆三号汉墓出土的《阴阳十一脉灸经》中有_____的记载,说明我国耳穴医学起源于 2000 年以前。

A. 耳穴　　　　B. 耳针　　　　C. 耳灸　　　　D. 耳脉

2.耳穴医学初步形成的标志是_____一书。

   A.针灸甲乙经   B.针灸资生经   C.难经   D.黄帝内经

3.1888年我国张振鋆发表了_____的示意图。

   A.倒置胎儿的缩影   B.耳郭腧穴

   C.耳前治疗点   D.耳背分属五脏

4.我国民间流传的灯草醮菜油灸治"眼上起星",此法叫_____法。

   A.移星   B.灸灼   C.温灸   D.灯草灸

5.新中国成立以后,国内第一篇耳穴论文是山东省莱西卫生院马声远撰写的"发掘新针灸穴位治疗急性扁桃体炎的初步报告"。此文发表于_____年。

   A.1950   B.1955   C.1956   D.1957

6.世界上第一张耳穴图是1957年在《德国针术杂志》上发表的,作者是_____。

   A.(日本)小林良英

   B.(美籍朝鲜人)M.H.Cho(赵敏行)

   C.(法国)P.Nogier(诺决尔)

   D.(苏联)卡尔辛斯基

7.1977年世界乒乓球赛中我国医生用耳穴疗法治好英国选手哈默斯利小姐的神经痛,使她荣获欧洲冠军,其方法是_____。

   A.耳穴毫针法   B.耳穴三棱针法   C.艾条灸   D.火柴梗按压

8.由我国拟定的"耳穴国际标准化方案"于_____年_____月在韩国会议上通过。

   A.1979-9   B.1984-5   C.1985-6   D.1987-6

9.《耳穴国际标准化方案》计有耳穴_____个,其中耳背_____个。

   A.90、9   B.95、7   C.100、10   D.105、9

10."全国耳穴研究组"于_____年_____月在安徽省巢湖市召开的全国耳穴会议上成立。

   A.1986、6   B.1987、7   C.1987、6   D.1987、9

11.我国第一家"耳穴诊治医院"于1987年11月6日在_____省_____市问世。

   A.山东、济南   B.四川、重庆   C.江西、南昌   D.安徽、巢湖

12."国际耳穴诊治学术讨论会"于1989年10月16-19日在_____召开。

   A.东京   B.北京   C.巴黎   D.汉城

13.我国第一家耳穴小报《耳穴医学信息》之前身是《耳穴新疗》,它创办于1985年,改名于_____年,复刊于_____年。

    A.1986、1987　　B.1987、1988　　C.1987、1989　　D.1985、1987

14.“耳尖穴”首出于_____一书。

    A.针灸大成　　B.千金要方　　C.类经图翼　　D.黄帝内经

15.位于耳轮脚的“耳中穴”出于_____一书。

    A.千金要方　　B.千金翼方　　C.黄帝内经　　D.针灸资生经

16.“阳维穴”出于_____一书。

    A.黄帝内经　　　　　　　　B.针灸大成

    C.奇穴研究　　　　　　　　D.备急千金要方

17.“元胡塞耳治衄血”,方出_____一书。

    A.理瀹骈文　　B.千金要方　　C.类经图翼　　D.卫生宝鉴

18.分布于耳郭的神经是_____。

    A.三叉神经的耳颞神经,迷走神经、舌咽神经和面神经的混合支,交感神经,耳大神经,枕小神经

    B.面神经的耳后支,迷走神经的耳支,耳大神经,枕小神经,坐骨神经

    C.动眼神经,坐骨神经,耳大神经,枕小神经,交感神经

    D.三叉神经的耳颞神经,交感神经,坐骨神经,耳大神经,枕小神经

19.提高耳穴疗效的基本因素是_____。

    A.对症取穴,随症加减,手法得当　　B.辨证施治,取穴准确,加强刺激

    C.取穴准确,病人合作,手法得当　　D.配好处方,取穴准确,手法得当

20.“以管吹耳,抢救自缢病人”,方出_____一书。

    A.肘后备急方　　B.世医得效方　　C.卫生宝鉴　　D.理瀹骈文

(二)多选题。下列5题,每题分别选出已被淘汰的穴名,填入“_____”中。(共10分)

1.位于耳轮脚的穴位是_____。

    A.零点　　　　B.膈　　　　C.耳中　　　　D.神经官能点

2.位于对耳屏内侧的穴位是_____。

    A.皮质下　　　B.卵巢　　　C.睾丸　　　　D.兴奋点

3.位于对屏尖与轮屏切迹之间的穴位是_____。

    A.脑点　　　　B.脑干　　　C.缘中　　　　D.遗尿点

4.位于三角窝前1/3区凹陷处之穴位是_____。

    A.子宫　　　　B.精宫　　　C.天癸　　　　D.内生殖器

5.位于耳舟第一与第二分区之间的穴位是_____。

A.过敏点　　　　B.荨麻疹点　　　　C.结节内　　　　D.风溪

（三）是非改错题。是者打"√"，非者打"×"，对非者逐字改正。（共30分）

1.《灵枢·脉度》篇云："肾气通于耳，肾和则耳能闻五音矣。"　　（　　）

2.《证治准绳》说："心在窍为舌，以舌非孔窍，故窍寄于耳，则肾为耳窍之客，心为耳窍之主。"　　（　　）

3.《杂病源流犀烛》说："肺主气，一身之气充于耳。"　　（　　）

4.《灵枢·师传》篇云："肾者主为外，使之远闻，视其好恶，以知其性。"
　　（　　）

5.《灵枢·口问》篇云："耳者，宗脉之所聚也，故脾中虚，则宗脉虚……耳聋。"　　（　　）

6.《灵枢·邪气脏腑病形》篇云："十二经脉，三百六十五络，其血气皆上于面而行空窍……其别气入于耳而为听。"　　（　　）

7.耳穴望诊：若见到点片状红晕、充血或红色丘疹，边缘不清，且光泽、脂溢者可初步诊断为急性炎症。　　（　　）

8.耳穴摸诊的临床意义是：判断部位，区别性质。　　（　　）

9.耳穴注射法是指针头斜面朝上，刺入耳穴皮下与软骨之间，缓慢推注1～5毫升。　　（　　）

10.耳穴针刺法是指用28号0.5寸长的毫针刺入耳穴进行刺激，一般可分为浅刺与深刺二种。　　（　　）

（四）问答题。（共20分）

1."耳针疗法"为何改名为"耳穴疗法"？

2.你对《灵枢·口问》篇之"耳者，宗脉之所聚也"是怎样理解的？

（本试题刊登于1990年6月10日《耳穴医学信息》报第六期第二版）

三、耳穴医学知识竞赛试题答案

（一）单选题

1.D　2.D　3.D　4.A　5.C　6.C　7.D　8.D　9.A　10.C　11.D　12.B　13.C　14.A　15.A　16.D　17.A　18.A　19.D　20.B

（二）多选题

1.ABD　2.BCD　3.ABD　4.ABC　5.ABC

（三）是非改错题

1.√；　2.×，"客"、"主"互改；　3.×，"充"改为"贯"；　4.×，"闻"改为

"听"，第一个"其"改为"耳"；　5.×，"脾中虚"改为"胃中空"，"聋"改为"鸣"；
　6.×，"行"改为"走"，"入"改为"走"；　7.√；　8.√；　9.×，"上"改为
"下"，1—5改为0.1—0.3；　10.×，"浅"改为"速"或"快"，"深"改为"慢"。

（四）问答题

1."耳针疗法"为何改名为"耳穴疗法"？

答："耳针疗法"与"耳穴疗法"二者虽只一字之差，但有着本质的区别。如：

1)含义不同："针"是工具，"穴"是特定的部位，是气血流注的门户，是病理反
映的区域，是进行施术的场所，即概括了耳穴生理、病理、诊断、治疗的全部内容。

2)时代不同：从现有的文献中得知，"耳针"一词最初是因针刺耳郭治疗疾
病而得。1957年法国P. Nogier在《德国针术杂志》上发表了"耳针治疗点图"
及论文。由于当时耳郭腧穴发现少，刺灸方法不多，治疗范围也不广泛，故未
能仔细推敲，即将局限性很大的"耳针"这一名称沿用下来。现今不同了：

其一，耳穴医学已发展为涉及基础学、腧穴学、诊断学、刺灸学、临床学等，
自成体系的一门独特的学科，而"耳针"仅为耳穴刺灸众多方法中的一种"耳穴
毫针刺激法"，无法区别、无法反映其基本内容。

其二，国内多数学者已习惯称"耳穴疗法"，全国的"耳穴研究组"、"耳穴专
业委员会"，不少医院有"耳穴科"、"耳穴研究室"；器械还有"耳穴镜"、"耳穴诊
断仪"，书籍有《耳穴诊治学》、《实用耳穴诊治学手册》，更有"耳穴模型"、"耳穴
挂图"等等，皆以"耳穴"来命名而摒弃"耳针"这个名称了。

其三，从学术发展需要来看，为打开人们思维，克服单纯性、局限性、片面
性，而促进耳穴医学的飞跃，普及耳穴知识，推广耳穴疗法，研究耳穴原理，促
进"耳穴诊治热"持续高涨，必须以能反映全貌的"耳穴"来命名。

其四，穴名国际统一化，自从与体穴、头穴一致的"耳穴国际标准化方案"
通过以后，国外普遍称"耳穴"了，怎能在耳穴发源地的中国，却有称"耳针"道
理的呢？

有人说"耳针"有广义与狭义之分，前者是指耳穴诊治学的全部内容，后者
是指耳穴针刺方法，像似有理，其实不对，既然人们已喊出更确切、更有深意的
"耳穴"这一名称，为什么还用这个限制人们思维空间、阻止科学发展的所谓
"广义耳针"，而给后学者造成完全没有必要的错觉呢？因此必须将"耳针疗
法"改名为"耳穴疗法"，这正说明耳穴医学已从狭小的天地发展到浩瀚的大
海，标志着我国耳穴研究日趋成熟，发展到了更新的高度。

2.你对《灵枢·口问》篇之"耳者，宗脉之所聚也"是怎样理解的？

答："宗"有总的、众多的含义，"聚"是汇聚、集合的意思，全句可译为：

"耳郭是众多经脉汇聚集合的部位"。具体地说,十二经脉中,胃经上耳前,膀胱经至耳上角,三焦经系耳后直上、出耳上角;另外,手、足少阳经皆从耳后入耳中,手太阳、小肠经也入耳中;还有三焦、肝、肺、大肠四条经脉之支别和心、肾、肺、脾、胃五条络脉直接循入耳中,尤其是多气多血的手阳明经之别入耳以后与众多的经脉相会合。此外,足阳明、少阳之筋,手太阳、少阳之筋,均与耳郭关系密切,手、足三阴经通过经别合于阳经而与耳相通。所以张景岳说:"手足三阴三阳之脉皆入耳中。"在奇经八脉中,有阳维脉"循头入耳",阴阳二跷统率左右之阴阳经脉,并循行"入耳后"。这样耳郭中央、前、后、上、下均有经络分布。《灵枢·邪气脏腑病形》篇云:"十二经脉,三百六十五络……其别气走于耳……"都证实了"耳为宗脉之所聚"这一论断。

现代医学就耳与经络关系的研究证明了此论断是正确的,临床上按压胃穴有时有得气感传至下肢小腿前缘,故认为耳与全身经络的密切关系是客观存在的。

由于经络是"内属于脏腑,外终于肢节"的网络组织,众多经络通聚汇集于耳,构成"脏腑—经络—耳穴"三者直接相通的关系。脏腑产生的气血津液通过经络传注运行于耳郭,使它发挥良性、自动性、双向性的调节功能。当邪气侵犯时,又是通过经络作用反应在相应的耳穴上,便出现了颜色、形态、皮屑、皮疹、血管、电阻、痛阈等改变,为临床诊断提供客观依据。对耳穴进行适当刺激时,还是通过疏通经络、调和气血、扶正祛邪、恢复脏腑功能,达到防治疾病,保健美容的目的。所以《灵枢·口问》篇所说的"耳者,宗脉之所聚也"是高度概括的经文。

(本答案刊登于 1990 年 9 月 10 日《耳穴医学信息》报第七期第一版)

四、耳穴医学知识竞赛获奖名单

特等奖 1 名
刘士佩　安徽省巢湖地区人民医院
一等奖 2 名
李学武　北京中医学院针推系教研室
刘少华　黑龙江省齐齐哈尔市体育运动委员会
二等奖 5 名
史振武　中国中医研究院基础研究所
仲远明　南京医科大学、江苏省人民医院
黄贤舵　浙江省苍南县芦浦镇
王秀华　南京海军指挥学院

潘元侠　浙江省温州市第二人民医院

三等奖 10 名

刘心莲　北京中国人民解放军总医院，即 301 医院

施　敏　贵州省贵阳中医学院 1988 年级研究生

王建敏　浙江省乐清县中医院

崔允孟　河北省唐山市中医院

林礼彰　浙江省苍南县江南医院

岳连生　北京中国音乐学院

白振华　陕西省铜川市中医院

杨德生　浙江省苍南县离休干部

何道镇　四川省绵阳市中心医院

孙德利　浙江省永嘉县中医院

鼓励奖 50 名

北京市 12 名：商进、朱清、吉长福、闫亚生、刘佩兰、岳连安、田野、徐维、胡天德、王惠敏、张荔、王和见

浙江省 11 名：俞建华、张宏国、黄志强、黄扬红、丁振计、陈秋微、应雪琴、林涛、王文柱、周春光、郑秀兰

河北省 4 名：赵军、王彦民、谢维科、甄淑敏

陕西省 3 名：吴锡强、刘宏、杨小蕊

江苏省 3 名：俞明、宋洁、高荣德

河南省 2 名：马运敏、刘安英

辽宁省 2 名：王兆瑞、张光华

安徽省 2 名：王桂兰、王秀兰

四川省 2 名：严海光、林波

山东省 2 名：瞿春花、杨占淮

上海市 1 名：周立明

黑龙江省 1 名：李继平

内蒙古 1 名：赵宝德

广西 1 名：梁秋云

宁夏 1 名：孙瑜

湖北省 1 名：郭唐春

广东省 1 名：陈又新

（本名单刊登于 1990 年 9 月 10 日《耳穴医学信息》报第七期第一版）

五、对耳穴竞赛反响

自从 6 月 10 日刊登耳穴医学知识竞赛须知和试题以后,读者反响十分强烈,如中国耳穴诊断研究组组长刘士佩教授指出:"这次耳穴知识竞赛,是我国耳穴史上的一大创举,无疑为全国同道吹响了耳穴进军的号角,鼓励大家努力攀登耳穴高峰,以便在国际激烈竞争中取胜,为国家争光,为民族争气。你们不愧是中华民族的优秀儿女,伟大的苍南人!"

又如宁夏医学院孙瑜教授来函说:"你们以惊人的胆略和气魄,开展有史以来第一次耳穴知识竞赛,试题命题从古到今、从中到外,既有历代医著的记载,更有现代的诊断、治疗、预防、保健、康复、美容、抗衰老等内容,全面系统地推出高水平的试题,促进耳穴同行温习基础知识,再度掀起耳穴诊治热的高潮!"

再如广东省雷州市勇敢华侨农场医院许开进医师来信说:"编辑部老师:你们好! 你们以惊人胆量和高超的水平,拟出很有价值的竞赛题,促进同道巩固基础知识,是在更大范围内掀起'耳穴诊治热'的有效之举。你们耗费时间、精力又给奖金,图的是利? 还是名? 不! 全都不是!! 你们是站在国家民族荣辱的高度上,关注耳穴诊治的发展与成长,恨不得我国耳穴诊治明天就能登上世界耳穴顶峰! 比起那些不学无术、只凭吹牛混日子之流,比起那些偶得一知半解,就说'老子天下第一'的自大之徒,比起那些垄断、封锁以换取个人钱财的小人们,是何等高贵、无私奉献、大爱无疆啊! 你们是无愧于中华民族优秀儿女的耳穴界楷模!"

(本文刊登于 1990 年 12 月 20 日《耳穴医学信息》报第八期第四版)

(编写组)

第四节　耳穴省牌挂苍南

一、王绪鳌副厅长在授牌授印仪式上的讲话

1995 年 3 月 18 日,在苍南县龙港医院隆重举行"浙江省针灸学会耳穴专业委员会授牌授印"仪式(见图 4-1)。出席这一仪式的有浙江省人民政府副秘书长周洪昌,浙江省卫生厅副厅长、省针灸学会会长王绪鳌,浙江省针灸学会秘书长吴士高,温州市卫生局副局长、市针灸学会会长甘慈尧,苍南县人民政

府县长上官女，县科协主席缪昌宗，县科协秘书长、《耳穴医学信息》报顾问黄正演，县卫生局局长王刚等共30余人（见图4-2、4-3、4-4、4-5）。《温州日报》、《苍南时报》、苍南电视台、龙港电视台等新闻媒体前来采访报道。

会上，王绪鳌副厅长做了重要讲话。现将王副厅长的讲话，根据记录整理，摘登如下。

各位领导、各位同志：大家上午好！

今天在苍南县龙港医院隆重举行"浙江省针灸学会耳穴专业委员会授牌授印"仪式，请允许我代表浙江省卫生厅、浙江省针灸学会向出席本次仪式的领导、来宾和同志们表示热烈欢迎！

耳穴是中国针灸学的组成部分，是传统医学中的奇葩。它不但能诊断治疗多种病症，而且实用安全、经济实惠、没有毒副作用，也没有刺伤内脏、神经、血管的危险，因此深受广大病员的青睐，被人们称为"国宝"。由于历史原因，耳穴与中医一样，曾经遭受排斥、打击、摧残，处于湮没状态。新中国成立以后，在毛泽东主席关于"中国医药学是一个伟大的宝库，应当努力发掘，加以提高"的光辉指示指引下，我省耳穴工作得到空前发展，但比起先进的省、市尚有较大距离。最近几年来本会王正主任委员一直努力于耳穴工作，在苍南县府、科协和市、县卫生局的直接领导下，在江南医院、龙港医院的大力支持下，做了大量工作，取得显著成绩，特别是创办了全国首家《耳穴医学信息》报，开展全国性的"耳穴医学知识竞赛"等，获得了中国针灸学会的表彰，受到海内外广大同道的赞扬，为我省耳穴事业做出重要贡献。请允许我代表省卫生厅、省针灸学会对有关领导表示衷心感谢！

由于王正主任委员既负市、县耳穴工作重担，又任全国耳穴诊治专业委员会常委和中国耳穴治疗研究组组长等要职，为了让他集中精力，按照"立足苍南、面向省市、带动全国"的思路有条不紊地开展工作，经在杭常务理事反复研究，一致同意，将浙江省针灸学会耳穴专业委员会的牌子破例地挂靠在王正主任委员所供职的苍南县龙港医院。希望龙港医院领导一如既往地关心、支持耳穴工作，促进苍南先走一步，为兄弟市县做出榜样！也希望王正主任委员不负重托，积极开展耳穴科普宣传，深入研究耳穴诊治规律，努力推广普及耳穴疗法，把浙江省耳穴工作做得更好，力争名列全国前茅，为人民健康事业做出更大贡献！谢谢。

（本文系王绪鳌副厅长1995年3月18日上午10时的重要讲话记录整理，未经本人审阅）

（编写组）

二、甘慈尧副局长在"省牌挂苍南 苍南怎么办?"座谈会上的讲话

1995年5月29日,即"浙江省针灸学会耳穴专业委员会"牌挂苍南县龙港医院以后的第70天,苍南县耳穴学会在龙港医院召开了"省牌挂苍南 苍南怎么办?"的大型座谈会,就"苍南如何先走一步"的中心议题进行了深入的讨论。会议邀请到温州市、苍南县卫生局领导和各医疗卫生单位主要负责人共30余人莅会,与会同志从各个不同角度做了分析性发言,最后由温州市卫生局副局长、市中医药学会、针灸推拿学会会长甘慈尧同志,综合各方意见,结合自己的看法,做了题为"八个办法"的重要讲话:

(1)大张旗鼓地开展耳穴科普宣传。建议当地报刊、电视广播等新闻媒体将耳穴科普知识列入宣传项目,各医疗卫生单位、各耳穴门诊点(室)均要利用黑板报、墙报、专栏等,从各个不同角度来介绍耳穴发展简史,介绍耳穴特色与优势,介绍耳穴曾为历代人民健康事业所做的积极贡献,使广大老百姓逐渐认识耳穴,特别是医疗卫生部门的领导和广大医务人员,首先要了解耳穴医学科普知识。

(2)苍南县耳穴学会切实担当起卫生部门领导与广大会员联系的桥梁。学会班子分工负责,制订年度、季度、月度的工作计划、步骤,做到目标明确,责任到人,吃苦在前,工作在前,行动在前,责任在前,探究出普及推广耳穴的先进模式,当好行政领导的参谋和助手。

(3)举办各种性质的耳穴学习班。可按不同层次分别举办耳穴普及班、提高班和研究班;也可按照不同类型,分别举办耳穴诊断、治病防病、保健养生等小型专科耳穴班;还可举办专病专法学习班,如耳穴防治假性近视、耳穴戒烟戒酒戒毒等等,都是可以考虑的办班内容,以充分满足各类人员对耳穴医学的需求。

(4)培养造就一支素质较好的耳穴骨干队伍。需选择一批能以耳穴事业为重,不计个人得失的人才,进行重点培训,灌输中西医理论知识,全面提高学术水平,成为临床、教学能手,成为兄弟单位医务人员学习耳穴、使用耳穴、推广耳穴的辅导员。

(5)刻苦学习、钻研耳穴专业知识与操作技能。全体耳穴人员要进一步在书本上学理论,在自身上练操作,在亲人耳朵上诊治疾病,像在座的铁龙中学老校长、离休干部杨德生老先生,他的耳穴诊断符合率较高,耳穴治病效果也很好,这是与他长期坚持认真学习、刻苦钻研分不开的。我想,一位年事已高的行政干部能够学好耳穴,那么,年轻的、有专业知识的医护工作者呢? 更应如此吧!

（6）积极开展临床实践。根据各自专业和个人喜好，自立课题，自愿组合，建立协作组，制订治疗方案，进行临床应用，对常见病要总结出治疗规律，对疑难杂病要注意发现苗头，及时跟踪追访，探求原因，找出攻克方法、步骤，从而达到王厅长提出的"一个一个系统，一个一个病种进行深入研究"，"苍南先走一步，为兄弟县、市推广耳穴疗法做出榜样"的要求。

（7）广泛开展耳穴学术研讨。按季度、按年度组织学术交流，哪怕是取得一点点小成绩、小经验，哪怕是一个小苗头，甚至是失败，均可拿到会上进行充分交流，取长补短，共同提高，吸取教训，少走弯路，早出成果，多出成果，使少花钱治好病、不花钱能治病的安全、实用、简便的耳穴疗法，走进各个医疗卫生单位，走进千家万户，让耳穴之花开遍苍南大地，同时还要外出参加省级、国家级乃至国际学术研讨会。这样，必定能大开眼界、拓宽思路，必定能学到新技术、新方法，获得更多更大更深的耳穴知识、技能与经验，产生"质"的变化，为发展耳穴事业做出应有的贡献。

（8）建立耳穴激励机制。希望苍南县耳穴学会班子周密思考，反复讨论，制订出一整套激励机制：如怎样能产生解忧排难、"保驾护航"的耳穴"伯乐"？怎样能调动学会干部、广大会员的积极性？同心同德、扎扎实实做好本职工作，使之成为耳穴工作的优胜单位、优秀干部、积极分子，使耳穴门诊点能晋升为耳穴科、耳穴门诊部，成为耳穴临床、教学、科研和综合服务的基地。年初公布评优细则，年终开展全面评比，隆重召开"某某年度耳穴工作表彰授奖大会"，使对耳穴事业有贡献的人们光光荣荣、体体面面！

（本文系 1995 年 5 月 29 日甘慈尧副局长在"省牌挂苍南　苍南怎么办？"座谈会上的讲话记录整理，未经本人审阅）

（编写组）

第五节　温州医学院盛开耳穴花

温州医科大学的前身——温州医学院，创建于 1958 年，五十年后的 2013 年更名为温州医科大学。作为以现代医学为主的综合性医学高等学府，对祖国传统医学中的针灸（包括耳穴）、推拿、拔罐等疗法，十分重视，成立了学生针灸协会，从领导到教工，在思想上、理论上、行动上给予很大支持。学生针灸协会在该校学生处、团委领导下，从 1990 年开始到 2005 年的 16 年间，每年均安排三周的双休日时间，举办一期耳穴培训班，或耳穴知识讲座。先是课堂讲解,后进入实际操作练习,最后师生一起在校大门口或老人公寓进行义诊,培养出一批批"耳穴小医生"(见图 3-5,3-6)。

1997年温州医学院普及推广耳穴工作被评为浙江省高等医药院校"标兵单位";该院团委副书记李旭东被评为"耳穴伯乐",受到全省登报表彰。现据1997年4月总第5期的《温医针灸》登载的文章,转载如下。

一、耳穴工作总结和今后打算

概　括

温州医学院现有学生团体八个,其中针灸协会(简称"针协")则是唯一与医学专业有关且规模最大、力量最强的团体。"针协"的任务是组织会员学习体穴与耳穴针灸,而学习耳穴又是人数最多、发展最快的一支队伍,自1990年"针协"成立至今,已办过耳穴讲座十一次,培训班二期,初步普及了耳穴知识,出现了一批"耳穴小医生"。

指导思想

我院作为一所医学院校,要求学生在学好现代医学的同时,努力学习祖国传统医学。毛主席曾经指出:"中国医药学是一个伟大的宝库,应当努力发掘,加以提高。"作为医学院校,我们肩负培养医学人才的重担,该如何不负上级期望,珍惜"国宝",发掘、振兴祖国传统医学呢?根据本院特点和中西医结合的要求,选择了各科皆治、老少皆欢、有效简便、实用经济,又没有痛苦、没有毒副作用、没有损伤内脏、血管、神经危险,且不受时间、场地和设备限制等优点的耳穴,作为学生课余学习的主要内容。于是普及耳穴知识,推广耳穴疗法,提高学术水平等,便成了"针协"的重大任务。

具体做法

几年来,"针协"理事们做了大量卓有成效的工作。例如:

(1)编印"耳穴医学知识简介",分别送到每个学生寝室,使广大学生得知:耳穴不是检查耳孔本身疾病的专科,而是诊治全身病痛的一种方法;凡是针灸、药物可以治疗的内、外、妇、儿、五官、皮肤、骨伤等科150多种病症,耳穴都能单独或配合他法进行综合治疗,又能预防晕车晕船晕机和输液(血)反应,同时还有抗衰老、养生、保健、康复和美容等功用,于是产生了学习耳穴的欲望。

(2)通过黑板报多次刊出,通过橱窗多次展览,使耳穴图像、模型、器材、书籍和耳穴诊断系列彩色照片等,一目了然地展示在广大观众面前,学生们觉察到的耳穴是一门看得到、摸得着、记得住、易学易懂易用的诊治方法,可以用少量的时间即能掌握耳穴医学这门知识,完全符合在校学生利用课余时间学习的实际,于是树立了学好耳穴的信心。

(3)播放耳穴录像,增加直观知识。院广播室专设"耳穴"栏目,着重介绍耳穴起源、发展简史和学术动态,使学生懂得:耳穴是中华民族优秀文化遗产之一,曾为历代人民大众诊断、防治疾病和判定预后等作过不可磨灭的贡献,寿长 89 岁的乾隆皇帝曾把耳穴列入"十常养生歌"之一,学生们无不为先贤留下这份宝贵遗产而自豪;当得知国内外掀起的"耳穴诊治热"方兴未艾之消息,又深深为之欢欣鼓舞;当听到法国、日本等国从华侨处学去耳穴知识后,反过来又与我国争夺耳穴领导权,以致耳穴医学在国际上形成中、法、日"三国鼎立"状态,竞争异常激烈,急需增援力量……学生们恨不得一个晚上即能成才,参加拼搏,为国争光,就在强烈的爱国主义激情驱使下,产生了学习耳穴的巨大动力。

通过上述宣传后,深感仅靠"耳穴讲座"已远远不能满足广大学生的要求,于是在 1995 年 11 月隆重举办了"温州医学院第一期耳穴培训班",借用双休日的机会学习,54 名学员得到了王正老师的身传口授,同学们利用一切课余时间,刻苦钻研、反复练习,穴位找到了,刺灸方法掌握了,就在培训班结束的前一天下午,进行了耳穴义诊,学生们耳闻目睹并亲身诊治过 30 多名患者后,深感耳穴的神奇,从而进一步增强了学好耳穴的决心和信心。由于"第一期"的影响,尚未学过耳穴的学生,迫切要求再创造一个学习机会;于是 1996 年 10 月,又举办了"第二期耳穴培训班",学员 67 人。培训期间,正值"96 温医社团文化节"到来之际,便组织了 35 名耳穴骨干参加义诊活动,在临床实践中又一次得到锻炼与提高。

主要收获

(1)普及了耳穴医学知识。通过发"简介"、黑板报、放录像、广播与展览等形式宣传后,"耳穴"二字在学院范围内不再陌生了。

(2)初步形成耳穴骨干队伍。通过十一次讲座,两期培训,已有 400 多人初步掌握了耳穴诊治知识,其中约有 50 人成为中坚力量,还培养出魏春燕、蒋晓光、劳庆禄、蒋亦燕等多名"耳穴小医生",他们经常采用耳穴为患者消除伤痛,并且立题,进行探索。

(3)涌现出了一大批热心耳穴工作的典型事例。"针协"原会长、现任顾问的魏春燕，工作大胆，认真踏实，任劳任怨，把普及、推广、提高耳穴知识作为自己的义务来抓、来落实；现任会长蒋晓光，工作积极，多方联系，带领一班理事，共同把耳穴工作一步一步推向高潮；理事吕振业，不辞辛劳，代表"针协"登门邀请王正主任中医师，并具体商定办班日期、内容等；还有何雄平、周潮辉、虞军等会员，不知牺牲了多少休息时间，主动承担宣传、办班、义诊等活动的具体事务，为耳穴工作的顺利开展付出了辛勤的劳动。

由于有一大批坚持"学习第一，事业第一，工作第一"的耳穴骨干，数年如一日，从不叫忙、叫苦、叫累，并善于宣传解释，发动同学共为耳穴医学的普及与推广而努力。所以"针协"多次被评为"学院优秀社团"，去年又荣获"浙江省耳穴知识普及先进集体"的称号，受到院领导表彰和广大师生好评。

心得体会

（1）"针协"虽是学生自愿参加的团体，但工作仍然十分重要，特别是耳穴工作列入我们的议事日程。不论是宣传、讲座，还是办班、义诊，我们都给予必要的支持，包括经费在内；对于他们的计划、步骤，给予过问，并检查督促，要求分工协作，密切配合，保质保量，及时完成。

（2）我院所开展宣传的耳穴资料，几乎全部是王正教授提供的；几年来，每逢讲座、办班、义诊等活动，他总是早早起床，搭车近 2 个小时，风尘仆仆地前来传授、指导。总之，耳穴知识之所以在我院能够得到普及与推广，与浙江省耳穴专业委员会王正主任委员的辛勤耕耘是完全分不开的。

（3）耳穴虽然是易学易懂易用的学科，但真正要理解它、掌握它、应用它并非几天所能。由于我院学生学习目的性明确，不怕挫折，不怕困难，多比较、多练习、多实践，因此进步较快，达到了预期目的。

今后打算

为了使我院更多的学生有学习耳穴知识的机会，提高学术水平，今后，我们将进一步加强领导，进一步支持"针协"开展耳穴工作，决定今后每一学年，举办一期以上的耳穴培训班，定期开展耳穴义诊，经常为院内师生和院外病员服务；并在《温医针灸》上开设"耳穴"栏目，刊登耳穴文章，促进耳穴之花盛开校园大地。

温州医学院团委

1996 年 11 月 25 日

二、耳穴义诊小结

在 96 温医社团文化节开幕、社管会成立之际，温医"针协"等三个团体，在院团委领导和支持下，于 10 月 27 日下午联合举办了"义务服务日"活动，我们称之为"耳穴义诊"。

耳穴义诊队在王正老师指导下，由针协理事和骨干共 35 人组成，分设服务、咨询、义诊三台。其中义诊台又分为六个小组，经过三个小时的紧张诊治，分别接待了患有头痛、牙周炎、慢性胃炎、神经衰弱、落枕、软组织扭伤等病的 160 多位病人，有来自温大、师院和我校的同学，也有市区的妇女和儿童，还有乐清、永嘉、苍南等地的多名患者，受诊者当场见效；对于年老体弱患者，我们予以优先就诊；对于耳穴诊治不甚理解者，咨询台同学不厌其烦地耐心解答；对于远道而来，有感人地生疏或语言不通（指不会说普通话）者，服务台同学充当"导医小姐"或"翻译官"。总之，各方密切配合，共同努力，使义诊顺利进行。这次义诊，规模之大、病员之多、病种之广、影响之深远在学院恐怕尚属首次。因此，温州电视台、经济电视台、有线电视台和《温州日报》、《温州侨乡报》等媒体的新闻记者特来采访报道。

同学们深切地体会到义诊的成败关键在于平时是否认真学习，刻苦钻研，切实掌握耳穴诊治规律。因此，决心在学好现代医学的同时，还要努力学好耳穴这门古老而新兴的学科，坚信耳穴队伍会更快壮大，耳穴诊治水平会进一步提高，让耳穴在我院盛开花，结硕果。

温州医学院九五年级学生、"针协"会长：蒋晓光

三、我学耳穴

我最初接触耳穴医学是三年前的事了。那时刚入学院大门，对于医学知识几乎一无所知，但做医生心切，一次在书店里见到《中国耳穴诊治学》一书。"耳朵也能诊治疾病啊，太奇妙了！"我细细琢磨，模仿书上所写的内容，在同学耳朵上练习起来了，真的有点灵验，于是兴趣倍增。

然而系统学习"耳穴"还是从去年开始的。去年 11 月，我们邀请王正老师前来温州医学院举办"第一期耳穴培训班"。通过学习，我对"耳穴"了解得更透彻、更全面，应用也更广泛，受益也更多了。在课余时间，我常用耳穴为同学、亲朋好友解决小伤小病，取得较好效果。现举两例：

例1,陈××,男,23岁,本校学生,某晚不慎撞到木质的门窗框上,右侧太阳穴针刺样疼痛,头额阵发性闪痛,右脸部轻微红肿,表情痛苦。我即予耳背静脉(耳背血管显露处)点刺放血七滴,然后取颞穴、枕穴(对压)、心、神门、肾上腺、肝等穴用磁珠贴压。轻轻按压2分钟后,疼痛有所减轻,再压几分钟后,症状基本消失,第二天脸部红肿悄然而退。真是"一压痛止"、"术到病除"啊! 同学们连连夸我医术不错,大加赞扬。其实,这压根儿不是我的功劳,而是"耳穴"的神奇效果。

例2,李××,女,20岁,温州大学学生,因长期月经不调,多方诊治,收效甚微,经朋友介绍要求我给予耳穴治疗。主诉:几年来,月经总是提前或延迟8~12天不等,经行6~8天,量多,色暗红,时下紫色血块,特别是经行第二三天,来势急骤,小腹疼痛,腰酸肢冷,头晕目眩,严重影响了学习和生活。我约她月经来潮前半个月即来治疗,每周二次,四次为一疗程。第一次先给耳尖和卵巢点刺放血,后用磁珠贴压内生殖器、内分泌、卵巢$_1$、皮质下、肝、脾、肾、心、血液点等穴,第二次于耳背静脉和轮1点刺放血,用磁珠贴压内生殖器、内分泌、卵巢$_1$、神门、丘脑、缘中、肾上腺、皮质下等穴,第二周方法如前。经二周四次治疗后,月经提前仅2天,经量明显减少,色鲜红,瘀血块少而小了,伴随症状也明显减轻了。间隔半月后,又行第二个疗程治疗,方法同上。第二次月经按时而来,色、质、量等皆正常,也无伴随症了。她对我佩服得五体投地,我又一次借花献佛,沾了耳穴之光!

温州医学院九三年级学生:魏春燕

附:王正主任为耳穴事业做了十件事

王正医师,1966年毕业于浙江中医学院六年制本科,工作落实在浙江省苍南县江南医院,从事中医针灸临床工作,兼任副院长、科室主任、县科协副主席等职。由于行政事务繁忙,消耗大量时间,为实现"发扬医学遗产,誓当苍生大医"的宏愿,因而惜时如金,白天损失夜间补,几十年如一日,挑灯夜读,刻苦钻研,探索创新,永不止步。1982年4月13日,王正医师偶用耳穴治愈一例西药难以治愈而拒绝转院的急性胰腺炎男孩;同年8月又遇到一例吃中药怕苦、扎针灸怕疼的急性毛细支气管炎患者,也用耳穴获得成功,从此步入耳穴"迷宫"。在查阅耳穴资料中发现1950年法国医学博士、外科专家 P. Nogier(诺决尔)教授,从旅法华侨处学去耳穴治疗坐骨神经痛的方法,经六年研究运用,于1957 年发表了耳针治病的论文,公布了耳穴图。诸多国家医生运用后,认为"法国是耳穴故乡,P. Nogier 为耳穴之父"。日本还有人公开说:中国人要学耳穴,需到日本来进修。血气方刚的王正同志连续三天食不知味、夜不能眠。在毛泽东主席"中国医药学是一个伟大的宝库,应当努力发掘,加以提高"的光辉指示指引下,发誓要研究耳穴医学。他顶住压力,排除干扰,夜以继日,分秒必争,焚膏继晷,呕心沥血,冲过一个又一个难关,熬过一个又一个不眠之夜……

一、开展耳穴临床研究

从 1985 年 8 月开始将耳穴全面运用于临床,开展以小儿腹泻为中心的各种疾病治疗,设立对照组,详细观察比较,总结出治疗规律,撰写成《耳穴夹治法对小儿急性腹泻的疗效探讨》、《耳穴夹治法在急难病症中的应用》等论文,分别在《中国针灸》和《上海针灸杂志》上刊登。

二、研究耳穴矫正胎位不正

从 1987 年开始,研究用磁珠贴压耳穴矫正臀位。1992 年 7 月,王正主任的女儿王晓晞的工作分配在江南医院妇产科,从此父女配合共同研究矫正胎位一事。研究对象为怀孕 7 个多月的胎位不正孕妇,由"B 超"确诊为"臀位",采用磁珠耳穴贴贴压穴位,经治 1~4 次(2 天一次)后便转正胎位。该法简便易行,无创伤,无痛苦,无毒副作用,对母婴健康无影响,孕妇乐于接受,成功率达到 85%。2007 年经温州市科委鉴定,获得"省内空白、国内领先"的科技成果。

三、研究耳穴性能及其配方

从临床实践总结出,耳穴性能具有中性和偏性二类,中性占 90%,仅占 10% 的偏性又有偏于补、泻、表、里、温、凉、升、降、动、静之别,通过适当的配伍,便可产生促进、协调以增强疗效,或抑制、削弱而不利于治疗的结果。提示医者,耳穴配方不是多多益善,而是根据穴性适当配伍,才能提高疗效。

四、总结出"耳穴定位三步曲"

根据多年耳穴教学体会,逐渐归纳、总结出耳穴定位分三步:一是定耳郭解剖部位,二是定部位中的穴区范围,三是定穴区中的点、线、沟等。步步紧扣,由面到点,解决了直接影响诊治效果的耳穴定位难以准确的瓶颈问题。

五、绘制"耳穴区点综合图"

耳穴有标准耳穴与经验耳穴之分,标准耳穴以穴区定位,经验耳穴以点、线、沟等定位。来自各地的经验耳穴有 700 多个,杂乱无章地散落在耳郭各处。他均逐一验证,排除重复,筛选出疗效准确的 171 个穴点,取名为"实用经验耳穴",并且将其标注在标准耳穴区域内,制成"耳穴区点综合图",为临床提供详细而简明、实用的耳穴图。

六、绘制"耳郭神经分布与耳穴区点关系综合示意图"

耳郭神经有来自脊髓的耳大神经、枕小神经;来自大脑的耳颞神经,迷走神经、舌咽神经和面神经的混合支。这四支神经的循行路线和分布范围,及与耳穴的区、点、线、沟的关系,用红、黄、蓝、绿四种颜色来分别标识,从而直观地用神经学说来解释耳穴的主治与功用。

七、创办全国首家《耳穴医学信息》报

自 1985 年至 1996 年,十年办报,1989 年开始每年四期,按时刊出,始终坚持业余办公、义务办报。有时经费不足,自掏腰包、凑足金额,以便按时刊出;有时人手不足,只得带病坚持工作,甚至动员科室人员和全家老少协助抄写、分装发行,惠赠给全国各省、市、区和美、英、日、加拿大、意大利等地 3500 多位同道,促进耳穴的推广与普及,获得中国针灸学会的表彰和广大耳穴工作者的赞赏。

八、开展全国性的"耳穴医学知识竞赛"

自 1990 年 6 月在耳穴报上刊登"竞赛须知"与"试题"以后,收到各地寄来的答卷 1435 份。经评定,计 68 人中奖。荣获特等奖的刘士佩教授来信说:"……是我国耳穴史上的一大创举,无疑为全国同道吹响了耳穴进军的号角。"

九、义讲义诊,重奖门生

勤俭朴素的王正主任不顾年迈体弱,奔赴宁波、青岛、南昌、上海等地分别举办"龙港传统文化义工耳穴班"、"新时代耳穴美容、保健培训班"、"耳穴诊治公益讲座"等义讲义诊(见图 1-2、1-4、1-5、1-6、1-7、1-8)。并在生活费用中节约一部分、在养老金中挤出一部分,再将免办八十寿庆而省下的经费,全部捐出,

凑足人民币十万元整,奖给对耳穴诊疗贡献较大的门生,并隆重举行"全国耳穴临床经验交流会暨耳穴知识竞赛和表彰授奖大会"。所做一切的目的只有一个,就是动员更多的有识之士,刻苦学习耳穴知识,提高技术水平,广泛开展耳穴诊治法,让耳穴之花尽快开遍神州大地!

十、著书立说,启迪后学

先后在各级耳穴学术研讨会上发表和在省级、国家级乃至国际级医学杂志上刊登论文 40 余篇,总结出单用耳穴治疗一般性疾病和用"穴药结合"治疗疑难杂症的规律,认为"辨证辨病、组方精要、配伍合理、取穴准确、手法恰当、医患合作"为提高耳穴疗效的六大因素。相继出版了《中国耳穴诊治学》、《耳穴辨治纲要》、《图解耳穴诊治与美容》三部专著和一本实用价值较高的《耳穴处方手册》(内部资料)及系列耳穴图片。

而今步入耄耋之年的王正主任,仍然孜孜不倦地潜心研究耳穴医学,且向更高更深层次探索研究,如耳穴治疗低矮儿童,耳穴治疗性早熟,耳穴祛痘、祛疣、祛斑和提升面肌、改善肤质,以及戒烟、戒酒、戒毒和耳穴保健、养生、抗衰老等等。

(编写组)

第二篇　耳穴临床

耳穴诊治是一门临床经验医学,其实用价值如何,只有通过临床实践成果来鉴定。耳穴临床工作包括耳穴诊断、治疗、保健、美容等方面。

第一章　耳穴诊断

耳穴诊断是通过医生对患者的耳郭一看、二摸、三探(触压)、四电测等法,将耳郭出现颜色、形态、血管、丘疹、脱屑、脂溢、光泽度等病理(阳性)反应点、线、沟、区的变化特征,进行观察分析,采用中西医基本理论为指导,加以综合判断,分为体质诊断(包括健康、亚健康、长寿、聪明等),疾病早期诊断,现病定位、定性诊断和部分急腹症的鉴别诊断,还可诊断既往史、遗传史、手术史和外伤史等等。耳穴诊断对小儿、聋哑人士和不愿意透露隐私的病员尤其具有特殊意义。

第一节　耳穴诊断归纳

耳郭是人体仅有 7cm×4cm 的区域,是人们诊治疾病高深难测、奥秘无穷的宝库。《灵枢·师传》篇云"视耳好恶,以知其性",表明通过耳郭变化特征,可以测知人们健康状况。

一、根据耳郭状况判断体质

根据耳郭位置、大小、厚薄等能判断体质状况。如耳郭位低、软骨发育不良或肌肉瘦薄、松弛,甚则透光、血管可见等,大半为先天不足或后天呼吸、消化系统功能失调所致。若是耳郭肌肉肥厚、坚韧,特别是耳郭大而肥厚、耳垂长约占整个耳郭 1/3 或外耳道口周围丛毛旺盛者,为老寿翁的象征。

二、根据耳穴变化特征诊断疾病

耳穴是耳郭皮肤肌肉与机体脏腑、经络、组织器官、四肢百骸等相互沟通的部位。在生理上,具有转输气血、接受刺激、反应病候、传导信息等功能;在病理反应中,具有变色、变形、痛阈下降、电阻降低等特点。采用相应的望、摸、触(压)、电测等诊查方法,对病理反应的微细特征进行确认,可为耳穴诊断疾病提供客观根据。

1. 定位、定性诊断

如牙齿的定位:升压点至扁桃体下缘连线中点为上牙;升压点至上牙连线中点为下牙;下颌为门齿;耳轮尾至下颌连中点为智齿;M形缺齿沟,从镇咳穴至下颌连线以前者为前齿,从镇咳穴至下颌连线以后者为后齿。

定性:如牙穴点状红晕,边缘清楚者为牙周炎;点状凹陷或点状色白者为缺齿;点状色白边缘红润者为龋齿。

使用弹性探棒(笔)触压耳穴,凡是触压刺痛,伴色红、光泽者,为急性、炎症性、疼痛性疾病。

触压刺痛,伴色白、无光泽者,为慢性、迁移性疾病。

触压刺痛,伴形态奇独、隆起或凹陷者,属于慢性、顽固性、器质性病症。例如乳腺穴:伴血管网状怒张,或点片状红晕、光泽、边缘不清者,可诊断为急性乳腺炎;如触压刺痛,伴色白,触及片状、结节状、条索状隆起,质软者,为乳腺囊肿或乳腺小叶增生;若仅肿胀而无结节、条索状隆起者,为经前乳房胀痛。

2. 疾病早期诊断

是指某穴形态已呈异常变化而临床症状未见异样,表示机体某处已开始患某病了。例如艇角穴:形态从锐角变为钝角,或基底部从轻微凹陷变为平坦,甚至呈片状、条索状隆起者,虽然未见小便异常,但已提示前列腺增生,若属女性,为慢性、顽固性尿道感染;艇角穴形态仍是锐角,基底部如常,但见呈点状淡红者,为前列腺炎;如呈点片状红晕、光泽者,为急性性感染。

3. 对既往病史的诊断

某处耳穴出现点状凹陷、色白者,提示过去曾经患过某种疾病。例如:

①肺区,点状凹陷、色白者,提示为肺结核钙化点;

②内生殖器穴,有一圆圈、色白者,说明放置过节育环;

③缺齿沟处,见到点状色白者,提示牙齿已有脱落,而且点数与牙齿脱落

数相等；

④风溪穴，肿胀色白，压痕深、白、慢者，提示有过敏病史；色红，压痕浅、红、快者，提示急性过敏；若见脱屑，提示过敏性皮肤病，等等。总之，风溪穴异常者，为"过敏"疾病。

4. 遗传史的诊断

指某些疾病具有家族遗传病史，如在胆背园区或肠背园区，摸到半粒米大的小结节，提示家族中也患有胆囊疾病或十二指肠疾病；又如胰腺穴出现点状、色红、压痕浅者，提示家族有糖尿病遗传病史。

5. 手术史的诊断

机体某处手术后半年，耳穴相应部位常可呈现凹凸不平、条状、弧状、环状、条索状、点条状、皱褶等，有似刀口的疤痕、色灰白或暗灰等现象。如：

①阑尾穴，近耳轮脚上缘呈现凹凸不平、条段状疤痕、色灰白者，提示为阑尾术后；

②卵巢$_2$穴，呈现条索状疤痕者，提示为卵巢切除术后；

③输卵管穴，呈现点条状、皱褶之疤痕、色暗灰者，提示为输卵管结扎术后；

④扁桃体穴，呈现环状或弧状皱褶、色灰白者，提示为扁桃体术后。

6. 外伤史的诊断

凡血管或软骨不规则变形，呈斜行或直立、质硬为外伤。如：

①腰椎穴，出现斜行条状、软骨变形者，提示为腰椎外伤；

②腰肌穴，出现横行、片状隆起、色白，软骨变形，穿过对耳轮者，为腰肌劳损；

③对耳轮上脚，呈垂直纵行、软骨变形者，为下肢外伤；

④尾椎穴，线形隆起、斜行者，提示为尾椎外伤史；若水平位触及条索，则为腰椎骶化，或骶椎腰化。

7. 某些急腹症的鉴别诊断

临床上某种急腹症，在症状、体征上与另一种急腹症较为相似而一时难以鉴别时，若运用耳穴诊断，不难区别开来。例如，某育龄妇女，具有怀孕条件，而今月经停止40余天，突然出现右侧小腹部疼痛不休、拒按，是妇科的宫外孕，还是外科的急性阑尾炎呢？一时难以快速确定。此时只要在耳郭三角窝的内生殖器穴和耳甲艇的阑尾穴上，从电测、色泽、压痛等方面的反应程度上加以比较,何穴为著即为何病。

　　总之,耳穴诊断在疾病的定位、定性、早期、既往史和鉴别诊断上,均有其独到的作用,对于昏迷、聋哑、幼儿等问诊困难者尤具特殊意义,同时可为健康普查提供经济、快捷、有效、实用的诊断方法。但是,由于耳穴原理目前尚未彻底阐明,并受从业人员的视力、方法、技能、经验、环境、光线等诸多因素的限制,耳穴诊断符合率受到了影响,因此,目前暂作辅助诊断;不过随着科学技术的迅速发展和医务人员的深入研究,相信耳穴奥秘必将彻底揭开,耳穴诊断必定大放光彩!

(苍南县第三人民医院　王　正)

第二节　耳郭望诊体会

　　耳郭望诊是一种易学而难精的技巧。笔者的体会是:一学,二问,三看,四分析。

　　一学,指学习耳穴标准化方案,熟记耳穴名称、定位、功用与主治病症。学习耳郭望诊的步骤、方法、内容及区别真假阳性反应现象,掌握较为丰富的理论知识。

　　二问,指询问病因、病位、病情与病史,尤其是久病重病患者常在耳郭上出现典型特征,摸清患者耳郭该有哪些病理反应。

　　三看,是指观看患者耳穴变化,根据"一学"理论和"二问"病况,全面而重点去观察耳郭变化,如某穴/处红润、边缘不清且有光泽与脂溢等,那可能是急性炎症性病症。也可先看健康人耳郭的色泽、形态、血管等特征,然后再看病者之耳郭,如胆结石病员,相应部位出现点状白色,且有结节状隆起。这样就能发现正常胰胆穴与异常胰胆穴之不同征象。

　　四分析,是指以中西医理论来分析比较,如在胃区发现片状红润,兼见肝区点状红润,可能是肝胃不和型急性胃炎;若仅见牙区有红点,可能是胃火上炎之牙痛;如十二指肠溃疡,左右两耳对照比较,如两侧相同,那是肯定无疑了,如一侧有一侧无,可能是同侧患病,也可能交叉反应,应当分析有否假阳性的可能。只要分析比较,积少成多,一定能找出规律性的东西来。

(苍南县原铁龙中学校长、离休干部、耳穴爱好者　杨德生)

第三节 内生殖器穴诊断多种病症

一、诊断妇科疾病

1.月经过多 该区内呈点状或片状红润充血,伴有油脂样光泽;

2.月经过少 该区内呈干枯、无光泽,似涂白粉状,部分呈糠皮样脱屑;

3.功能性子宫出血 该区及盆腔区呈片状淡红,伴有油脂样光泽;

4.痛经 该区多呈条段状青黑,经血中多有黑色血块;少数为片状色白或如条段状或片状色淡红,则经血淡红无块;

5.白带过多 该区片状色红、丘疹、脂溢、脱屑,盆腔区呈点状青黑或暗红,边缘不清;

6.子宫内肿瘤 该区皮肤稍凸起,皮下呈圆形或不规则形结节。光泽色暗红者,为腹痛;皮下结节推之不动,拒按者,为恶性肿瘤;

7.卵巢囊肿 该区除了具有子宫内肿瘤表现以外,结节多出现在同侧耳郭;

8.放置避孕环 该区呈点状圆形隆起,放置8个月以上,呈暗红色,且隆起顶端有圆形凹陷。

二、诊断男科疾病

1.早泄、遗精 该区干枯脱屑、无光泽;

2.阳痿、性功能减退 该区及盆腔区呈多个散在点状隆起,色红或白,油脂样光泽,或涂白粉样干枯和不易擦掉的脱屑。

（苍南县第二人民医院 王 正）

第二章　耳穴治疗

耳穴治疗是耳穴临床的重点，它包括耳穴治疗各种疼痛，耳穴治疗内科、外科、妇产科、小儿科、五官科、皮肤科、骨伤科等 200 多种常见病、多发病和疑难杂症以及损容性疾病。

第一节　耳穴治痛

一、指掐耳穴治疗急性痛症

笔者在"点穴"启发下，逐渐总结出指掐耳穴，并配合相应部位活动或深呼吸，治疗内、外、妇、儿、骨伤等科急性痛症 10 多个病种、200 多例患者，取得理想的即时疗效。指掐法是指用医者拇、食二指的指甲掐切有关耳穴达到疏通经络、调和气血之目的。刺激量先由轻到重，以患者能忍为度（此时嘱患者多作相应活动或深呼吸，加以心理疏导疗法）；待疼痛缓解后，再由重转轻，逐渐停止施术。此法简便、安全、实用、经济，随时随地可以运用，特别是小儿、妇女及畏针者尤为适宜。现举例如下。

（1）伤风头痛　掐颞穴、枕穴、肺穴，3～5 分钟即止。

（2）中暑腹痛、肢冷　急掐胃、腹、大肠、小肠、枕穴等，嘱患者压腹肌或深呼吸，3～5 分钟痛止。肢冷，加心、肝、指、趾等穴。

（3）急性胃痛、伤食呕吐　掐胃、脾穴，3～5 分钟痛止。

（4）胆石症急性发作　掐胆、肝穴，5 分钟痛止。

（5）小儿腹痛、胆蛔、伤食等痛　掐胃、大肠、小肠、胆穴，嘱腹式呼吸，痛即止。

（6）踝关节急性扭伤　掐踝穴，嘱多活动，3～5 分钟痛止，行走如常。

（7）急性腰扭伤，痛不转侧　掐腰椎（双耳）穴，并配合转侧弯腰、蹲下立起、立起蹲下等活动，3～5 分钟即愈。

（8）妇女痛经　掐子宫、盆腔穴，3～5 分钟痛止。

（9）产后恶露不下，瘀血阻滞，小腹疼痛　掐双侧子宫、腹穴，3～5 分钟痛止。

(10)肌肉注射后痛　重掐患者同侧臀穴,痛即止。

(永嘉县中医院　王乃进)

二、磁珠贴压耳穴治疗急性痛症(心绞痛、寒湿型痛经)

(1)心肌梗死、心绞痛　我母亲 50 岁,2015 年 4 月 30 日晚就诊。当晚 8 时许,娘家紧急电告我:母亲胸口疼痛,面色变青……当我赶到瑞安市人民医院时,母亲已经神志不清。医师说:"你母亲患严重'心肌梗死'、'心绞痛'、'心脏前降支与回旋支梗死 90%',有生命危险。"救母心切,我要争分夺秒,在医生给药前的当口,我决定先用耳穴急救。征得医生同意后,我立即给母亲贴压磁珠,取双耳交感、心、小肠、血液点、神门,并持续按压。约 5 分钟后,母亲睁开眼睛说:"耳朵很痛,胸口痛减轻十之七八。"继则脸色转红。后给静脉滴注。三天后平安出院,观察半年,未见复发。

(2)寒湿型痛经　张某某,女,33 岁,2015 年 10 月 2 日出诊。患者素有痛经,曾用中西药物治之,未获显效。昨天月经来潮,小腹剧痛,服止痛药无效,邀我出诊,见脸色青紫,手捧小腹,呼喊疼痛,经行不畅,量少色紫有块。问其故,答昨晚同学聚餐,盛情难却,曾饮冰啤一杯……诊断为寒湿型痛经,即给磁珠贴压双耳交感、肝、腹、热穴,5 分钟后疼痛开始缓解,嘱喝红糖开水一杯;10 分钟后,经血通畅而下,疼痛消失,脸色转红。嘱今后注意保暖,忌食寒湿之物,随访半年(6 个周期),一直正常。

体会:磁珠贴压交感等穴,对急性痛症确有神奇效果,操作简便,实用安全,值得推广应用。

(瑞安市红十字会医院 项周霞)

三、耳穴夹治法治头痛

笔者运用耳穴夹治法治疗头痛 25 例,获得较好疗效,其中痊愈 22 例,好转 2 例,无效 1 例,总有效率为 96%。

1.选取穴位

主穴:颞、神门。

配穴:风寒者,配皮质下;

　　　风热者,配屏尖;

　　　风湿者,配肾上腺;

痰注者,配脾、胃、内分泌;

肝阳上亢者,配肝阳;

肾阴不足者,配肾;

气血虚弱者,配心、脾,或垂前;

瘀血阻滞者,配皮质下、肾上腺,或耳背静脉放血;

前头痛,配额;

后头痛,配枕;

偏头痛,配三焦或胰胆;

巅顶头痛,配扁桃体。

每次选主、配穴各1～2个,找出敏感点为治疗点。

2.操作方法

先将仪器之阳夹头极夹住主穴,阴极夹头夹住配穴。虚证者用补法,电流强度弱,频率低(80～120次/分);实证者用泻法,电流强度强,频率高(180～220次/分);虚实不明显者,用平补平泻法,电流强度与频率介于补泻两法之间。每天治疗1～2次,每次30分钟左右,6天为一疗程,休息3天后再行第二疗程。

3.典型病例(略)

4.体会

"头为诸阳之会",外感、内伤多种病因均可导致经络空虚或阻塞,因而发为头痛,由于耳穴具有双向性、良性的调节功能,只要辨证准确,补泻得宜,均可治愈或缓解头痛。

(苍南县沪山乡卫生院　许士仙)

四、耳穴夹治法治肋间神经痛

1.治疗方法

取穴:主穴:肝、神门。

配穴:肝气不舒型,加胸、枕;

痰饮凝滞型,加脾、对屏尖;

瘀血阻络型,加皮质下。

操作:采用耳穴治保仪,以中强度刺激,频率180次/分。疼痛剧烈者频率适当增高,疼痛缓解后频率相应降低,但以能忍耐为限。15～20分钟后轮换穴位。每次治疗 30～40 分钟,每日一次,5 天为一疗程。

2.典型病例

某男,渔民,因家庭纠纷恼怒,憋气卧床,自诉左肋部疼痛,走窜不定,常牵及胸部不适,上逆作呕,善怒、烦躁,苔薄、脉弦。曾经内科治疗,未见效果,不能出海捕鱼,故来接受耳穴治疗,治以疏肝解郁,理气通络。选肝、胸、枕、神门等穴,双机夹耳穴,中强度刺激。夹后约 5 分钟,疼痛明显缓解,30 分钟后疼痛消失,活动如常,当晚即出海作业。随访 3 个月,未见复发。

(苍南县石砰乡卫生院　夏秀玲)

五、耳穴夹治法治疗关节痛

1.分型施治

(1)行痹:以祛风为主,佐以散寒除湿。取肺、肾上腺和相应部位,中等刺激(电流频率 120～180 次/分,电流强度以似咬似抽、患者自感舒服为度)。每天 1～2 次,每次 30～45 分钟,七天为一疗程,休息三天后再行第二疗程。

(2)痛痹:以散寒为主,佐以祛风除湿。取肾、肾上腺和相应部位,余法同上。

(3)着痹:以除湿为主,佐以祛风散寒。取脾、肾上腺和相应部位,余法同上。

2.随症取穴

①镇痛,加耳尖、神门;②抗风湿,加内分泌、锁骨;③肌肉萎缩,加脾、肾二穴;④日久不愈,加皮质下。

3.辅助治疗

病情严重者,适当加用中药。如行痹,用防风汤加减;痛痹,用乌头汤加减;着痹,用薏苡仁汤加减。

4.病案举例

某男,在下海捕鱼中,先由脚背肿痛开始,逐步发展到上、下肢关节肿大,肘部肌肉萎缩,两脚不能屈伸,成"7"字形,双手不能提举,用膳时,全身疼痛不能转侧,卧床已有年余,经多方治疗病情未见减轻,后邀余诊治。取腕、肘、膝穴，配肾上腺、脾，分二组交替进行。经第一疗程夹治后，诸恙减轻一半；经第二疗程夹治后，全身疼痛减去十之六七，"7"字形也基本消失；连治四个疗程，上症悉除，观察3个月未发。

5.心得体会

从三种类型的痹症治疗来看，一般在减轻肌体酸痛、消除关节肿痛方面均有明显效果。但有些人患病时间长，受邪程度较深，相应疗程长、进度慢，患者往往缺乏毅力，造成半途而废，故在治疗过程中，要加强思想疏导，让患者树立起与疾病做斗争的坚强意志，才能取得满意的疗效。

（苍南县原铁龙中学校长、离休干部、耳穴爱好者　杨德生）

六、耳针治痛三则

(一)案例

1.急性胰腺炎

范某某，男，41岁，1993年1月18日会诊。病情摘要：急性胰腺炎，住院治疗3天未效。1月16日起心窝深处作痛，如锥如刺，或如刀割，势及左背。伴身热，面赤，口渴，便秘，腹部拒按，舌红苔黄腻而厚，脉弦数，此属湿热中阻，脐气不降之故。治疗经过：取两侧胰胆、神门穴，用28号0.5寸毫针，分别刺之，留针30分钟，在留针期间行针二次。翌日复诊，当晚安睡，仅于平躺略感隐痛，但片刻即去。按原法再针一次，腹痛消失，便通热退而出院。随访一月，未再复发。

按：急性胰腺炎，属于祖国传统医学"脾心痛、胃脘痛、结胸"等范畴。可按气滞湿阻、脾胃湿热及肝胆湿热等型论治。笔者治过七例，本例属于前二者混合型；若属后者，可加"交感"、"肝"治之。

2.三叉神经痛

陈某某，男，45岁，1998年10月4日就诊。病情摘要：患者三个月前伤风后而起，右侧面颊、鼻旁突然阵发性剧烈疼痛，伴面肌抽动。

某三甲医院诊断为原发性三叉神经痛,给予卡马西平(痛痉宁)片口服,一日 2 次,每次服 2 片,服药时痛止,停药后又发,便求耳穴治疗。治疗经过:取右侧耳尖放血,耳颞神经点、三焦、面颊区针刺,留针 4 小时,下班前去针,后改为左侧同名耳穴埋针。10 月 6 日复诊,疼痛未发,取右侧同名耳穴用磁珠粘贴。10 月 8 日三诊,仍然未发,改为左侧同名耳穴粘贴磁珠。10 月 10 日告曰未发,随访半年无复发。

按:三叉神经痛,中医称"面痛",可分为风邪阻络、风痰留滞、血瘀入络、肝胃火炎、阴虚火旺等型,选耳尖放血,耳颞神经点、三焦、相应部位等埋针治之,疗效确切。本例属于风邪阻络型,按此方法治疗,见效较快。

3.神经血管性偏头痛

林某某,女,22 岁,1997 年 9 月 25 日初诊。病情摘要:西医诊断为"神经血管性偏头痛",常以麦角胺、可待因而缓解。近因情怀不舒,肝失条达,逐致旧恙复发,再服前药,未能奏效。左侧头痛呈搏动性,或有胀感,势及前额、后颈、左肩,伴午后颧红,手心烦热,头晕,呕吐。此属郁怒伤肝,化火伤阴,肝阳上亢,扰乱清窍之故。治疗经过:取左肝、枕、面颊等穴,接上脉冲医疗机,通电 30 分钟,疼痛缓解,头目清醒。如此治疗二次,加埋针一周,病痛完全消失,随访一月,一切如常人。

按:本病部位为少阳经脉循行之处,肝与胆互为表里。《素问·藏气法时论》曰:"肝病者,……气逆则头痛。"故在耳郭肝穴压痛明显,针之有平肝潜阳,理气止痛之功。本病若由外感、痰浊或气血不足引起者,宜取额、颞、脾、屏尖、皮质下等穴治之。

(二)体会

(1)耳穴疗法是针灸学的组成部分,"耳针"是 20 余种刺灸方法中的一种常用的毫针刺激方法,它奏效迅速,操作方便,不受条件限制,故对急诊尤为适宜。笔者常以 28 号或 26 号 0.5 寸之毫针刺入有关耳穴,以穿透软骨不出对侧皮肤为度,并捻转数秒钟后,接上脉冲医疗机,通电 15~60 分钟,候至穴周红晕甚至耳郭发烫为度。

（2）耳针疗法的注意事项

①找准敏感点：当选定穴区以后需用探测棒（如火柴梗、毫针尾等）按压，用力均匀，仔细比较，寻出不易忍受之痛点，然后重按一下，留下压迹，作为治疗标志。

②刺准敏感点：毫针垂直刺入敏感点中心，或从其边缘进入，斜刺透过敏感点中心，若敏感点面积较大，可用双针或三枚针先后刺入，以加强疗效。

③见效后留针：当针刺入后，捻转数秒钟，如未见效，则宜分析针尖方向、角度、深浅，可以稍加调整，一般即能见效，此时再予捻转或通电，留针30分钟左右。

④病情缓解后埋针：以揿针埋藏穴位一周以上，休息3～4天后，再予埋藏一次。在留置期间，嘱患者经常用力按压埋针处，如此疗效才能巩固。

（苍南县第二人民医院　王　正）

第二节　内科杂病

一、耳穴治疗神经官能症

笔者自1991年6月"中国南方诸省耳穴诊治培训班"结业后，即用耳穴治疗多种疾病，其中神经官能症疗效最为理想。现报告如下。

1．一般资料

本文14例，其中男4例，女10例；年龄最小者17岁，最大者63岁；病程短者半年，长者12年之久。辨证分型为：肝阳上亢型1例，心血亏损型5例，脾胃虚弱型4例，痰气郁结型3例。

2．治疗方法

取穴：主穴：神门、皮质下。

配穴：肝阳上亢型，加肝阳；

心血亏损型，加心、垂前；

脾胃虚弱型，加脾、胃；

痰气郁结型，加胰胆、内分泌。

操作方法：以穴区最敏感之处为刺激点，按常规消毒后，将粘有王不留行籽的胶布贴在耳穴上，主穴前后对贴，配穴仅贴耳前。双耳互换，一周2次，10

次为一疗程,休息 1～2 天后,再行第二疗程。

3.典型病例

　　某女,32 岁,知识分子。头晕、心悸、失眠、多梦已有 10 余年。病由离异而起,多方诊治疗效甚微,常服镇静安眠药度夜,每晚仅睡 3 小时,又易惊醒,伴纳差、消瘦、胸腹胀痛。舌尖赤,质淡红,苔薄白,脉弦数。脉搏 96 次/分,血压 120/80mmHg,诊断为神经官能症(心血亏损型)。取穴皮质下、神门、心、垂前、肝阳,按上法治疗 2 次后,免服安眠药也能入睡。原方加脾穴,治疗 5 次,纳增,形体改观,每晚能睡 6 个小时以上。为巩固疗效,原方再加肾、内分泌,继续治疗 2 次告愈。

4.体会

　　神经官能症是大脑皮层功能紊乱引起的综合征,采用辨证施治,对敏感点进行刺激,疏通经络、调和气血,使失调的功能得以重新调整,恢复机体阴阳之平衡。耳穴疗法简便有效,经济实惠,没有毒副作用,不受时间、场地限制,故值得进一步推广。

(苍南县金乡区黄东诊所　黄贤增)

二、耳穴夹治法治疗不眠症

　　不眠,即失眠。其病情轻重不一,有的眠而易醒,有的时眠时醒,有的整夜不得入睡。失眠是一种常见病,普通疗法难以奏效。导致不眠的原因很多。在临睡前选用耳穴治保仪进行治疗,并配合默念数字,对提高疗效颇有助益。本人治疗两例,收到理想效果。简介如下。

1.病例介绍

　　例 1　陈某某,女,33 岁,家庭妇女。近来因思虑过度而不能入眠,夜梦增多,每夜最多只能睡 2 小时,醒后就不能入睡,次日感到头晕疲乏,食欲不振,恶心。苔腻,脉细弱,症属心脾亏损。治法:补养心脾,宁心安神。取穴:心、胃、神门、神经衰弱点。用平补平泻法,并嘱病人默念数字,夹治 20 分钟后,患者即感到思睡,30 分钟后去夹子。当夜酣睡约 6 小时,次日精神爽快,恢复常态。

例 2　陈某某,女,15 岁,学生。因期终考试临近,日夜复习功课,导致精神过于紧张,夜间不能入睡已多天。头晕痛,性情急躁。舌红、苔薄黄,脉弦细,症属肝肾阴虚,心火旺盛。治法:平肝泻火,宁心安神。取穴:心、肝、耳尖、神门。于晚上施治,并嘱默念数字,经 20 分钟夹治,病人即感思睡,夹治 30 分钟,去夹子当晚酣睡一夜,次日即感精神愉快,上学读书。

2.小结

耳穴夹治法治疗失眠症是新的尝试,本文两例皆取心与神门穴,以宁心安神,例 1 属心脾亏损,加胃、神衰点以外养心脾;例 2 属肝肾阴虚,取肝与耳尖达到平肝泻火之目的。两例疗效颇佳,可见临睡前夹治加默念是治疗失眠症的有效方法之一。

(苍南县大渔乡卫生院　陈事权)

三、耳穴治疗失眠 150 例疗效观察

失眠是临床常见病症。笔者于 1997 年 1 月至 1999 年 11 月,采用耳穴贴压王不留行籽治疗本病 150 例,取得总有效率为 95.3% 的结果。报告如下。

1.临床资料

(1)一般资料　本组 150 例均来自门诊,其中男 67 例,女 83 例;病程最短 1 个月,最长 10 个月。

(2)诊断标准　①入睡困难;②睡不安稳,多次醒来;③睡眠时间缩短,早醒;④一夜梦境困扰,并被惊醒;⑤睡眠后,无清醒感觉;⑥1 周有三次失眠或持续 1 个月以上。凡符合上述 2 项以上者,即可确诊为失眠。

2.治疗方法

取穴:主穴:耳尖、心、脾、肾、神门、交感、神皮。

配穴:心胆气虚(心惊胆怯)型,加肝、胰胆;

心肾不交(心烦腰酸)型,加内生殖器、失眠点。

随症加穴:入睡难,加垂前、催眠点;

记忆力减退,加额、丘脑;

忧郁、焦虑,加身心点、枕、兴奋点。

操作方法:将耳郭按摩、常规消毒后,取一侧耳尖穴点刺放血,再取另一侧耳郭其他诸穴,用王不留行籽贴压在敏感点上,并用手按压,使之有酸、疼、胀、

热感为准。嘱每天按压3～5次,每次每穴按压10～20下,以局部有胀痛感为度。3天后左右耳换贴,7次为一个疗程,休息2天后,继续第2个疗程。

3.典型病例(略)

4.疗效观察

(1)疗效标准 根据《中医病症诊断疗效标准》,治疗2个疗程后,睡眠正常,伴随症状消失,随访1个月未见复发者,为治愈;治疗2个疗程后,睡眠时间延长,伴随症状改善,为好转;症状无改变,为无效。

(2)治疗结果 本组150例中,治愈93例,占62%;好转50例,占33.3%;无效7例,占4.7%。总有效率为95.3%。

5.体会

失眠是多种因素引起的,包括身体疾病、精神因素、药物因素或其他精神疾病伴发症状。西医认为失眠与神经功能失调有关,中医属于"不寐"、"郁证"、"惊悸"等范畴,主要为心、脾、肾三脏虚损所致。久病必瘀,故取耳尖穴放血,以活血通络;取心、脾、肾三穴,以调脾肾气机,补益心气,养心安神;取神门、交感、神皮三穴,以调节大脑皮层功能,使神经兴奋与抑制得以协调,共达镇静、安神之目的。

(宁波鄞州医林中医门诊部　郑晓静)

四、耳针治疗肝阳上亢型高血压病7例

1.临床资料

男性6例,女性1例;年龄最大67岁,最小45岁;病程短者6个月,长者达1年之久;血压最高达200/105mmHg以上,最低为170/90mmHg。

2.诊断标准

高血压一病中医分为肝阳上亢型、痰湿壅盛型、阴虚阳亢型、阴阳两虚型等。本文系指肝阳上亢型,西医称为早期或血管痉挛期高血压病,经内科排除其他继发性高血压,症见头晕而胀、面红目赤、烦躁易怒、口干而苦、舌红苔黄而干燥、脉强有力。

3.治疗方法

(1)取穴:耳尖、耳背沟、角窝上、心血管皮质下、肝、肾、心、神门、枕。

(2)操作方法:取坐位,先按摩耳郭,待整个耳郭充血、消毒后,取耳尖与耳背沟二穴,用三棱针点刺出血;其余诸穴用毫针刺激,留针半小时,中间捻转一

回。每日一次,两耳轮换。7 次为一个疗程,休息 3 天后,再行第 2 个疗程。

4.治疗结果

经上法治疗 2 个疗程后,症状消失,观察 6 个月,血压基本控制者为临床治愈,2 例;尚有波动者为显效,1 例;症状缓解,观察 6 个月血压有波动者为好转,4 例。总有效率达 100%。

5.典型病例

例 1 某男,65 岁,诉头痛、头晕、胸闷半年。测血压 190/97mmHg。按上述方法治疗 3 次后,症状缓解,血压渐降,继续每日一次,治疗 2 个疗程后,症状消失,观察 6 个月血压稳定、正常。

例 2 某男,59 岁,诉头痛、头晕十余年,伴心悸,失眠,血压多在 180～200/95～105mmHg,常服复方降压片及硝苯地平(心痛定)片,其效不著。测血压 200/105mmHg,按上法治疗一次后,即感症状缓解大半,复测血压为 180/100mmHg。共治 2 个疗程,症状消失,血压下降到正常,但偶有波动。

6.体会

按中医观点,高血压病大都属于阴阳失调所致,耳穴治疗能使失调的功能重新得到恢复。对本病治疗的关键是:出血量宜多,一般要放至血色淡红、血质稀为度,毫针刺激要不停地捻转,候至耳郭发赤后才予留针。这样,刺激量最大,奏效才能迅速。

(苍南县括山乡卫生院 王文柱)

五、耳穴治疗急性扁桃体炎 47 例

急性扁桃体炎是五官科的常见疾病,属于祖国传统医学"喉痹"、"喉蛾"、"乳蛾"范畴,笔者于 1994 年 10 月至 1995 年 3 月,曾用耳穴疗法治疗本病 47 例,取得较好效果。现报告如下。

1.一般资料

本组 47 例,其中男 26 例,女 21 例;年龄最小者 4 岁,最大者 38 岁;病程最短 2 小时,最长 3 天。

2.治疗方法

取穴:主穴:耳尖、扁桃体。

配穴:吞咽不适,加咽喉;

化脓,加肾上腺、内分泌、神门;

呼吸不畅,加肺;

口臭、舌苔厚,加胃;

大便秘结,加大肠、便秘点。

操作方法:耳尖、扁桃体点刺放血,先按摩耳郭使其充血,常规消毒后,左手固定穴位,右手持三棱针对准穴位快速刺入1至3毫米,然后用消毒的干棉球擦净血迹,轻压针眼片刻止血,不包扎,同时嘱病人做吞咽动作。其余穴位用王不留行籽压丸法贴上,要求患者以拇指与食指每天按压3～5次,每次100～150下。双耳交替,隔日更换一次,连续治疗3次。炎症严重者,兼加抗生素。

3.疗效观察

(1)疗效标准　根据治疗3次后,局部肿痛和全身症状缓解程度分为显效、好转、无效三级。显效:局部肿痛和全身症状消失;好转:局部肿痛和全身症状明显减轻;无效:局部肿痛和全身症状未有变化。

(2)治疗结果　本组47例中,显效24例,占51.1%;好转20例,占42.6%;无效3例,占6.4%。总有效率为93.6%。

4.典型病例

刘某,男,24岁,因长途驱车,劳累过度,受凉后畏寒发热、头痛、吞咽不利。检查咽部充血,两侧扁桃体红肿,颌下淋巴结肿大,压痛明显,体温38.3℃,诊断为急性扁桃体炎。选双侧耳尖、扁桃体穴,各穴放血10滴;取咽喉、肺、胃、大肠、肾上腺、内分泌、神门等穴,粘贴王不留行籽,并不断按压5分钟,患者即感吞咽顺利,症状明显缓解。次日复诊时体温下降至37.2℃,局部体征和全身症状基本消失。再治2次症状全部消失,随访3个月未见复发。

5.讨论

急性扁桃体炎,系风热侵入,或邪毒,或食辛辣煎炒之物,引起肺胃火热上蒸,结于咽喉而发病。取耳尖、扁桃体、咽喉、肺、胃、肾上腺、内分泌、神门穴,具有清热解毒、消肿止痛等功用,因此对本病有一定疗效。

(苍南县望里镇北茶寮卫生室　蔡智慧)

六、耳穴治疗胆绞痛 39 例即时疗效观察

胆绞痛是指急性胆囊炎、慢性胆囊炎急性发作、胆石症、胆道蛔虫、胆管炎等病引起的剧烈疼痛,习惯采用解痉镇痛法,但有时效果不佳。笔者曾用耳穴贴治疗胆绞痛 39 例,取得明显效果,现报告如下。

1.临床资料

本组 39 例,其中男性 14 例,女性 25 例;年龄最小 18 岁,最大 47 岁;病程最短 6 天,最长 11 年;病种:急性胆囊炎 4 例,慢性胆囊炎急性发作 12 例,胆石症 14 例,胆道蛔虫 4 例,胆管炎 5 例。

2.治疗方法

选穴:主穴:耳尖、胰胆、十二指肠、胸椎。

配穴:上腹胀满,胃压增高,加胃、三焦、交感;

疼痛反射右肩及背部,加肩、上腹;

黄疸,加目1、目2、眼、肝阳;

呕吐,加口、脾、大肠、胃;

发热,加屏尖、轮1—4;

胆蛔,加艇中、神门、交感;

结石,加耳背肝、耳迷根。

操作方法:先在耳穴区域寻找阳性反应点,然后用 75% 的酒精棉球擦去耳部油脂,再用中央粘有一颗白芥子的 0.5cm×0.6cm 麝香伤湿膏,贴在所选的穴位上,压至耳郭发红、胀痛和腹部绞痛缓解为度,每天按压 3～6 次,绞痛复发随时按压之。

3.疗效观察

(1)疗效标准　以治疗 20 分钟后,疼痛减轻程度为准,疼痛缓解直至消失为显效;疼痛明显减轻为好转;未见减轻,甚至加剧为无效。

(2)治疗结果　本组 39 例,显效 13 例,占 33.3%;好转 15 例,占 38.5%;无效 11 例,占 28.2%。总有效率 71.8%。按病种观察结果,见表 2.2.1。

表 2.2.1　胆绞痛不同病种疗效分析

病　名	例数	显效	好转	无效	总有效率(%)
急性胆囊炎	4	2	1	1	75.0
慢性胆囊炎急性发作	12	4	6	2	83.3
胆石症(胆囊结石、肝总管结石、胆总管结石)	14	3	6	5	64.3
胆道蛔虫	4	2	0	2	50.0
胆管炎	5	2	2	1	80.0
合　计	39	13	15	11	71.8

4.病例介绍

陈某某,女,47岁,家庭妇女,苍南县平等乡燕良村人。1993年9月16日就诊。慢性胆囊炎伴胆总管结石6年,近因饮食不慎又受凉而复发,上腹部胀满绞痛,阵发性加剧,并放射至右肩及背部,胆囊区压痛拒按,在当地曾肌注罗通定160mg,阿托品0.5mg,以及输液治疗一天无效,特来本院就诊。取耳尖、胰胆、十二指肠、肝、胃、三焦、交感、胸椎、上腹(双侧),用上述方法治疗6分钟后,疼痛开始缓解,10分钟后基本消失,随后继续按压药籽,直至痛止为度,然后配合中西药物治疗而恢复正常。

5.体会

本病部位在于胆,取耳尖放血,能抗菌消炎退热;胰胆、十二指肠穴,能解除胆道括约肌痉挛,又使潴留的胆汁顺利排出;胸椎穴,能调节7-8节段脊神经,解痉镇痛,又能利胆退黄。因此上述四穴列为治疗本病主穴。

(苍南县平等乡卫生院　梁世福)

七、耳穴治疗胆道蛔虫症 80 例

胆道蛔虫症是常见的急腹症,属祖国传统医学的"腹痛"和"蛔厥"范畴。1993年6月至1995年6月,笔者曾用耳穴疗法治疗本病80例,取得明显效果。

1.一般资料

本组 80 例,其中男性 47 例,女性 33 例;年龄最小 10 岁,最大 56 岁;病情初发者 23 例,多次复发者 57 例。

2.治疗方法

取穴:胰胆、十二指肠、三焦、肝、交感。

操作方法:自行炮制王不留行籽贴(取虎杖、活血丹各 500 克,加水 1500 毫升,煎至 200 毫升,再加米醋 250 毫升,选好颗粒大小均匀的王不留行籽 500 克,浸泡 24 小时后,取出晾干,再在 0.5 平方厘米氧化锌胶布当中放一粒王不留行籽)。用 75% 酒精棉球消毒一侧耳郭,在穴位敏感点上贴压王不留行籽胶布,用大拇指与食指从轻到重按压 5~10 分钟。嘱患者回去后自行如法按压,每日 5 次。1 天一侧,两耳轮换。3 天为一疗程,休息 1 天后,再行第二疗程。

3.疗效观察

(1)疗效标准 治疗后一天内痛止,一年内无发作者为显效;治疗后一天内疼痛缓解,一年内有发作者,为有效;症状无变化者,为无效。

(2)治疗结果 80 例中,显效 57 例,占 71.3%;有效 19 例,占 23.8%;无效 4 例,占 5.0%。总有效率为 95.0%。

4.典型病例

陈某,男,28 岁,1994 年 6 月 2 日初诊,于当天凌晨 4 时许起床准备出差时,突然心窝部钻顶样疼痛,阵发性加剧,恶心,呕吐 3~4 次,当地医生予注射阿托品等药物治疗,无效,而转本所。患者急性面容,辗转不安,呻吟不止,上腹部肌肉较紧张,剑突下压痛明显,无反跳痛,墨斐氏征阴性,诊断为胆道蛔虫症。取右侧胰胆、十二指肠、交感、肝穴,探棒按压 5 分钟,疼痛即感减轻,后将备好的王不留行籽胶布贴上并交代压法。次日患者单独来复诊,满脸笑容地说腹痛已消,为巩固疗效,要求再治一次。3 个月后相遇,言未再复发。

5.讨论

胆道蛔虫症系由蛔虫侵入胆道导致胆总管下端奥狄氏括约肌收缩而成。取胰胆穴能使胆汁分泌,胆管收缩;十二指肠穴能使奥狄氏括约肌松弛;再加交感、肝等穴,促进利胆解痉。

(苍南县望里镇北茶寮诊所 蔡大义)

八、耳穴治疗急慢性腹痛 56 例

笔者于 1986 年 1 月—7 月运用耳穴夹治法治疗各种腹痛 56 例,收到较好效果。现报告如下。

1.一般情况

本组 56 例中,男性 37 例,女性 19 例;年龄最大 47 岁,最小 8 岁;其中胆囊炎 14 例,胆蛔 4 例,肠蛔 11 例,急性胃肠炎 23 例,肾结石 2 例,痢疾 2 例。曾用镇痛剂无效而运用此法者 39 例,占 69.7%。

2.治疗方法

(1)取穴 根据疼痛的不同部位,分别选取相应部位和相关脏腑穴位,再按不同的病因和病情,又分别选配有关穴位进行治疗。

(2)治法 急性痛症用泻法,电流频率 200～300 次/分,强度以患者能忍为度;慢性病症用补法,电流频率 80～120 次/分,强度以患者稍有感觉即可。

(3)疗程 急性痛症每日 2～4 次,每次 30～60 分钟;慢性痛症每日 1～2 次,每次 20～30 分钟。6 天为一疗程,休息 2 天后再行第 2 疗程。

(4)联合治疗 神经性、功能性痛症单用耳穴;其他痛症,当疼痛缓解后,可予中西药物配合治疗。

3.治疗效果

以施治一次后统计,疼痛消失者 47 例,占 83.9%;疼痛减轻者 5 例,占 8.9%;无效者 4 例,占 7.1%。总有效率为 92.9%。

4.临床举例

例1 刘某某,男,23 岁,福建省霞浦县城关人,就诊日期:1986 年 6 月 3 日。患胆囊炎 5 年,曾多次住霞浦县人民医院治疗。昨因来本地采购,不慎受凉后,发热恶寒,右上腹部持续性疼痛,阵发性加剧,注射罗通定 160mg、阿托品 0.5mg,疼痛不减。心肺(一),胆囊肿大,体温 38.3℃,大便 2 天未解。取右胰胆、神门,左肝、腹外穴,用泻法。夹治 5 分钟,疼痛缓解,治之 20 分钟后,疼痛消失。

例2　罗某某,男,43岁,苍南县望里乡和平村人,就诊日期:1986年7月3日。发胆蛔病1天,经用止痛针剂2小时后,仍感右上腹部阵发性绞痛,且有顶钻之感,伴呕吐、便秘。体温36.7℃,心肺(一),肝脾未及。取右胰胆、神门,左腹外、胃穴,用泻法。治7分钟后,腹痛减轻,15分钟后腹痛全部消失。

例3　刘某某,男,28岁,河南省郑州市人,司机,就诊日期:1986年4月8日。患急性胃肠炎3小时,用过镇静剂等仍见腹痛绞作,辗转不安,吐泻不止,妨碍输液治疗。取中腹、皮质下、神门、胃穴,用泻法。夹治4分钟后,腹痛开始缓解,10分钟后,腹痛消失,呕吐也止,再予补液治疗而愈。

(苍南县新安乡康复诊所　黄瑞克)

九、耳穴夹治法治疗肾盂肾炎

肾盂肾炎是一种常见的泌尿系统疾病,以青年妇女为多见。过去多以抗生素、激素之类药物治疗。本人采用"耳穴治保仪"治疗此病,深感收效快、费用省、用法简单等优点。现举一例。

王某,女,30岁,尿频、尿痛、浮肿1月余。小便频数、涩痛,色黄浊,眼睑浮肿,腰酸痛,纳少,诊断为慢性肾盂肾炎急性发作。用抗生素、激素治疗近1月,疗效不佳。我试着采用治保仪治疗。取穴:肾、膀胱、神门、盆腔、三焦,每天2次,每次取4穴,夹治30~40分钟,中强刺激,频率180次/分,左右穴位轮换,治疗15天后症状好转;继而1天1次,再治2周,明显好转;最后取肾、内生殖器巩固2周。随访1年,一直正常,未见复发。

肾穴温阳利水,镇静安神,补肾益精,增强体质,故以此穴为主治之。中医认为此病属湿热下注膀胱而成,故取膀胱穴,以清热利尿。凡患此病者,大多久治不愈,心理上出现烦躁、不安,又加西医嘱清淡食物,久之患者就会出现饮食无味、厌食,致使精神疲倦、体力不支,故取三焦、神门、盆腔穴。神门有镇静、安神、镇痛之功效;盆腔为相应部位取穴,调气血以止痛;三焦通调水道、运行水谷,助利尿退肿,改善胃肠收纳和消化的作用。三穴合用,使患者腰部酸痛、心神不宁减轻,胃口好转,体力也随之恢复,症状也逐渐消失。

(苍南县中墩乡卫生院　全启雄)

十、耳穴夹治法治疗遗尿

遗尿虽非大病,却是患者的一件痛苦事,特别是姑娘家,更羞于就医。因此,终日惶惶,精神抑郁。

笔者采用耳穴夹治法治疗两例遗尿患者,收到令人惊喜的效果。

一位 18 岁的姑娘,自幼一直遗尿,每夜 1~2 次,日间小便频数。现婚期将近,姑娘痛苦异常,多方求治,服药不下数百帖,然而未得良效。后听亲戚介绍,特来求治于耳穴。患者面色苍白,口唇无华,头晕耳鸣,两足乏力,舌淡苔薄白,脉细弱无力,此为肾气虚弱,膀胱约束无力所致。治宜养心补肾固摄。取穴:尿道、三焦、心、肾、脑干、脑点、兴奋点、膀胱。分两组交替进行。采取补法,以 80~120 次/分频率夹治,每次 30 分钟,每日 1 次。治疗 3 次后,患者遗尿减为 1 夜 1 次,呼之即能醒来。治疗 7 次,基本痊愈。为巩固疗效,继续治疗 7 次。半年后相遇,身孕六甲,痼疾未患,一切正常。

另一位王某,12 岁,女学生,连续遗尿十余年。平时害怕打针、吃药而未就医,只吃过参、芪、桂圆之类,未见显效。患者面唇无华,消瘦,纳呆,肢倦,舌淡苔薄白,脉缓无力,此为脾肺气虚,中气下陷,膀胱失于约束之力。治宜补气升提固涩。取穴:脾、胃、内分泌、肾上腺、兴奋点、膀胱、脑点。分两组轮流夹治。用补法,频率 80~120 次/分,每次夹治 30 分钟,每日 1 次。治疗 6 次后,即无遗尿出现。嘱其继续夹治 7 次。随访半年未见复发。

耳穴夹治法也应辨证论治,方能效如桴鼓。本案根据证型施法,所用养心补肾缩尿、益气升提固摄,收效甚佳。取耳穴脑点能增强细胞活力,调节大脑与脑垂体的功能;脾穴能升提内脏下垂;皮质下穴有兴奋大脑皮层作用,故能使遗尿速愈。

(苍南县灵溪镇卫生院　董娟娟)

十一、耳压疗法治遗尿

遗尿指睡觉时随意排尿,多出于大脑皮层发育不全,也有由泌尿系统感染、精神紧张、隐性脊柱裂等引起,中医认为是肾气不足、下元不固,或病后体弱、脾肺气虚、膀胱失约不能制约水道以致小便自遗。

1.临床资料

本组 23 例,男 19 例,女 4 例;年龄最小 6 岁,最大 21 岁;病程 1 年之内者 2 例,1~3 年者 5 例,3 年以上者 16 例。

2.治疗方法

取穴:主穴:肾、膀胱、遗尿点、支点。

配穴:脾肺气虚型,加脾、肺;

大脑功能失调型,加兴奋点;

隐性脊柱裂,加腰骶椎。

操作方法:选准穴位,针刺一侧耳郭,1 日 1 次,留针 30～40 分钟,期间运针 1 次,轻刺激。起针后,对侧诸穴皆以王不留行籽压之,并嘱患者用指腹顺时针方向旋转按压,至耳郭胀痛或刺痛感为度,每天 4～6 次,每穴按压 2～3 分钟。7 天为一疗程。

3.治疗效果

疗效标准:痊愈:治疗一个疗程后遗尿停止,6 个月之内无复发者(16 例);显效:6 个月之内,时偶有遗尿者(5 例);有效:遗尿次数减少而未能停止者(1 例);无效:治疗一个疗程后症状无减轻者(1 例)。总有效率为 96%。

4.典型病例

陈某某,男,16 岁,学生,翁垟镇人。自幼遗尿,每晚 1～3 次,冷天尤甚,曾多处求医未得治愈。1992 年 3 月 18 日前来就诊,患者精神萎靡,形体消瘦,纳差,面黄,诊断为遗尿,属于脾肺两虚、大脑功能失调。取穴:肾、膀胱、遗尿点、支点、兴奋点、脾、肺,方法如上。治后当晚即能自醒排尿,连治 7 日,遗尿停止,随访半年未见复发。

(乐清县白石卫生院　黄亦翰)

十二、耳穴埋针加贴压治疗结肠炎

1990 年 5 月-10 月,笔者遇到两例慢性顽固性结肠炎,运用耳穴埋针加贴压小儿奇应丸治之,收到满意效果。现报告如下。

1.耳穴诊断

大肠、结肠区呈片状红晕皱褶,便秘点呈暗红、光泽、溢脂,便可诊断为慢性结肠炎急性发作。

2.治疗方法

取穴:主穴:大肠、结肠。

配穴:肾、脾、胃、交感、十二指肠、便秘点、腹。

操作方法:常规消毒后,用镊子夹住皮内针针柄,快速刺入主穴皮内,再以胶布固定;另将关节止痛膏剪成 5mm×5mm 大小,放上一粒小儿奇应丸,贴在配穴之上。两耳交换,留置 3～5 天,1 日按压 3 次,每次以耳部发热为准。

3.病例介绍

例1　王某,男,56岁,本院职工,1990年6月10日就诊。便秘腹泻交替发作已10多年,每年发作多次。自5月中旬开始发作频繁,伴腹胀,里急后重,大便干燥,不能排出,只好用手指挖;用了开塞露后又腹泻30多次;常伴神经衰弱,夜不能眠,经西药抗生素及中药治疗效果欠佳。望诊:结肠、大肠区呈片状红晕充血、皱褶,神经衰弱点呈点白边红,诊断为:(1)慢性结肠炎急性发作;(2)神经衰弱。取双侧结肠、大肠、肾、心、便秘点埋针;取脾、失眠点、腹、交感贴压奇应丸。当晚睡眠良好,次日症状显减。先后施治10次,临床症状全部消失,随访三个月,未见复发。

例2　陈某,女,33岁,福鼎前岐西宅乡人,1990年9月15日就诊。便秘腹泻交替发作已4～5年,伴里急后重,1日腹泻6～7次。近感肛门灼热,胃脘不适,常伴失眠多梦、心悸心慌。望诊:大肠、结肠区呈片状红晕、皱褶、光泽,便秘点呈暗红皱褶,心区呈点白边红,神经衰弱点点片色白。诊断为:(1)慢性结肠炎;(2)神经衰弱。取右侧结肠、大肠、心、便秘点、腹、肾、十二指肠埋针;取失眠点、神经衰弱点、交感贴压奇应丸。经3次治疗后病情好转,10次治疗后,症状全部消失。为巩固疗效,继续治疗5次,随访半年,未见复发。

4.体会

慢性顽固性结肠炎,单靠中西药难以根治,病情时好时坏,用耳穴埋针加贴压小儿奇应丸,可达持续刺激,巩固疗效,防止复发。《素问·灵兰秘典论》说:"大肠者,传道之官,变化出焉。"在临床上,凡是大便秘结或里急后重等痢疾之类疾病,取大肠、结肠穴,以疏导通利。久泻者,脾胃虚弱,肾气亏损,取脾、胃、十二指肠、肾穴,以调理脏腑功能;大便结者取便秘点,腹胀满者取交感、腹等穴,能协调阴阳,以达治疗之目的。

(福建省福鼎市前岐中心医院　王声亮)

十三、耳穴埋针治呃逆

1. 治疗方法

取穴：主穴：耳中、神门、交感。

配穴：肝、胃。

操作方法：先以探棒找出敏感点，常规消毒后，用揿针埋上，胶布固定。双耳皆治。每半小时按压一次，每次 1～2 分钟，压力以患者能忍为度。呃逆停止后，每隔 4～6 小时按压一次，以巩固疗效。次日更换一次。一般一次呃止。

2. 病例介绍

例 1　黄某某，女，24 岁，桥墩观美人，1988 年 5 月 21 日就诊。2 天前因家庭纠纷发生口角，即起呃声频频，胸闷不舒，昼夜不停，不能进食及睡眠，经当地卫生院治疗，效果不佳。次日经本院内科门诊介绍到本科治疗，当时呃声洪亮，次数频繁，每分钟 30 多次，给指压攒竹、翳风，针刺内关、足三里、膈俞、中脘等穴，留针 30 分钟，病情如初。改用耳穴埋针耳中、神门、交感、肝，并不断按压各穴。约十分钟后呃声渐轻，次数显著减少，次日呃逆停止。随访半年，未见复发。

例 2　高某某，男，47 岁。1989 年 11 月 8 日因十二指肠球部溃疡穿孔入院，11 月 9 日行腹部手术，术后第二天起呃声不断，经肌注氯丙嗪 50mg，呃逆减而复发，特请本科会诊。患者形体消瘦，精神倦怠，呃声低微、短促不连续，系病后中气虚弱，加之手术刺激，使胃气上逆。取胃、耳中、交感、神门，按上述方法治疗而愈。

（苍南县人民医院　徐巧巧）

十四、耳中穴治疗呃逆的探讨

呃逆，又称"打呃"、"哕症"。现代医学认为是膈神经受到刺激而引起膈肌间歇性收缩，故名膈肌痉挛。用耳中穴治疗呃逆效果是显而易见的。然而，具体如何运用？机理何在？笔者据前人经验结合临床体会，特探讨如下。

1.耳中穴的定位与主治

唐《备急千金要方》及宋《针灸资生经》记叙"耳中穴,在耳门孔上横梁是……",1987 年在韩国通过的"耳穴国际标准化方案"载"耳中,曾用名为零点、膈、神经官能点,位于耳轮脚,主治呃逆、荨麻疹、皮肤瘙痒症、小儿遗尿症、咯血"。笔者认为标准化方案中的耳穴是指穴区,而临床上所需要的是穴点,确切地说,耳中穴应是耳轮脚中央最敏感的一点是穴。

2.耳中穴治呃逆的报道

以耳中穴为主治疗呃逆症,临床报道屡见不鲜,如:

杨氏介绍,取耳中、胃、贲门三穴快速进针约 0.2~0.4 寸,边刺激、边嘱患者憋气 10 秒钟,留针 30 分钟,每隔 5 分钟加强捻转一次,共治 30 例,经治 1~3 次后统计,总有效率为 100%。

朱氏报道:耳压治疗顽固性呃逆 25 例,取耳中、神门、皮质下、胃四穴,以粘有一颗王不留行籽的胶布贴于敏感点上,压至局部胀痛感为度,嘱日压 3 次,每次 10 余下,一般当日收效。结果治愈 18 例,好转 5 例,无效 2 例。

奚氏用火柴棒头,以中等指力按压膈穴,持续约 1 分钟,如不瘥,可更压对侧耳郭膈穴,治疗呃逆 32 例,结果均是一次而愈。

郑氏指压耳中穴敏感点治疗呃逆近百例,方法是医者两手拇指指尖同时按压耳中穴0.5~1 分钟,使之有胀感,一般一次见效,二次而愈。

从上述报道可知,以耳中(膈)穴为主,配合有关穴位,用毫针、压丸、指压等法治疗呃逆症,总有效率为 92%~100%。

3.以耳中穴为主治疗呃逆的辨证施治

呃逆一症,多由食道、胃、肠、腹膜、纵隔、肝、肺等疾病,或术后引起胸膈间气机紊乱,膈肌收缩痉挛,以致胃气上逆而成。治之宜分虚实、辨寒热,分别治之。实证者多由受寒、热盛、气郁、湿邪所致;虚证者多由脾肾阳虚,或胃阴不足之故。以耳中穴治疗本病的辨证施治如表 2.2.2。

对呃逆治疗的刺激方法,除表中所列之外,尚有耳穴埋针、耳穴注射和指掐疗法等。尤其是指掐一法,操作简便,疗效显著。具体方法是:指掐耳中穴的敏感处,由轻而重,频频震颤之,待呃逆停止后,再由重而轻,掐压 2~3 分钟,对轻症呃逆常可一次而愈。

表 2.2.2　呃逆辨证施治归纳表

辨　证			施　治					
分虚实	辨　寒　热		治疗原则		取　穴		刺灸方法	
实证 呃声频出相连，声高而扬	胃寒	呃声沉缓有力，胃脘怕冷，得热则减	和胃降逆	温中祛寒	耳	消皮、交感、胃、体温中枢	毫针加艾条灸	泻法
	胃热	呃声洪亮，连续有力，冲逆而出，胃脘灼热		清胃通腑		胃、耳尖、大肠、神门	电针加放血	
	气郁痰阻	呃逆连声，呃出为快，痰多胸闷，常由抑郁、愤怒而发，随情志变化而增减		解郁化痰		肝、胃、耳迷根、内分泌	毫针电针压丸	
虚证 呃逆时断时续，气怯声低	脾肾阳虚	呃逆偶作，声低气怯，气不得续	止呃	温补脾肾	中	脾、胃、肾、缘中	毫针压丸线香灸	补法
	胃阴不足	呃声急促而不连续，口舌干燥，饥而不食		滋养胃阴		胃、肾上腺、耳背肾	毫针压丸	

4.机理探讨

(1)从形态学上分析，耳中穴位于耳轮脚，为耳郭上下部的中央，根据法国 P.Nogier 教授耳郭穴位排列形如"倒置胎儿缩影"的观点，耳轮脚刚好相似于人体的横膈，故为治疗呃逆的首选之穴。

(2)从神经解剖学来看，耳郭神经非常丰富，既有脑神经(耳颞神经、迷走神经、舌咽神经和面神经的混合支)，又有脊髓神经(耳大神经和枕小神经)，还有从颈交感神经节发出伴行并缠绕血管壁分布的交感神经；它们的分支相互重叠吻合，交织成网，形成神经丛，分布在整个耳郭。耳轮脚分布有耳颞神经以及迷走、舌咽、面神经混合支；而迷走神经由颈静脉孔出颅腔，分布于头面、咽喉，下降胸腔，经横膈分布于胃肠、肝胆等内脏。因此，刺激耳中穴能调节有关脏腑功能。

(3)从耳穴功用来看，根据"补虚泻实"的原则，刺灸耳中穴能刺激相关经络、血管、神经，促使经络传导和神经功能调节，以至反馈到相关部位，特别是横膈，从而使膈间气机紊乱、膈肌收缩痉挛的病理状态得到缓解，直到恢复正常。因此，耳中穴是治疗呃逆症的主穴。

(4)从不同的体质、病情来看,其效果是大不相同的。呃逆一症,若见于身体壮实而偶发、声音响亮而有力者,多属轻症,耳中穴治之,确有"术到病除"之效,但需加用压丸以收全功;如发于久病体虚、时发时休、声音低怯、六脉沉细无力者,多为重症,耳中穴疗效显著,但难根治;对脑血栓形成、脑出血、颅脑损伤及脑肿瘤压迫引起的中枢性呃逆,其效欠佳,预后不良;对尿毒症、肝昏迷等重危濒亡病员之呃逆症,疗效亦不尽人意。

(苍南县第二人民医院　王　正)

第三节　小儿科疾病

一、耳穴治疗小儿高热 21 例疗效观察

小儿高热是儿科常见急症之一,对患儿生理机能影响甚大。笔者采用耳穴疗法治疗本病 21 例,取得了快而显著的效果。现报告如下。

1.一般资料

本组 21 例中,男性 13 例,女性 8 例;年龄最大 12 岁,最小 3 个月。体温最高达 40.5℃,最低 39.0℃。21 例患儿中 8 例有高热惊厥史。

2.治疗方法

取穴:主穴:耳尖、屏尖、肾上腺。

配穴:神门、皮质下、体温中枢、脑干。

操作方法:(1)耳尖、屏尖、肾上腺穴,点刺放血。按摩耳郭使其充血,穴区和用具常规消毒后,医者左手挺起耳郭放血部位,右手持三棱针,对准穴位,分别刺入 1～3 毫米,放血 5～10 滴。(2)神门、体温中枢、皮质下、脑干穴,用压丸法。王不留行籽贴压穴位敏感点,以拇指与食指顺时针方向捻转,按压轻重以患儿能忍受或头部微汗冒出为度。

3.疗效观察

(1)疗效标准　根据治疗后 1 小时热退和症状缓解程度而分。显效:热退至正常范围,症状明显缓解;有效:热退 1～2℃,症状有效缓解;无效:体温和症状无变化。

(2)治疗结果　显效 9 例,有效 10 例,无效 2 例,总有效率为 90%。

4.典型病例

陈某,男,3岁。发热抽搐半个小时。体温40.5℃,呼吸20次/分,脉搏110次/分,急性病容,四肢抽搐,角弓反张,口吐白沫,喉中痰鸣,拟诊高热惊厥。急将患儿移至通风阴凉处,取耳尖、肾上腺、屏尖穴,各放血10滴左右;皮质下、神门、体温中枢、脑干、气管、肺穴压丸,按压至头部出微汗。5分钟后抽搐逐渐停止,1小时后体温下降至38.2℃,随即给予输液和治疗原发病而愈。

5.讨论

小儿高热病因多种,病理复杂,一时难以分清。"急则治标",退热是首务之急。从本文各例来看,耳穴退热是有效方法之一。耳尖、屏尖、肾上腺三穴放血各10滴左右,一般来说,治后即见体温逐渐下降,但幅度不是很大,必须给予耳穴压丸促使热度更快消退,为治疗原发病打下基础。

(苍南县宜山镇八岱村卫生室　何经群)

二、耳穴夹治法治疗小儿疾病五则

古人云:"宁治十男子,莫治一妇人;宁治十妇人,莫治一小儿。"可见自古以来,小儿之病被认为比较难治。然而耳穴夹治法对小儿某些疾病却有较好的效果,而且容易接受。现举五则说明如下。

1.治疗方法

(1)取穴原则　根据中、西医理论,按照辨证与辨病相结合的原则,进行分型施治。选主穴2~3个,辅穴1~3个,主辅相配,左右同治。

(2)刺激方法　将"耳穴治疗保健仪"之夹头,阳极夹主穴,阴极夹辅穴。一般给予弱刺激,即电流频率80~120次/分,强度以小儿欲哭为度;个别体实者,可予中等刺激,即电流频率120~180次/分,强度以欲哭未哭为准。

(3)治疗时间　每天治疗1~2次,每次15~30分钟,或夹至耳赤为度,3天为一疗程。休息1天后,再行第二疗程。

2.病例举要

小儿腹泻　陈某某,男,13个月,钱库东西街人。1985年9月25日初诊。

问诊:(其母代诉)发热,腹泻5天。5天前小儿受凉后,先寒后热,体温

38.5℃,嗣后腹泻日行 10～15 次,色淡黄,呈水状,无呕吐,曾输液、服药(何药不详),治疗 3 天未效。近日腹泻频频,呈喷射状清水便,肛门嫩红,小便短少,口渴引饮,烦躁不安,但无脓血便。

望诊:发育欠佳,营养中等,精神倦怠,目光无神,面色苍白,舌红苔白。

闻诊:哭声较低,大使腥臭,心率 104 次/分,律齐,两肺未闻及罗音,肠鸣音亢进。

切诊:囟门已闭,腹部平软,肝肋下 1cm,质软,脾未触及,肢端较冷,皮肤弹性略差,指纹浮紫已达气、命关之间。

西医诊断:感染性肠炎伴脱水。

中医辨证:此系风寒外感,下迫大肠,郁而化热,传道失职。证属:外感风寒型腹泻。

立法:宣肺解表,调整肠胃。

处方:主穴:双肺。

辅穴:右直肠、左肾。用弱刺激。

方义:取"肺"以宣肺解表,表解则热退,肺宣则气降,气降则大肠功能易复;取"肾"以扶正祛邪,增强机体抵抗力,且佐"肺"宣肺解表之功能;取"直肠"为相应部位,率上述三穴之功,直达病所。

疗效观察:第 1 天夹治后,体温降至 37.6℃,腹泻减为 10 次/天以下;第 2 天仍宗原法,体温降为 37.1℃,大便减为<5 次/天,呈黄色稀糊状,小便显著增多;第 3 天去右肺,加右脾,夹治 2 次后,一切恢复正常,随访一月未发。

小儿麻痹症 廖某某,男,4 岁,括山东括人。1986 年 4 月 12 日初诊。

问诊:(其父代诉)右下肢提腿无力 25 天。一月前突发高热(体温 39.5℃),治后反复发热,热退后,右下肢站立困难,曾用加兰他敏 2.5mg×15 支,ATP15 支,收效甚微,特来求治于耳穴。

望诊:发育正常,营养中等,右下肢抬腿仅至 35°,步履呈跛行状,略见外旋,舌苔正常。

闻诊:语声、气息无殊,心肺(一)。

切诊:患肢欠温,肌肉松弛,肌力Ⅳ,腹部柔软,肝脾未及。

西医诊断:小儿麻痹症。

中医辨证:《素问·生气通天论》曰:"湿热不攘,大筋软短,小筋弛长,软短为拘,弛长为痿。"此乃外感时邪,滞留气分,郁而化热,灼烧津液,足阳明、太阴之脉失于濡养故也。证属:小儿肌萎。

立法:补血养筋,祛风通络。

处方：主穴：右肢运中枢、腰椎。

辅穴：左脾、下肢相应部位。用弱刺激。

方义："肢运中枢"顾名思义,能调节四肢运动中枢,促使患肢神经兴奋;更取"脾"补之,以使气血生化有源,祛风之力充足,"治风先治血,血行风自灭"是也;"下肢"以通局部经络,祛局部风湿,腰椎为相应部位,率上述三穴之功,直达病所,共奏补血养筋、祛风通络之作用。

疗效观察：经第一疗程夹治后,抬腿增至 45°,外旋基本纠正;经第二疗程治后,肌力增至Ⅴ级,腿能提高 90°以上,跛行基本消失。为巩固疗效,再治一个疗程,随访三个月,未见异常。

小儿遗尿　汤某某,女,5 岁,灵峰汤干垟人。1986 年 6 月 13 日初诊。

问诊：(其母代诉)患儿自幼遗尿至今,数治未效。近来每夜尿床 2～3 次,夏轻冬重,夜间唤她起床,也常迷糊不清。

望诊：面色少华,形体消瘦,舌淡红,苔薄白。

闻诊：言语清楚,心肺(－)。

切诊：腹部平软,脉沉细无力。

西医诊断：小儿遗尿。

中医辨证：《素问·灵兰秘典论》云"膀胱者,州都之官,津液藏焉,气化则能出矣";《素问·宣明五气篇》云"膀胱……不约为遗溺";巢氏《诸病源候论》更明确地指出"遗尿者,此由膀胱虚冷,不能约于水故也"。此属肾阳不足,气虚不摄之遗溺症。

立法：补肾益气,固涩小便。

处方：主穴：双肾。

辅穴：左脑点、右尿道。用弱刺激。

方义：取"肾"以补肾益气,肾气一足,膀胱得以气化,约束功能恢复;取"脑点"以调节大脑皮层,使之兴奋,发挥醒脑提神、抗利尿的作用;更取"尿道"为相应部位,领上述三穴之功,直达病所,共奏固涩之作用。

疗效观察：经第一疗程夹治后,夜间呼之能醒,遗尿每夜减为 1～2 次;第二疗程,去左肾,加左膀胱,重在恢复膀胱气化,使小便得到固涩,此后 2～4 夜,只遗尿一次;第三个疗程治后,遗尿停止。为巩固疗效,再取双肾、双脾,夹治六次,观察三个月未发。

小儿支气管哮喘　黄某某,男,3 岁,宜山黄良人,1986 年 1 月 11 日初诊。

问诊：(其母代诉)哮喘反复发作一年半。患儿一周岁时患肺炎后,便得哮喘一症,且日益加重,抗生素、氨茶碱、地塞米松等药只能暂时缓解。近几月来上药无效,每逢天气转变,上症必发,越发越重。昨起又见气喘抬肩,痰声辘辘,夜不能卧,患儿又拒服中草药,故特来求治于耳穴。

望诊:面色苍白,鼻梁青筋,形瘦神倦,目胞微肿,呼吸困难,点头抬肩,舌淡苔白,指纹沉紫。

闻诊:哭声较低,喉中痰声如锯,心音减低,两肺满布哮鸣音与湿性罗音。

切诊:肌肤欠温欠润,"虚里"心脏跳动剧烈,其动应衣,脉滑无力。

西医诊断:小儿支气管哮喘。

中医辨证:"脾为生痰之源,肺为贮痰之器",痰阻气道,升降失司,此属肺脾两虚之哮喘。

立法:宣肺降气,化痰平喘。

处方:主穴:右肺。

　　　　辅穴:左平喘。用弱刺激。

方义:取"肺"以宣肺降气,通调水道,使痰化成水下输膀胱,从小便而出;"平喘"系平息哮喘之意,具有化痰、降逆、止咳、平喘作用,合"肺"共奏宣肺降气、化痰平喘之功,乃取张景岳"既发时以攻邪为主"之意也。

疗效观察:第一次仅取上述二穴,夹治 2 分钟后,痰鸣声开始减少,哮喘也见缓和,夹治 15 分钟后,呼吸基本平稳,当晚即能平卧安睡。但次日凌晨仍复发,不过较前显减。仍宗原法,夹治 2 天后上症消失。继则改为夹肺、脾二穴,调治 3 天而愈。随访半年未发。

急性腮腺炎　方某某,男,4 岁,金乡坊下人,1986 年 7 月 5 日初诊。

问诊:(其父代诉)右颊部肿痛 1 天。前天起患儿发热恶寒,渐至右侧耳垂周围焮热漫肿,压之痛剧。经当地注射青霉素,口服新明磺、泼尼松(强的松)、安乃近等药后,体温仍上升至 38.5℃,腮腺肿痛加重,伴张口不利,咀嚼困难,咽干口燥,便秘尿赤,特来求治。

望诊:形体壮实,发育良好,右侧耳垂周围焮红肿,舌红苔黄而干。

闻诊:心率 104 次/分,律齐,两肺呼吸音清。

切诊:患处按之热,触之痛剧,脉弦有力。

西医诊断:急性腮腺炎。

中医辨证:此属时邪郁热,壅滞少阳经络,发为痄腮。《外科正宗》云"天时不正,感发传染者,多两腮肿痛"是也。

立法:清热解毒,消肿止痛。

处方:主穴:双腮腺。

　　　　辅穴:右胰胆、左耳尖。每天 3 次,每次 40 分钟,予中强刺激。

方义:取双"腮腺"以疏通经络,消肿止痛;取"胰胆"以清泻肝胆之火;用"耳尖"以清热凉血,四穴配合,共奏清热解毒、消肿止痛之功。

疗效观察:经第 1 天治后,体温降到 38.1℃,腮腺肿痛减轻。第 2 天治后,体温降为 37.6℃,肿痛十去七八。但大便 3 天未行,改取右腮腺、胰胆、左胃、直肠,调治 2 次,诸恙悉除,血象也转正常。

【按】 本例开给中草药:一枝黄花 30g,忍冬藤 15g,大青叶 15g,千里光 15g,筋骨草 15g,鸭舌草 15g。三帖煎服配合治疗。)

(苍南县第三人民医院 王素云)

三、磁珠粘贴耳穴治疗百日咳

百日咳,是由百日咳杆菌引起的儿童急性呼吸道传染病,好发于冬末春初季节。临床先见上呼吸道症状,后有阵发性、痉挛性咳嗽,常伴特殊吸气吼声,如不及时治疗会迁延不愈,甚至产生支气管炎、肺炎等并发症。笔者于 1987 年 10 月至 1988 年 5 月之间,采用磁珠粘贴耳穴治疗小儿百日咳 89 例,取得满意效果。

1.临床资料

本组 89 例,男 52 例,女 37 例;年龄 4～10 岁;病程短者 7 天,长者 50 天。均用过抗生素及止咳药等,疗效不佳。

2.治疗方法

选穴:主穴:肺(双)、平喘、肾上腺、脾、大肠、交感、枕。

配穴:干咳,加神门;

　　　胸痛,加胸;

　　　夜重,加心;

　　　面部水肿,加三焦;

　　　咽痒,加咽喉;

　　　有过敏史,加内分泌;

　　　痉咳,加咳喘或神门(有痰慎用)。

操作方法:每次选主穴 5～6 个,配穴 2～3 个组成治疗该例的处方。每次用一侧耳郭,两耳交替贴压,2 天 1 次,至症状消失为止。7 次为一个疗程,休息 3 天后再行第 2 个疗程。

3.疗效评定

治疗 2 个疗程后,评定疗效为:痊愈,症状体征全部消失;显效,症状好转,痉咳消失;有效,痉咳好转,症状减轻,继用抗生素。

4.治疗结果

89 例百日咳治疗结果见表 2.2.3。

表 2.2.3　89 例百日咳治疗结果

症状	例数	痊愈	显效	有效
无痰	59	27	22	10
有泡沫痰	27	12	14	1
有脓痰	3	0	1	2

5.病例介绍

陈某某,男,5 岁,1987 年 12 月 4 日就诊。因发热、鼻塞、流涕、咳嗽等,在某院诊断为流感,用抗生素及退热药治疗 2 天后热渐退,而咳嗽剧烈,夜间更甚,继用林可霉素(洁霉素)、卡那霉素、蛇胆川贝液等,咳嗽未减,且日渐加剧,伴呕吐、面红、流泪流涕,咳喘由轻变剧。耳穴取肺(双)、平喘、肾上腺、脾、大肠、交感、心、胃,上法治疗 1～2 次后咳嗽明显减轻。持续治疗 2 个疗程,症状逐渐消失,随访半年未发。

6.体会

小儿百日咳是呼吸道传染病,笔者以肺(双)、平喘、肾上腺、脾、大肠、交感、枕为主穴。因"肺"主气,司呼吸,有推动气血运行、补虚清热的功能;"平喘"有调节呼吸中枢及抗过敏功能;"肾上腺"能调节肾上腺和肾上腺皮质激素的功能,并有消炎、消肿、抗过敏、抗感染、止咳、止喘功能;"脾"为生痰之源,肺为贮痰之器,痰凝不化,故取"脾"以健脾化痰,调理气机;"大肠"与肺互为表里,其脉络肺;"交感"对内脏器官有较强的镇痛和解痉作用;"枕"具有消炎、镇静、止痛、止咳、止喘作用,临床常用于配穴。总之,本法见效快,无痛苦,尤其对链霉素、青霉素过敏患儿有理想的疗效。

(苍南县第三人民医院　王素云)

四、耳穴治疗小儿胃肠痉挛症

胃肠痉挛,欲称胃肠绞痛,是幼儿和小学生较常见的一种功能性病变。现代医学对本病的发生原因尚不明确,认为可能与体质有关,如肠道寄生虫、饮食不节、饮食不洁以及胃肠道对某些食物的过敏等因素的刺激,导致胃肠道壁暂时性缺血,或副交感神经过度兴奋,从而引起胃肠壁平滑肌强力收缩、痉挛,以致发生胃肠绞痛。此病反复发作,病程迁延,常伴有恶心、呕吐等伴随症状,西医治疗本病一般使用解痉止痛药,如654-2、阿托品等。这些药物虽能解除小儿疼痛之苦,但长期应用副作用较大,而耳穴治疗本病常有意想不到的疗效。

1.一般资料

本组共 20 例,其中男 12 例,女 8 例;年龄 4~13 岁,其中 10 岁以下 14 例,10 岁以上 6 例,平均年龄为 8 岁;病程短者 2 小时,长者 3 年。

2.治疗方法

取穴:主穴:相应部位(胃、大肠)、皮质下、神门、交感、脾。

配穴:有蛔虫指征,加耳迷根;

呕吐,加贲门;

食欲不佳,加肝、胆;

气滞型,加三焦。

操作方法:先用探棒在两侧耳郭上找准穴位,重压之,使穴点出现一个压痕,贴上王不留行籽胶布,固定好;然后用双手同时按压两侧同一穴位,手法宜稍重,并嘱患儿做腹式呼吸;待疼痛明显好转后嘱患儿每日自行按压 5 次,力度以能忍耐为度,每次 10 分钟,在按压的同时要做腹式呼吸。

3.疗效观察

来诊时腹痛,经按压后疼痛立刻消失,其他伴随症状也随之消退者为"显效"(12 例,占 60%);经按压后疼痛有所减轻者为"有效"(7 例,占 35%);经按压后疼痛未见减轻者为"无效"(1 例,占 5%)。总有效率为 95%。见效快者按压次数仅需 1 次,疼痛即完全消失,慢者治疗 4 次收效。

4.典型病例

陈某,男,10 岁,半小时前因饮用一杯牛奶后出现上腹部疼痛,呈持续性发作,但无恶心呕吐,无发热,大便正常。诊见:患儿面容痛苦,面色㿠白,上腹部压痛,无腹肌紧张,稍腹胀,包块未扪及,无其他阳性体征发现。拟诊:过敏性胃痉挛(气滞型)。取两耳胃、神门、肾上腺、三焦,以上法治疗,2 分钟后患儿自述疼痛明显减轻,10 分钟疼痛完全消失。

5.讨论

胃肠痉挛是小儿常见病、多发病,中医认为本病是由于气滞寒凝所致。气滞则经络不通;寒为阴邪,主收缩凝滞而致经络气血不通,不通则痛,故腹痛作矣。《内经》说:"耳者,宗脉之所聚也。"通过耳穴贴压,以刺激肠胃受阻的经络,疏通气机,调理肠胃,并酌情配以温中止痛穴位,往往能收到独特而满意的疗效。

(苍南县巴曹镇斗门头卫生室 方诗平)

五、"肝三角"治疗儿童抽动症的方法简介

儿童抽动-秽语综合征,简称"儿童抽动症",系指 2～17 岁的儿童出现快速、重复、无目的、不自主的摇头、点头、挤眉、眨眼、嗅鼻、努嘴,或扭颈、斜颈、挺颈、耸肩、抬臂、扭腰、鼓腹、甩手、踢腿、扭动躯干等多处肌群抽动,伴咽干喉痒而发出干咳、喊叫、漫骂等秽语为特征的一种症候群。

1.治疗方法

基本方;取穴:肝△(肝、脾、胃)、耳大神经点、枕小神经点、神皮、枕。

施术方法:先按摩耳郭,使之充血,常规消毒去脂。

(1)夹治法 将直径 1.3mm 半球形的夹头夹住有关耳穴,进行电脉冲刺激。一般选两组 4 个夹头,分别夹住所选主穴、配穴。①虚证者,采用补法,电流强度以患儿耳郭似咬似抽、轻轻弹振的感觉为准,频率 80～120 次/分;②实证者,采用泻法,电流强度以患儿能忍为度,频率 180～220 次/分;③虚实不明显者,采用平补平泻法,即介于补泻两法之间。每 2～3 天治疗一次,每次 30～60 分钟,以耳郭发赤为度。

(2)磁珠粘贴法 (略)

(3)其他方法 针刺、放血等。

疗效观察:7 次为一个疗程,休息 3 天后,再行第二疗程。一般在第一个疗程见效,第二疗程疗效明显,第三疗程基本治愈。为巩固疗效,可再治一个疗程。

2.分型治疗

(1)肝旺为主型 症见抽动以颜面五官为主,且快速、频发、有力,伴性急善怒。治用耳穴基本方加耳尖、身心点、快活点、肺。

①郁而化火(面红目赤,脉弦有力),加肝阳、轮 2。

②母病及子,水不涵木(目干涩痛,抽动无力),加肾、肾上腺。

(2)脾虚为主型 症见抽动无力,时轻时重,时发时休,喉中声低,伴面黄肌瘦。治用基本方加兴奋线、消皮。

①脾虚甚(纳少难饥、便溏),加胃△(贲门、胃、十二指肠)。

②偏寒(面色苍白、唇淡肢冷),加艾条温灸 15 分钟以上,以耳郭红润为度。

③抽甚,脉弦无力(土虚、肝木相对旺盛),加内生殖器、缘中、脑点。

(3)风痰为主型　症见肌群抽动有力,喉发怪声响亮,粗言秽语咒骂,伴形丰痰盛。治用基本方加相应部位和经循之穴。

①轻者,加三焦、内分泌、胰胆。

②重者,加脑干、交感、神衰点。

③后期,加胃△、小肠、肾。

风痰流注何处,则见何处出现抽动或怪态,故加相应部位和经络所循之穴位,如:风痰流窜肩颈,则扭颈、耸肩,加颈、肩等相应部位,三焦、胰胆、大肠、小肠、胃、膀胱等为经循之穴。

3.体会(略)

(苍南县第二人民医院　王　正)

六、磁珠贴压耳穴治疗抽动症的探讨

儿童抽动症,又称儿童抽动-秽语综合征。近年来,本病发生率似有上升趋势。现代医学对本病缺少良方,而笔者于 2001 年 1 月至 2002 年 12 月,采用磁珠耳穴贴治疗本病 96 例,取得总有效率 92.7% 的疗效。现小结并探讨如下。

1.临床资料

本组 96 例,其中男性 62 例,女性 34 例;年龄 2～5 岁 28 例,6～10 岁 46 例,11～15 岁 22 例;病程 1～12 月 28 例,1～2 年 38 例,2～3 年 20 例,3 年以上为 10 例;病型属于肝阳化风 26 例,阴虚风动 15 例,血虚生风 30 例,风痰扰乱 25 例。

2.辨证取穴

儿童抽动症分型配穴比较见表 2.2.4。

表 2.2.4　儿童抽动症分型配穴比较

分　型		抽动特点	主要兼症	治则	取　穴	
					主穴	配穴
肝风内动	肝阳化风	频发、快速、有力	任性冲动,目赤喜怒,肝阳证征	清热平肝	肝、脾、胃、风溪、神皮、相应部位	耳尖、肝阳
	阴虚风动	手足蠕动,情绪紧张则加重	目涩微痛,阴虚内热证征	滋阴潜阳		肾、肾上腺
	血虚生风	肌肉瞤动,抽动无力,劳累加重	面白无华,爪甲不荣,血虚证征	养血益气		心、消皮
风痰扰乱		以肌群抽动为主,喉发怪声,秽语咒骂	形丰体胖,痰湿证征	涤痰通络		内分泌、三焦、胰胆

注：治则栏"熄风"为肝风内动类通则。

3. 操作方法

待患儿坐稳后,医者双手拇、食、中指相互配合,自上而下揉按患儿一侧耳郭,使之红晕充血。擦去油脂污垢后,用弹簧探捧在有关穴区中找出敏感点,并重压一下,留下压痕,对准压痕贴上磁珠耳穴贴,主穴对贴(即在其耳背相应处也贴上一颗)。3 天更换 1 次,两耳交替使用,10 次为一疗程。休息 3 天后,再行下个疗程。

4. 疗效观察

(1)疗效标准　连治三个疗程后,统计疗效。症状全部消失,且在半年内未见复发者为"痊愈";症状消失 1/2 以上,或全部消失而半年之内复发,经继续治疗症状很快消失者为"显效";症状消失 1/2 以下,半年内尚有复发者为"有效";症状无改善者为"无效"。

(2)疗效比较　不同证型的疗效比较,见表 2.2.5。

表 2.2.5　不同证型儿童抽动症疗效比较表［例数(%)］

证型		例数	痊愈	显效	有效	无效	有效率
肝风内动	肝阳化风	26	16(61.5)	6(23.1)	3(11.5)	1(3.8)	25(96.2)
	阴虚风动	15	8(53.3)	3(20.0)	3(20.0)	1(6.7)	14(93.3)
	血虚生风	30	11(36.7)	9(30.0)	7(23.3)	3(10.0)	27(90.0)
风痰扰乱		25	10(40.0)	7(28.0)	6(24.0)	2(8.0)	23(92.0)
合　计		96	45(46.9)	25(26.0)	19(19.8)	7(7.3)	89(92.7)

各型疗效比较：肝阳化风＞阴虚风动＞风痰扰乱＞血虚生风，总有效率为 92.7％。

5.典型病例(略)

6.讨论

(1)对儿童抽动症的认识，其病因病理，最早的观点认为是精神因素，属于不良习惯，现多倾向于脑的器质性病变，是纹状体多巴胺系统中多巴胺活动过度，使 DA 能神经元功能亢进，抑制了尾状核的活动，使其对苍白球和皮层下中枢的经常性抑制作用减弱而产生运动过多及不自主的发声等。因此，常用多巴胺阻断剂氟哌啶醇或抗多巴胺能活动性药盐酸硫必利(泰必利)及盐酸苯海索(安坦)等治疗，其疗效欠佳而毒副作用太大，当今社会哪位医生愿意冒此风险呢？因此，本病成了西医不愿治疗的病症。中医学虽然无此病名的记载，但根据本病"抽动、秽语"特点，有似中医学中属于"风"的瘛疭和属于"痰"的怪病。由于儿童脏腑娇嫩，形体未充，"阴(脾、肺、肾)常不足，阳(肝、心)常有余"，而今物质生活迅速提高，部分家长对孩子百依百顺，饮料当开水，水果作主食，山珍海味任其吃，使本来不足之脾，深受其害，脾胃虚弱易致肝乘，有余之肝更易乘脾，两者皆为肝郁化火动风之故；肝火不降，或久病，或偏嗜辛辣炙炸之物，势必消津耗液，若脾失健运，则津液乏源，两者皆易致津亏阴虚、肌窍失滋而成阴虚风动之症；脾胃不足之体，复伤内外诸因，脾胃运化失职，气血生化乏源，渐致血不营筋而成血虚生风之征；由于脾虚水湿内停，得热煎熬而成痰，上扰清窍、痹阻咽喉或流窜经络而成风痰怪病。由此可见，本病标在肝而本在脾，治宜调理肝脾为主。中药针灸治疗本病时见报道，若从方便、快速、经济、安全、无伤痛、易接受等角度来考虑，应当首推磁珠耳穴贴之治法。

(2)磁珠耳穴贴治疗原理。耳穴是耳郭上的特定部位，耳郭内有丰富的经络，神经(耳颞，耳大，枕小，交感，面、舌咽与迷走神经混合支)，动脉(颞浅、耳后动脉)等构成耳郭与机体之间的"通道"。脏腑产生的气血津液通过"通道"传注运行于耳郭，使它发挥良性的、自动性的、双向性的调节功能；当邪气侵犯后，其病理产物又通过"通道"的作用反应在相应的耳郭部位(耳穴)上，使其出现颜色、形态、皮屑、皮疹、血管、电阻、痛阈等改变，为临床诊断提供客观依据；对有关耳穴进行适当刺激，也是通过"通道"来调和气血，扶正祛邪，调整虚实，恢复功能，达到防治疾病的目的。磁珠耳穴贴主要是依靠磁珠作用，有人认为，"穴位是电磁活动点，经络是电磁的传导通路，磁珠耳穴贴能令磁场作用于穴位,产生微电流,影响人体生物电",从而通过"通道",调节肝脾功能,达到消除抽动症之目的。

(3)疗效与病程、饮食、起居的关系。从临床实践中得知:凡病程在一年以上,生活无规律,饮食偏嗜,沉迷于电视,尤其是热衷于电子游戏者,则疗效较差,复发率高;反之发病未到一年,饮食有节,起居有常者,其有效率高,复发率低,其机理有待进一步探讨。

(4)疗效与家长态度的关系。凡家长能耐心教育、鼓励患儿树立信心,稳定情绪,始终配合治疗,积极诱导患儿参加文体活动,保证患儿有足够的睡眠时间,并禁食辛辣、炙炸之品者,则见效快,疗效高;反之则见效慢,疗效差。总之,"儿童抽动-秽语综合征"是一种病情复杂、虚实错杂、迁延难治的病症,治当标本兼施,循序渐进,切勿急于求成。

(苍南县第三人民医院 王素云)

七、"穴药结合"治疗儿童抽动症

儿童抽动-秽语综合征,简称"儿童抽动症"。按照中医理论,对抽动部位(辨经络)、强弱(辨虚实)和全身症状(辨脏腑)等进行分析、归纳,以肝脾两脏为纲,经络循行为目,可分为:或以肝旺为主,或以脾虚为主,或以风痰为主,采用"穴药结合"治疗儿童抽动症,取得较好疗效。

1.穴药基本方

(1)中药基本方 各型各有专用基本方药,再随症加味。

(2)耳穴基本方:

取穴:肝△(肝、脾、胃)、耳大神经点、枕小神经点、神皮、枕。

施术方法:先按摩耳郭,使之充血,常规消毒去脂后选用:

①夹治法:(略)

②磁珠粘贴法:取磁珠耳穴贴,对准一侧耳郭所选之穴的反应点贴上,主穴前后对贴,平时不压不按。2～3天更换1次,两耳交替使用。

③其他方法:针刺、放血等。

疗效观察:7次为一个疗程,休息3天后,再行第二疗程。如上穴药结合治疗,一般在第一个疗程见效,第二疗程疗效明显,第三疗程基本治愈。为巩固疗效,可再治一个疗程。

2.分型治疗

(1)肝旺为主型 肝藏血,主疏泄,开窍于目,其声为呼,属于风木之脏,与胆互为表里；其脉起于足大趾之上，沿着下肢内侧上行，环绕前阴，到达小腹，布散胁肋，循行喉咙（咽喉），联系眼睛。其一条支脉，从眼睛分出，下行到达面颊，环绕口唇。儿童"肝常有余"。从 20 世纪 70 年代开始提倡"只生一胎"以后，视小孩为掌上明珠，百依百顺，处处以他（她）为中心，使之成为小霸王，如果所欲不遂，随即不舒动怒；若有调护失宜，或管教稍严，或学习压力稍重，则肝郁化热而旺盛动风。

症见抽动以颜面五官为主，且快速、频发、有力，伴性急善怒。

1）中药：首选逍遥散，加木瓜、伸筋草、钩藤、蝉衣、天麻。

2）耳穴：基本方，加耳尖、身心点、快活点、肺。

①郁而化火（面红目赤、脉弦有力），中药加丹皮、栀子；

耳穴加肝阳、轮 2。

②母病及子（心烦、夜眠不安），中药加磁石、珍珠、夜交藤；

耳穴：心、神门、脑点。

③木火刑金（咳嗽气逆），中药加桑皮、蛤壳、浮海石、桔梗；

耳穴：气管、支气管、肺、结核点、轮 3。

④日久水不涵木（目干涩痛、抽动无力），中药加熟地、麦冬、沙参；

耳穴：肾、肾上腺。

（2）脾虚为主型　脾主运化、肌肉，开窍于口（唇），与胃互为表里，共为气血化生之源。小儿"脾常不足"，起因很多，小儿控制能力差，易患饮食不节，喜食生冷肥甘，使脾胃受损。一为气血乏源，肝木失养而虚风内动；二为湿阻成痰，循经流注肌肉、官窍。足太阴脾经之脉，起于足大趾内侧端，沿下肢内侧上行入腹，到达舌根，散布舌下。症见抽动无力，时轻时重，时发时休，喉中声低，伴面黄肌瘦。

1）中药：异功散，加柴胡、郁金、合欢皮、川贝、木瓜、伸筋草。

2）耳穴：基本方，加兴奋线、消皮。

①脾虚甚（纳少难饥、便溏），中药加山药、扁豆、薏苡仁；

耳穴：胃△（贲门、胃、十二指肠）。

②偏寒（面色苍白、唇淡、肢冷），中药加干姜、桂枝、附子；

耳穴：艾条温灸 15 分钟以上，以耳郭红润为度。

③抽甚，脉弦无力，中药加钩藤、蝉衣、天麻、白芍、僵蚕；

耳穴：内生殖器、缘中、脑点。

（3）风痰为主型　脾虚痰聚之体，复得肝风或外风之侵，风痰互结，流窜经络，阻滞肌肉、官窍。症见肌群抽动有力，喉发怪声响亮，粗言秽语咒骂，伴形丰痰盛。

①轻者，中药：温胆汤，加木瓜、伸筋草、竹茹、瓜蒌、菖蒲、郁金；

耳穴：基本方，加三焦、内分泌、胰胆。

②重者，中药：半夏白术天麻汤，加木瓜、伸筋草、僵蚕、胆星、礞石、海石、远志、菖蒲；

耳穴：基本方，加脑干、交感、神衰点。

③后期，中药：金水六君煎，加党参、白术；

耳穴：基本方，加胃△、小肠、肾。

3.随症加味（穴）

①风痰上袭鼻窍，则鼻塞、鼽鼻。中药用麻黄、杏仁、甘草，或柴胡、菖蒲、路路通，或苍耳子、辛夷、佩兰、藿香、薄荷；

耳穴：内鼻、外鼻，鼻旁者加胃、膀胱、小肠，鼻翼者加大肠、胃。

②风痰上犯眉弓，则挤眉。中药用选奇汤（羌活、防风、黄芩、甘草）＋白芷；

耳穴：内侧者加膀胱，外侧者加三焦。

③风痰上阻脑窍，则摇头、点头。中药用小柴胡汤，去人参加防风；

耳穴：相应部位、膀胱、胃、肝、胰胆。

④风痰上逼清窍，则弄眼、眨眼。中药用羌活、防风、黄芩、甘草、薄荷，或夏枯草、川芎、防风、白芷、藁本；

耳穴：目1、目2、眼、三焦。

⑤风痰上壅咽喉，则咽痒不适、怪声谩骂，由于咽为食道，属胃；喉司呼吸，属肺，咽喉痒属于风邪作祟。故中药必用荆芥、射干、桔梗、木蝴蝶；

耳穴：咽喉、声门、心、肺、小肠、脾、肾、三焦、肝、胆。

⑥风痰阻于舌窍，则语言不利。中药用土茯、土贝母、菖蒲、郁金；

耳穴：舌、脾（连舌根）、肾（挟舌本）。

⑦风痰阻滞口唇，则唇动不止。中药用四物汤，合柴胡、黄芩、荆芥、薄荷、蝉衣、甘草；

耳穴：口（脾窍）、肝、心；上唇取胃，下唇取大肠。

⑧风痰流注颈项，则扭颈，因前为颈，属任脉经；后为项，属督脉经。中药用瓜蒌、葛根、天花粉；

耳穴：相应部位、三焦、胰胆。

⑨风痰流窜肩颈,则耸肩。因肩为肺之分野,背为肺中之府,胸为肺脏所在,肩为手三阳(大肠、三焦、小肠)和足三阳(胃、膀胱、胆)交会之所。肩连背者,用羌活胜湿汤;

肩连臂者,用羌活散(羌活、防风、细辛、川芎、黄芩、茯苓、蔓荆子、前胡等);

耳穴:相应部位、肺、六阳经之穴。

⑩风痰外犯四肢肌肤,则手足蠕动频繁。中药用白芥子、皂角、胆星;

耳穴:相应部位、手足阴阳经之穴。

⑪风痰内侵足三阴经脉,则腹胀、抽动明显。中药用白芍、甘草,合川朴、山楂、麦芽。

耳穴:腹、艇中、上腹、下腹、肝、脾、肾。

⑫风痰内扰心君,则呼叫抽动,惊叫梦语。中药用半夏、天竺黄、川贝或枣仁、百合;五味子、益智仁;

耳穴:心、心包、心皮、胰胆。

总之,风痰流注何处,则何处出现抽动或怪态,宜加相应部位和经络所循之穴。

4.体会

(1)抽动症的"本"是什么?抽动症是因抽而动,不抽则不动。"抽"之病因,按照五脏与五行的关系分析,肝为风木之脏,主动主升,性喜条达,然而肝赖脾土之栽培、肾水之涵养、心火之温暖、肺金之制约,才能发挥畅达之性。五脏之间任何一脏的失调,都可导致肝木病变。从抽动症的临床资料来分析,主要是肝郁化热而旺盛动风,或肝木失养而虚风内动的肝脾不和证,及由此而产生的病理产物——风痰流注证。可见抽动之"本"应为风,为肝,为五脏功能失调。

(2)治抽动症耳穴处方的依据是什么?《素向·阴阳应象大论》经云"治病必求于本",因此治抽动症的耳穴处方应以五脏穴为主,兼取相应部位穴及经络所循之穴等。因为抽动是有具体部位的,各个部位都是有经络的起点、止点或循行所及。"经脉所过,主治所及",因此需加抽动的相应部位穴和经循之穴。如以嗅鼻为主的抽动症,其处方应是肝、脾、胃(肝三角)、内鼻、外鼻(相应部位)、大肠(经络)和神皮(镇静)等穴。

(3)治疗剂量是关键(剂量=穴位个数×刺激量×治疗时间)。若剂量过轻,无济于事;如剂量过重,又伤正气。如何掌握既能治好疾病又不伤正气的剂量标准,实在难以掌握,确需深入研究。笔者曾遇一例,可供参考:1987 年 4 月,一位聪明、懂事而十分勇敢的六岁男孩,接受耳穴夹治法治疗,电流频率是 180～220次/分,强度以耳郭跳动、疼痛能忍为准,坚持 30 分钟后,两耳发赤发烫,两天 1次,仅治 6 次,两年之久的儿童抽动症霍然而除,至今 5 年未复发。

(苍南县第二人民医院 王 正)

八、耳穴治疗身矮儿童 43 例疗效观察

随着物质生活水平的提高,孩子的身高成了家长关心的话题,"身材低矮"成了家长们和儿童迫切要求解决的问题。2013 年 2 月至 2015 年 2 月间,笔者采用"三方签约增高"的形式,选用磁珠粘贴耳穴治疗身矮儿童 43 例,取得满意效果。现报告如下。

1.临床资料

本文 64 例,按照初诊日期进行分组,即单日来初诊者为"耳钙治疗组"(计43 例,其中男 23 例,女 20 例);双日来初诊者为"钙片对照组"(共 21 例,其中男 11 例,女 10 例)。

2.治疗方案

(1)耳钙治疗组

1)主穴:脊柱沟、上脚背沟、甲状腺 1、肾、脑点、睾丸 1、兴奋点。

2)分型配穴

①肝气郁滞型(性急善怒,夜眠不安,纳少消瘦,便秘或泻),配肝、肝阳、神门、神皮。

②肺脾虚弱型(怕冷汗多,容易感冒,食入难饥,肌肉松弛),配肺、脾、缘中、消皮;或口、食道、胃、贲门(消化线 4 穴)。

③肾气不足型(骨骼细小,发育迟缓,形体虚弱,尿频色白),配内生殖器、丘脑、垂体、肾上腺。

3)随症加穴

①烦躁不安,加耳尖、脑干;或心、小肠。

②忧郁胸闷,加胸、交感;或身心点、快活点。

③失眠多梦:迟睡,加神衰区;早醒,加神衰点;睡眠时间不足、睡态不稳,加耳尖、神门、耳中、缘中;头脑昏沉,加头昏点、兴奋点、额;多梦,加多梦区、耳尖、枕、睡眠深沉点。

④纳少,或食入难消,加胰腺、交感。

⑤大便时秘时泻,加大肠、小肠、盲肠(肠乱线 3 穴)、结肠或胃肠沟。

4)操作方法

耳穴处方:将上述主穴全部、配穴和加穴各 1～3 个组成治疗处方。

具体操作:男孩先取左耳、女孩先取右耳,按摩,使之充血,消毒去脂。用探棒找出敏感穴点的方向、角度,然后重压一下,留下痕迹,急取磁珠耳穴贴对准痕迹粘贴。主穴对侧也粘贴一颗,形成对贴,平时不按不压。7 天 1 次,第 2 次贴另一侧耳郭,两耳轮换,4 次为一个疗程。连续治疗一年 13 个疗程,统计疗效。

5)辅助治疗

①碳酸钙片。由河北三九爱德福药业有限公司生产的碳酸钙 D_3 咀嚼片(批准文号:国药准字 H20133267,该片含碳酸钙 1.25g,相当于钙 500mg、维生素 D_3 200 国际单位)。8 岁以下儿童每天服 0.5 片,9 岁以上者每天服 1 片,连续服用 1 年以上。

②中药。对个别体质严重虚弱者,或见效较慢者,予以中药配合,称为"穴药结合"。

(2)钙片对照组　仅口服碳酸钙 D_3 咀嚼片。方法与要求同上。

(3)签订"三方协作书"

不管是耳钙治疗组,还是钙片对照组,一律首先签订三方协作书。

1)孩子签字,保证做到"六要":

一要每天睡早、睡深、睡足,4～6 岁儿童每晚睡足 12 个小时,7～9 岁儿童睡足 11 个小时,10～16 岁儿童要睡足 10 个小时以上,即每晚要在 9 点半前入睡,次日 6 点半或 7 点钟后起床。

二要心情舒畅、轻松愉快,做到定时、定量用餐,营养全面均衡,严禁偏食,少吃零食。

三要注意保护视力,看电视或玩手机、玩电脑累计一天不得超过 1 小时。

四要积极参加体育锻炼,如球类、蹦床、舞蹈、做操、单杆等活动,尤其是跳跃,每天 5～6 次,每次跳 4～5 分钟,全天累计不得少于 20 分钟。

五要经常参加户外活动,尤其是春夏两季,特别是 4、5、6 月份,逐渐暴露皮肤,不断地充分接受温和的阳光照射。

六要决心坚持治疗,如有特殊情况,必须请假。

2)孩子家长签字,保证做到 2 点:

一要创造"六要"环境,营造和谐气氛。

二要鼓励、支持、监督孩子切实遵守诺言。

3)医生也要签字,保证做到2点:

一要认真、细心,精心诊治,随时记录变化。

二要对孩子增高做到辨证分型,处方精良,取穴准确,手法恰当,医患合作。

3.典型病例

董某某,男,12岁,2014年2月19日就诊。患儿于2003年10月10日出生,足月顺产,出生时体重2.5千克,身长45厘米,母乳喂养一个月后,因乳汁不足而逐添奶粉,4个月后添米糊,10个月时断奶。患儿自幼常有消化不良,时受伤风感冒。五年前家长发现孩儿身材偏矮,当时认为年龄还小,没有在意;近年来与同龄人相比差距拉大,更显得矮小了,欲求西医增高,因担心激素副作用,特求治于耳穴。

刻诊:身高135.8厘米(12岁标准身高为150厘米),体重27公斤,面色苍白,肌肉消瘦松弛,纳食时多时少,常去肯德基,喜吃生冷瓜果。大便软硬不均,一天2~3次或2~3天1次,很少一天一次,恶臭。夜眠不安,晚上11点钟以后才入睡,早上6点半起床,电脑、电视或手机不离身。舌淡红,苔薄白,脉缓无力。诊断为肺脾虚弱型儿童低矮症。三方签约后给予治疗,钙片一天一片,长期服用;耳穴取脊柱沟、上脚背沟、肾、甲状腺1、口、食道、贲门、胃(消化线4穴)、结肠、脾、肺、胰腺、消皮等加减治疗。

治疗一年后,身高为151.3厘米(13岁标准身高为159厘米),一年之内增高15.5厘米,平均月增高1.29厘米,5月份增高3.3厘米。自从开始治疗以后,生活习惯改变了,作息有规律,营养均衡,体质日益强壮,一年之内没有发生过伤风感冒。

4.疗效分析

对于本症,目前尚无疗效评定标准。暂设"显效"、"有效"、"无效"三个级别:一年之内增高5厘米以下者,称为"无效"(因自然增高也有5厘米);增高6~10厘米者,称"有效";增高11厘米以上者,谓之"显效"。

(1)耳钙治疗组与钙片对照组疗效分析　总有效率,治疗组为76.7%,明显高于对照组的28.6%,可见耳穴对矮小儿童增高是有明显效果的(见表2.2.6)。

表2.2.6　两组疗效比较［例(%)］

组别	例数	显效	有效	无效	总有效率
耳钙治疗组	43	17(39.5)	16(37.2)	10(23.3)	33(76.7)
钙片对照组	21	1(4.8)	5(23.8)	15(71.4)	6(28.6)

(2)耳穴疗效与分型关系分析　从总有效率来分析,肺脾虚弱型最佳(95.0%),其次是肝气郁滞型(84.6%),再其次是肾气不足型(30.0%),可见耳穴增高,调理肺脾两脏是关键(见表2.2.7)。

表2.2.7　耳钙组分型疗效分析［例(%)］

类型	例数	显效	有效	无效	总有效率
肝气郁滞型	13	2(15.4)	9(69.2)	2(15.4)	11(84.6)
肺脾虚弱型	20	9(45.0)	10(50.0)	1(5.0)	19(95.0)
肾气不足型	10	1(10.0)	2(20.0)	7(70.0)	3(30.0)

(3)疗效与年龄关系分析　从总有效率来分析,12～15岁最佳(90.5%),其次是9～11岁(84.2%),再其次是8岁以下的儿童(33.3%),可见耳穴增高与儿童"懂事"程度、医嘱执行力有关(见表2.2.8)。

表2.2.8　耳钙组疗效与年龄关系分析［例(%)］

年龄(岁)	例数	显效	有效	无效	总有效率
<8	3	0	1(33.3)	2(66.7)	1(33.3)
9～11	19	7(36.8)	9(47.4)	3(15.8)	16(84.2)
12～15	21	11(52.4)	8(38.1)	2(9.5)	19(90.5)

5.体会

疗效:从本文表2.2.6,2.2.7,2.2.8来看,耳钙治疗组中的肺脾虚弱型、年龄在12～15岁者最为理想。

"正常变异身矮儿童药物及耳针治疗后,GH(生长激素)均有明显升高。"[1]现代医学所说的生长激素相当于祖国传统医学中的肾气。肾藏精,精生髓,髓养骨,因此只有肾精充足,才能使骨骼发育生长形成高大坚固的支架。然而肾藏之精有先天后天之分,先天之精,乃父母禀受,早有定数,必须赖后天之精源源不断地补给充足,才能维持生命活动、生长发育、强壮骨骼。后天之精乃脾胃水谷精微生化的气血津液除滋润营养机体组织器官以外,多余部分转化为精,通过肺气肃降下输、储藏于肾,因此精生有源,强壮骨骼,身材矮小的少年儿童才有增高强壮的希望。由此可知补肾不如补脾,补脾之力为本案重点。用磁珠粘贴脊柱沟、上脚背沟、甲状腺1、肾、肺、脾、胃、消皮、脑点、兴奋点、睾丸1等穴,产生微电流,疏通经络,振奋脏腑功能,产生充足的气血津液,促使骨骼生长,从而使身矮儿童增高。

本法对机体没有任何痛、酸、重、胀等感觉,安全方便实用,一周更换一次,不影响学习、生活,故深受欢迎。

参考文献

吴玉筠,倪桂臣,吕忠礼.耳针与药物对人生长激素分泌的影响[J].中国针灸,2000(5):264.

(苍南县第二人民医院　王　正)

第四节　妇产科疾病

一、耳郭诊断子宫肌瘤

子宫肌瘤为女性盆腔最多见的肿瘤,生育期妇女发病率高达20%～30%,但往往无典型症状,而仅在普查中发现。B超是目前有效而又常用的辅助诊断,未闻有其他更简易方法的报道。笔者于1996年1月—12月试用耳穴特征来诊断本病,并与B超对照,结果发现符合率为80%。现初步报告如下。

1.观察对象

本组150例,为妇科门诊要求行阴道B超检查的妇女,年龄最大63岁,最小19岁;有妇科病者,亦有健康体验者。

2.观察方法

每位病人先观察耳穴变化,进行耳郭诊断,然后再行阴道B超检查,各自详细记录结果,进行对照总结。

(1)耳郭望触诊法　在自然光线充足的条件下平视耳郭,用食指自耳背上方轻轻顶起,暴露三角窝,仔细观察内生殖器穴形态、颜色的改变。之后用拇指指腹放在内生殖器穴上，食指衬于耳背相对部位，两指指腹相互配合进行触摸，以发现其形态变化。

（2）诊断标准　呈结节状或小块状暗红色，界线清晰，或呈点片状白色，边缘红晕或圆形皱褶[1]；触及条索状增生或圆形结节[2]；皮下隆起，推之移动，界线清楚，无压痛[3]。凡有上述三项之一者，即定为本病。

3.观察结果

在欲检查的150例中，根据内生殖器穴的形态、颜色等特征性改变共诊断出子宫肌瘤者32例。在随后的阴道B超检查中，除此以外，还发现8例子宫肌瘤，可见耳穴诊断子宫肌瘤的符合率是阴道B超检查的80％。

4.典型病例

黄某，女，38岁，个体商贩，主诉下腹坠痛3年，经期延长1年。耳穴望诊见到内生殖器穴呈结节状隆起，边缘整齐，颜色如常；触及条索状隆起1mm×2mm，耳穴诊断为子宫肌瘤。B超提示：子宫后壁肌层内有20mm×18mm低回声块，包膜完整，提示为子宫肌壁间肌瘤。

5.体会

子宫肌瘤是由增生的子宫平滑肌细胞与纤维结缔组织掺杂而成的一种球形实质性的良性肿瘤，临床上典型症状为经量多、经期长、周期短等。祖国传统医学认为：子宫除与五脏六腑十二经脉互相联系外，与奇经八脉中的冲任二脉关系尤为密切，"冲为血海"，"任主胞胎"。凡内伤、生冷，或外感风寒，或精神神志因素等皆能导致气滞血瘀，经络受阻，影响正常的气血运行，久则子宫形成肿块，属于祖国医学"症瘕"之范畴。

耳穴是通过经络与五脏六腑密切联系的，人体有病便可以从耳穴上反映出来。因此，子宫出现病变时，必在相应的内生殖器穴出现颜色、形态等变化。笔者在150例的内生殖器穴观察中，发现子宫肌瘤患者最多的是望诊见到结节状、条索状隆起，边缘整齐，触诊可及圆形结节或条索状增生，可移动，无压痛，与B超对照符合率为80％。

本文发现患者在尚未出现临床症状之前，即可在耳郭上表现出阳性反应物，这为早期诊断提供了依据。耳穴诊断法方法简单、经济实用、无痛苦、准确率较高，适于一般门诊，尤其是大规模妇女人群普查，而在农村、山区、海岛的乡村医生、初保人员,掌握此法更具特殊意义,因此值得推广。

参考文献

[1]刘士佩.耳郭诊治与养生[M].上海:上海教育出版社,1991:182.

[2]黄丽春.耳穴诊断治疗学[M].北京:科学技术文献出版社,1991:109.

[3]王忠,郑礼滨,刘士佩,等.耳针[M].上海:上海科学技术出版社,1984:58.

(苍南县第二人民医院 王晓晞)

二、耳穴诊治乳腺小叶增生

笔者对门诊乳腺增生 55 例进行耳穴诊断与治疗,取得较好效果。现介绍如下。

1.临床资料

采用"双盲法",对门诊病人进行耳穴望诊"胸区"(乳腺穴)阳性反应物(点)与临床乳房检查结果均相吻合,确诊乳腺小叶增生。55 例患者中,年龄最小者 20 岁,最大者 51 岁,平均 33.8 岁;已婚者 43 例,其中有哺乳史者 32 例;30~40 岁之间发病最多;双侧者 49 例,单侧者 6 例。并发症:有妇科炎症者(子宫内膜炎、附件炎、宫颈炎)39 例,月经不调者 8 例,痛经者 18 例,经前乳房胀痛者 36 例,子宫肌瘤者 3 例,偏头痛、失眠者 8 例,肝胆结石、乙肝者 9 例。

2.耳郭望诊与治疗

(1)诊断:借助拇指、食指捏住对耳轮中段乳腺穴进行动态观察,呈阳性反应物(点)如针尖大小、白色点状,或呈点白边缘暗红,或呈粟粒状反应。左右耳对照观察 55 例,其中呈白色小点者 32 例,占 58.2%;呈点白边缘暗红者 15 例,占 27.3%;呈粟粒状反应者 5 例,占 9.1%;其他反应者 3 例,占 5.5%。双耳反应者 49 例,占 89%;单耳反应者 6 例,占 11%。

(2)取穴:主穴:"胸区"(乳腺穴)、内分泌、内生殖器;

配穴:枕、缘中、肝、肾、风溪、神门。

(3)操作方法:诸穴均采用耳穴磁珠贴压。"胸区"(乳腺穴),耳前耳背对压;对耳轮外缘"胸区"(乳腺穴)阳性反应点与内缘乳腺穴对压。

每 2~3 天换贴 1 次,7 次为一疗程。治疗 1 个疗程后,对患者进行两乳房复检,观察肿块有否缩小、消失等。

3.治疗效果

55 例患者中,治愈、基本治愈者 50 例,占 90.9%;有效者 3 例,占 5.5%;无效者 2 例,占 3.6%。总有效率 96.4%。一般只要坚持治疗 14 次以上者,均能取得理想效果(其中 2 例无效均因工作忙未能按疗程治疗)。

4.小结

乳腺小叶增生绝大多数是由于妇科疾病、哺乳期乳腺管阻塞不通、情绪变化等相关因素引起内分泌功能失调所致,本症中医称"乳癖",为"肝肾不调、气滞血瘀"所致。耳穴具有双向调节内分泌、提高免疫功能等效应,能疏通经络,调和气血,活血化瘀,止痛散结。耳穴阳性反应点的贴压准确是取得较满意疗效的基础。

(苍南县乃波皮肤病研究所　陈乃波)

三、耳穴治疗青春期痛经

痛经,是指行经前后或月经期出现下腹部疼痛、坠胀,伴有腰酸或其他不适,症状严重影响生活质量者。[1]原发性痛经在青春期多见,且随月经周期而反复发作,对学习、生活影响颇大。笔者自 2013 年 3 月至 2015 年 3 月,收治本病 83 例,取得良好疗效。现小结如下。

1.临床资料

(1)一般资料　本组 83 例,年龄最小 14 岁,最大 19 岁,平均年龄为 17.2 岁;学生 72 例,其他职业 11 例。证型:肝气郁结型 53 例,寒湿凝滞型 23 例,其他证型 7 例。病程短者 3 个月,长者 3 年 5 个月不等。所有患者都经妇科医师检查,均符合原发性痛经的诊断标准。

(2)诊断标准　常在初潮后 1～2 年内发病;疼痛多自月经来潮后开始,最早出现在经前 12 小时,以行经第 1 日疼痛最剧烈,持续 2～3 日后缓解,疼痛常呈痉挛性;可伴有恶心、呕吐、腹泻、头晕、乏力等症状,严重时面色苍白、出冷汗;妇科检查无异常发现。[1]中医辨证主要分为肝气郁结、寒湿凝滞两型。

①肝气郁结型:经前或经期小腹一侧或两侧持续胀痛,波及胸胁、乳房,拒按;经血量少、黏稠,或有血块,经行不畅,色紫暗;舌有瘀斑,脉弦涩;症状随情绪变化而增减。

②寒湿凝滞型:经前或经期小腹正中疼痛,觉冷沉重,按之痛甚,得温痛减;经血量少,质稠,或有血块,色不鲜,或如黑豆汁;舌质淡红,边泛齿印,苔白腻,脉沉紧。

2.治疗方法

(1)取穴

1)主穴:相应部位、肝、脾、内生殖器、内分泌、卵巢$_1$、交感。

2)分型配穴:根据疼痛时间(经前、经期、经后)、部位(小腹正中、旁侧)、性质(持续胀痛、绞痛、刺痛、拒按、断续作痛、隐痛喜按)和经血量(多、中、少)、质(稀、稠、结块)、色(淡、紫、黑)及全身症状等,进行辨证分型配穴。

①肝气郁结型,配耳尖、心皮、耳迷根;

②寒湿凝滞型,配胃、三焦、热穴、消皮加温灸。

3)随症加穴:①经行不畅、血块难下,加针刺交感、耳中、热穴。

②乳房胀痛、刺痛,加胸椎、乳腺、神皮、神门;

③性急善怒、烦躁不安,加耳尖、肝阳、枕小神经点;

④少眠多梦、心悸胆怯,加心、耳明点、神衰点、多梦区;

⑤纳少便溏、头晕眼花,加胰胆、消皮、晕点;

⑥体质虚弱、小腹隐痛,加兴奋点、激素点、缘中、心。

(2)组方　主穴全部用上,根据病情需要,选取分型配穴 2～3 个和随症加穴 1～3 个,组成耳穴处方。

(3)操作方法

1)常规磁珠贴耳法:每次于月经来潮前 2～3 天开始治疗。先取左侧耳郭,按摩使之充血,酒精棉球消毒去脂后,用弹簧探棒找准方中穴位的具体位置、方向、角度,并重压一下,使之留下压痕。随即揭下一颗磁珠耳穴贴,准确地贴在压痕上,主穴背面也贴一颗,形成对贴。平时不按不压,3 天 1 次,两耳互换,3 次为一疗程。待下个月经周期,经前 2～3 天行第二个疗程。连治三个疗程后,统计效果。

2)临证处理方法:烦怒不安,或常规治疗后疼痛仍然不止,先用耳尖、耳背静脉及相应部位耳轮处刺络放血,血色从暗红到鲜红,血质从黏稠到正常为止。其他穴位用毫针刺之,留针 1 个小时以上。待病情缓解后,再按常规处理。嘱调节情绪,在行经期间,禁食生冷,绝对禁洗冷水澡或游泳,平时要严格遵守作息时间,生活规律,三餐准时,保证营养均衡,积极参加文体活动,增强体质。

3.疗效分析

疗效标准:根据连治 3 个疗程后的症状、体征变化和复发情况,评为四级。

症状、体征全部消失,半年之内未见复发者,为"治愈",计 28 例,占 33.7%；

症状、体征消失 2/3 以上，半年之内复发 2 次以下者，为"显著"，计 31 例，占 37.3%；

症状、体征减轻 1/3 以上，半年之内复发 4 次以下者，为"好转"，计 20 例，占 24.1%；

症状、体征无变化者，为"无效"，计 4 例，占 4.8%。

总有效率为 95.2%。

4.典型病例

殷某某，女，17 岁，学生，2014 年 5 月 10 日初诊。

主诉：痛经 3 年余。14 岁月经初潮，即感小腹胀痛拒按，每逢经期而发作。看过几家医院，诊断为"原发性痛经"，未给特殊治疗，发作时服用止痛片。近半年来逐渐加重，每于经前 1～2 天开始小腹持续胀痛，拒按，痛剧时四肢冰冷，经血量少，质黏稠，或有血块，色暗紫。今晨起感觉小腹不舒，现疼痛难忍，预计明天会来月经，今特来接受耳穴治疗。

刻见：面青唇淡，不时叹息，言小腹越来越痛，势及胸胁，伴头晕恶心，舌有瘀斑，苔薄白，脉弦涩。

诊断：肝气郁滞型少女痛经。

取穴：腹、肝、脾、内生殖器、内分泌、交感、卵巢1、耳尖、轮1。

方法：病势较急，恐常规治疗力度不足，先于右耳按摩，使之充血，严格消毒后，耳尖、轮 1 穴刺络放血，余穴用毫针刺至 1～2 毫米，得气后 2 分钟，腹痛即已消失。继续留针 1 小时后去针。左耳常规治疗。第 3 天、第 6 天各予常规治疗一次。继续 3 个疗程的常规治疗后，经期再无腹痛，随访半年未见复发。

5.讨论

青春期痛经是少女最常见的妇科症状之一，对学习、生活影响颇大。其病理是气血运行不通畅之故，"不通则痛""通则不痛"。诱发因素是气郁与寒湿。少女发育渐趋成熟，需求事项自然增多。素有抑郁之体，复伤所求不遂，肝气更为拂郁，郁则气滞，气不行血，血流从缓慢至停滞；行经期间或食生冷，或涉水，或淋雨、洗冷水澡等而致寒湿入侵，凝滞经血，湿阻脉道，则血流不畅而作痛。因此治宜理气活血,温经通脉。

现代医学认为痛经的发生,主要与月经时子宫内膜合成和释放前列腺素增加有关。中医学认为本病是冲任气血失调而致,治疗以调理气血为主。《灵枢·口问》云:"耳者,宗脉之所聚也。"手足三阴三阳皆上循于耳,或别络于耳。现代研究结果表明,刺激耳穴具有疏通经络、调和气血、调节神经、平衡内分泌等作用。耳穴刺络放血可提高脑内抗痛结构的功能,释放内啡肽、脑啡肽[2],因此耳穴治疗具有较好的止痛效果。

就本文病案而言,属于郁怒伤肝,由气及血,故选肝、内分泌穴,以疏肝解郁,调节荷尔蒙;取耳尖、轮 1 刺络放血,令血活则气行;加取脾、交感穴以缓解平滑肌痉挛而祛痛;更取相应部位的腹、卵巢、内生殖器穴以率领诸穴功效直达病灶,气血畅行,痛经自止。

本研究所得出的结果是,耳穴疗法治疗青春期痛经具有操作简单、止痛较快、维持时间长、有效率高、复发率低,且又无明显不良反应等优点,是确实值得推广的治疗方法。

参考文献

[1]乐杰.妇产科学[M].第 7 版.北京:人民卫生出版社,2008:318.

[2]吴仁定,张划代,林凌峰.耳穴贴压治疗原发性痛经疗效观察[J].中国针灸,2007,27(11):815.

(苍南县第二人民医院　王　正)

四、小儿奇应丸按压耳穴治痛经

1.一般资料

本组 60 例,其中年龄最大 45 岁,最小 16 岁;病程最长 10 年,最短 3 个月;属于气滞血瘀型 20 例,寒凝胞中型 17 例,湿热瘀结型 10 例,气血虚弱型 8 例,肝肾亏损型 5 例。

2.辨证取穴

主穴:内分泌、内生殖器、神门。

配穴:(1)气滞血瘀型:经前或经期乳房或小腹胀痛,经量少或夹有血块,块下痛减,甚则伴恶心呕吐,舌质紫暗,脉弦。配:口、肝、肺、交感穴。

(2)寒凝胞中型:经期或经后小腹冷痛,得热则舒,经量少、色暗淡,多伴腰腿酸软,苔薄白,脉沉。配:肾、脾、三焦穴。

（3）湿热瘀结型：经前或经期小腹部疼痛，经量或多或少而色红质稠，平时多伴小腹部或小腹两侧疼痛，苔黄腻，脉弦数。配：耳背脾、耳尖、风溪穴。

（4）肝肾亏损型：经后或经期腰骶部或小腹部疼痛，经量少、色淡，伴头晕、耳鸣、腰膝酸软，舌质淡，苔薄，脉沉细。配：肝、肾、内耳、腰痛点。

（5）气血虚弱型：经后或经期小腹隐隐作痛，喜温喜按，经量少、质稀色淡，多伴头晕、心悸、神疲，舌质淡红，脉细弱。配：心、肾、缘中、耳中穴。

操作方法：常规消毒耳郭，将一块 0.4 平方厘米麝香镇痛膏中央粘一颗小儿奇应丸，对准穴位贴上，嘱患者自行按压，每天 3～4 次，每次按压 15 分钟左右，候至耳郭发热胀痛为度。

3.疗效观察

疗效评定：经治 3 个周期后，据月经来潮腹痛及伴随症状变化程度，分为治愈、显效、好转、无效四级。治愈：痛经及伴随症状消失；显效：痛经及伴随症状明显减轻，或基本消失；好转：痛经及伴随症状较前减轻，但似有隐痛；无效：治疗前后无变化。

治疗效果：本组 60 例中，治愈 45 例，占 75%；显效 8 例，占 13.3%；好转 6 例，占 10%；无效 1 例，占 1.7%。总有效率为 98.3%。

4.典型病例

王某某，女，26 岁，1994 年 6 月 25 日初诊。诉近 3 个月来，每次月经来潮，下腹胀痛难忍，经量少，色紫夹有血块，块下痛减，甚则伴恶心呕吐，曾服止痛片症状有所减轻，但下次月经来潮腹痛依然。这次预计再过 3～4 天将要来潮，昨起两侧乳房和小腹胀痛，特来就诊。诊断为气滞血瘀型痛经，按本型治疗。嘱隔日换药一次，直至月经来潮为止。仅治 2 次，诸症消失。月经来潮前 1 周开始耳穴治疗，连治 3 个周期，痛经消失，随访 3 个月未见复发。

5.体会

本病机理为气血运行不畅，胞脉受阻之故。小儿奇应丸按压内生殖器、内分泌、神门等穴，能理气活血，疏通经络，故对本病有良效。

（苍南县龙港镇镇前路诊所　李郑茹　郑国自）

五、耳压预防人流综合反应

人流综合征是指人流过程中患者出现心动过缓、血压下降、面色苍白、冷汗自出、头晕、胸闷,以及恶心呕吐等一系列症状。笔者于 1994 年 1 月至 1995 年 6 月间采用耳压疗法预防本病 15 例,取得满意效果。现报告如下。

1.一般资料

本组共 30 例,皆为怀孕 45～70 天的妇女,年龄 18～35 岁,平均为 26.5 岁。随机分组,耳压组、对照组各 15 例。耳压组初产妇 10 例,经产妇 5 例;对照组初产妇 8 例,经产妇 7 例。

2.治疗方法

(1)耳压组 取子宫、右神门穴,选用小儿奇应丸粘在 0.6cm×0.6cm 伤湿膏中央,对准穴位贴压,轻轻按压至耳郭发红发热,5 分钟后开始施行人流术。

(2)对照组 不给任何方法预防。

3.疗效观察

(1)疗效标准 根据全身症状和宫颈松弛程度评为良效、显效、无效。

良效:无全身症状,宫颈松弛,手术自始至终顺利进行;

显效:轻微全身症状,宫颈比较松弛,基本能顺利通过器械和施术;

无效:全身症状反应比较明显,宫颈紧,器械通过受阻,手术时间延长。

(2)疗效结果 见表 2.2.9。

表 2.2.9 耳压组与对照组疗效结果比较 [例(%)]

组别	良效	显效	无效	例数	总有效率
耳压组	12(8.0)	3(2.0)	0	15	15(100.0)
对照组	3(20.0)	4(26.7)	8(53.3)	15	7(46.7)

由上表可知,总有效率耳压组为 100%,对照组为 46.7%,经统计学处理,$P<0.01$ 差异显著,说明耳压组对预防人流综合反应优胜于对照组。

4.典型病例(略)

5.讨论

人流综合征是机械性刺激宫颈而引起迷走神经兴奋的一系列症状。以祖国医学观点,是由经络不通、气血运行不畅之故。耳穴是人体信息反应点,子宫穴为迷走神经分布之处,配以神门穴,施以小儿奇应丸压迫上述两穴,能疏通经络,调和气血,起到抑制迷走神经兴奋性的作用,从而达到消除或减轻人流综合反应的目的。耳压方法预防本病,操作简便,奏效迅速,实用安全,深受广大病员欢迎,因此值得推广应用。

(苍南县龙港镇振医诊所　梁荣华)

六、耳穴贴压治疗胎位不正 98 例

胎位不正是造成难产的原因之一,我们采用耳穴贴压法治疗胎位不正取得了满意疗效,并与胸膝卧位法进行对比观察。现报告如下。

1.临床资料

本组 158 例,均为初产妇,全部经产前检查及 B 超确诊为臀位,年龄 21～30 岁,孕期30～39 周,随机分为耳穴贴压组与胸膝卧位组。

2.治疗方法

(1)耳穴贴压组

取穴:内生殖器、交感、腹、肾、肝、脾、内分泌。

操作方法:取一侧耳郭,皮肤消毒后,用王不留行籽贴于穴位敏感点上,拇食两指指腹相对按压,用力适中,频率每分钟 60 次。每一次每穴按压 3 分钟,以局部有明显胀、热、痛感为度。嘱孕妇按上述要求自行按压,每天 4 次,早、中、晚三餐饭后半小时及睡前各按压 1 次。睡前这一次仰卧在床上,松解腰带,下肢屈曲,头部不用枕头,将枕头垫在腰部进行按压耳穴。3 天为 1 疗程,复查后如未转正,换贴另一侧耳穴行第二疗程。

(2)胸膝卧位组　嘱孕妇跪在床上,双上肢及胸部紧贴床垫,臀部抬高,每日 2 次,每次 20 分钟,1 周为 1 疗程。

3.疗效标准及结果

疗效标准:经治疗 2 个疗程后,胎位矫正,直至正常分娩者为有效;未转成头位者为无效。

结果:耳穴贴压组 98 例中,有效 87 例,其中 1 个疗程转正者 68 例,2 个疗程转正者 19 例,无效 11 例,有效率为 88.8%。胸膝卧位组 60 例中有效 26 例,无效 34 例,有效率为 43.3%。两组疗效对比,耳穴贴压组疗效显著优于胸膝卧位组($P < 0.05$)。

4.典型病例

黄某某,女,23 岁,1996 年 2 月 12 日就诊。第一胎,孕期 33 周。产科检查及 B 超检查均提示臀位,已做两周胸膝卧位无效,取耳穴贴压法治疗 3 天,复查已转正,以后每周复查一次,均正常,直至足月顺利枕前位分娩。

5.讨论

《灵枢·口问》篇曰:"耳者,宗脉之所聚也。"取耳穴肝、肾、脾、腹,以调理冲任二脉,培补肾气,顺气转胎;取内生殖器、交感、内分泌,可调整植物神经系统及内分泌功能,从而增强子宫的活动,同时胎儿活动加强,使胎位矫正。胸膝卧位是借助于胎儿重心的改变而纠正胎位,如果姿势不正确或不能坚持,均会影响转胎的成功率。胸膝卧位治疗无效者改用耳穴贴压法同样取得满意疗效。耳穴贴压法具有操作简便、体位舒适、成功率高、治疗时间短、对孕妇及胎儿无不良影响等优点,值得推广应用。

(苍南县第三人民医院　金孟梓)

七、耳穴矫正臀位的临床研究

所谓胎位是指怀孕 30 周以后,胎儿在母体子宫腔内的位置。一般来说,胎头朝下,臀部在上,有利于正常分娩,这叫"正常胎位";如果胎头在上,胎臀在下,称为"臀位";胎头在一侧,胎体横卧中央的,叫做"横位"。后

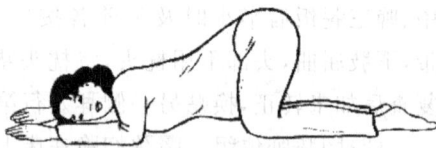

胸膝卧位示意图

两种称"胎位异常",必须加以矫正,否则会造成难产,甚至危及母婴生命。矫胎方法有"胸膝卧位"(见胸膝卧位示意图)、"外倒转术"、"灸至阴穴"(见至阴穴温和灸示意图)、中药矫胎等等,但有时不尽人意,必须寻找其他简便有效的方法。

1986 年 7 月的一次周会后,妇产科主任对我说:"王院长,耳穴对产时宫缩乏力效果那么明显,请问对胎位不正有否矫正作用?"我忖思道:"根据中医理论,耳穴矫胎应该是有作用的,但这是前人尚未走过的路。"

第三天晚上我总值班,产科一帮医师来找我,一致恳求我抽空研究耳穴矫

正胎位的方法。主任说："胎位不正，自然分娩风险大，新生儿死亡率高。目前，最常用的矫正方法是胸膝卧位，孕妇太吃力，难以坚持；外倒转术风险大，几乎已经摒弃使用。虽然剖宫产可以解决这一难题，但产妇白白挨了一刀，住院七天以上，费用大，且五年之内不能怀孕，还要 1～2 个人员陪护，给生产、生活、社会、家庭增加负

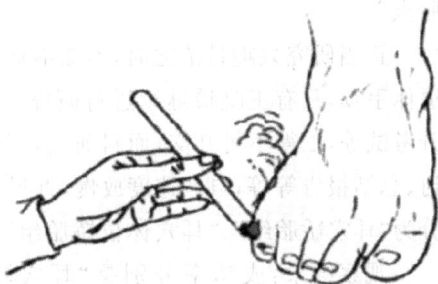

至阴穴温和灸示意图

担，如果经济不很宽裕的话，无疑是雪上加霜。假如耳穴矫胎研究成功，确是一大贡献，功德无量啊！"

　　就这样，我于 1987 年 1 月开始走上摸索、探究耳穴矫正胎位不正的漫长道路。

　　在明确胎位正常与否取决于子宫、胎儿、胎盘和羊水等因素之后，着重研究五脏六腑、十二经脉与胎位的关系，到了 1991 年底拟订出矫胎的初步方案。1992 年 7 月，正好女儿王晓晞的工作落实在我院妇产科，从此父女配合，深入开展耳穴矫胎的探索工作。实践中发现，有的臀位（胎位不正）施以耳穴疗法，只治 1～2 次就转正胎位；甚至一些胸膝卧位、灸至阴穴转胎位失败的，改用耳穴矫治法，也能转正胎位，直至自然分娩。1995 年，总结成论文《磁珠耳穴贴矫正臀位 45 例的临床报告》。同年，王晓晞在"全国耳穴诊治学术研讨会"上宣读该文，引起与会专家、学者、代表们的热切关注。该文于 1998 年被译成英文刊登在《国际临床针灸杂志》第二期 221 页。

　　为了探明磁珠耳穴贴矫正臀位的适应范围、禁忌证，寻求简便、安全、速效、高效、无创伤、无痛苦、无毒副作用，对母婴健康无影响、经济实惠、孕妇乐于接受的自然回转矫正胎位的新方法，同时具有易懂、易学、易推广等特点，让更多的人士掌握此法，使广大臀位患者得到有效矫治，2000 年 6 月申报温州市科技局课题，项目"耳穴磁珠贴压耳穴法矫正臀位的疗效观察"立项获批。新一轮的更细致、更艰难的科研工作开始了。

　　在多次探索后发现，内生殖器穴（子宫）的外下方 3mm 处，有一点对胎儿活动特别敏感。孕妇常说，在此处摁一下，胎儿就动一下，摁两下就动两下。我们便加取此点，胎儿活动次数从 10 次/日，增加到 20～30 次/日，强度也大大增强，常在不知不觉中矫正，又未发现异常宫缩、早产及产科其他病理变化，矫胎成功率明显提高。经多人多次观察，同样效果显著，因此暂定此处为"矫

胎点"。

正当研究兴趣日浓之时，不知不觉 2000 年 12 月悄然及至，上级通知我办理退休手续，只有王晓晞继续进行研究。她上门诊、查病房、值夜班，加上函授、晋升考试等，忙得不可开交，而科研尚需深入进行，如分设对照、调查分析、机制探讨、总结报告等等，自然速度放慢，直到 2007 年 4 月才全部完成。共收集 240 例，分为"耳穴矫胎组"、"耳穴体位矫胎组"及"胸膝卧位对照组"，每组 80 例。

观察结果：成功率分别是"耳穴矫胎组"为 85％；"胸膝卧位对照组"为82.5％；"耳穴体位矫胎组"为 86.25％。

2007 年 6 月 15 日，温州市科技局组织专家对该课题进行验收评审，其意见是：从 2000 年 12 月开始至 2005 年 12 月，作者用磁珠贴压耳穴法矫正臀位，共 240 例，分三组对照。单用耳穴矫胎组、胸膝卧位对照组、耳穴体位矫胎组，有效率分别为 85％、82.5％、86.25％。治疗第一疗程成功率，单用耳穴组（3 天）70％，胸膝卧位组（7 天）50％。本课题证明了单用磁珠贴压耳穴法矫正臀位效果等同于目前产科常用有效的胸膝卧位法，并以见效快、疗程短、无痛苦而优于胸膝卧位法。发表论文《耳穴磁珠贴压法矫正妊娠胎儿臀位的疗效观察》、《磁珠贴压耳穴矫正臀位 80 例》、《磁珠耳穴贴矫正臀位 45 例的临床报告》分别刊登在《浙江临床医学》第 9 卷第 4 期、《中国中西医结合杂志》第 19卷第 6 期及台湾《自然疗法》第 20 卷第 4 期上。

磁珠贴压耳穴法具有简便、安全、无痛苦、无毒副作用、疗程短、治疗效果好等优点。经浙江省科技信息研究院科技查新，报告为国内未见其他单位有相同研究的文献报道。该课题实用、合理、有科学价值，为临床提供了矫正臀位的新方法，确定为省内空白、国内领先的科技成果，值得推广应用。

（苍南县第二人民医院　王　正）

附：磁珠耳穴贴矫正臀位 45 例的临床报告（中英文版）

臀位是异常胎位中最常见的一种，占分娩难产率的 17％～20％。为了保护母婴安全，减少孕妇痛苦，我们自 1993 年 4 月起采用磁珠耳穴贴矫治臀位45 例，取得较好效果。现报告如下：

1. 资料与方法

1.1　观察对象：本组病例一律为经产前检查及 B 超确诊为臀位，孕期＞30 周的孕妇。按孕期 30～34 周与 35～39 周、初产妇与经产妇，分两个对照组进行观察。

1.2 取穴:主穴:内生殖器、皮质下、脾。

配穴:肝气郁滞型:肝、交感;

脾虚湿阻型:胃、三焦;

气血虚弱型:心、肺。

随症加穴:羊水过多:胰胆、尿道;

羊水过少:内分泌、遗尿点;

腹壁过紧:腹、肌松点;

月份过大:下垂点、兴奋点。

每次取主穴2~3个、配穴1~2个和随症加穴1~2个,组成处方。

1.3 操作方法:选用一侧耳郭,皮肤消毒后,在有关穴区上找出最敏感点作为治疗点,采用上海市卫生用品厂生产的磁珠耳穴贴,对准所选之穴贴上,轻轻按压,候至耳郭胀感为度,并在相应耳背处再贴一颗。平时不按不压,让磁力线自然穿透。隔天1次,两耳互换,2次为一个疗程。复查时如未转正,休息一天后,再行第二个疗程。

2.典型病例

龚某某,女,26岁,龙港一小教师。怀孕8个月,第一胎。检查时发现胎位不正,B超证实为臀位,曾行胸膝卧位法一周未能矫正。于1994年3月11日前来要求耳穴矫治。诉精神抑郁,胸闷不舒,腹部饱胀,食欲不振。查:身高160厘米,骨盆外测量24-26-19-9厘米,宫高30厘米,腹周86厘米,胎先露臀,胎方位LSA(骶左前),未衔接,腹壁张力可,双下肢无浮肿。舌质红,苔薄白,脉弦。B超检查提示"臀位"。诊断:G_1P_0(孕1产0)孕31^{+4}W臀位,属肝气郁滞型。治疗:取内生殖器、皮质下、脾、肝、交感、腹穴,选用磁珠耳穴贴,对准所选耳穴贴上,孕妇即感胎动强而有力。当日胎动次数增多,力度比平时增强,无腹痛,无阴道出血及流水等现象。当晚自感胎儿位置有所下移,上腹部胀闷消失。第三天来院复查,胎位已正。后每周复查一次,均无回转现象,直至足月顺产头位分娩。

3.结果与分析

3.1 疗效评定:在经治二个疗程后,胎位矫正直至分娩者为成功;胎位未变化或矫正后又回复不正者为失败。

3.2 疗效分析:本组 45 例中,贴压两个疗程后成功者 38 例(占 84.4%),失败者 7 例(占 15.6%)。在成功的 38 例中,有 18 例仅治一个疗程转正胎位,甚至有的在 12 小时内即能矫正直至头位顺利分娩,说明本法对臀位矫正率高而且速度较快。

在失败的病例中,分别有:因骶后位足先露,胎体不易弯曲,胎头不易向下回转,怀孕 38 周以上的晚期妊娠或羊水过少等,均影响了胎儿在宫内活动;还有些孕妇子宫肌壁张力大、巨大儿,也限制了胎儿在宫腔内的转动。这些因素均可能与矫胎失败有关。

3.3 经产妇与初产妇、不同孕期的矫正效果比较(见表 2.2.10)。

表 2.2.10 不同组别矫正效果比较[例数(%)]

组别	已矫正	未矫正	组别	已矫正	未矫正
经产妇	9(81.8)	2(18.2)	30~34 周	32(88.9)	4(11.1)
初产妇	29(85.3)	5(14.7)	35~39 周	6(66.7)	3(33.3)

经产妇与初产妇组的矫正率无显著差异($P>0.05$),本文经产妇皆为第二胎,非多次孕产。

孕期 34 周以内矫正率 88.9%,孕期大于 34 周者则为 66.7%,两组有显著差异($P<0.01$)。因此,本法矫正臀位最好在 34 周以内进行。

4.讨论

胎位不正的机理,目前尚无定论。但以祖国传统医学的观点分析,主要是五脏功能紊乱所致。有人认为穴位是电磁活动点,经络是电磁的传导通路,磁珠贴压耳穴能令磁场作用于穴位,产生微电流影响人体生物电,从而使机体的功能及时得到调节,达到矫正胎位之目的。

磁珠耳穴贴矫正臀位,常在不知不觉中转正胎位,毫无痛苦,成功率高,速度较快,方便易行,且对孕妇及胎儿无不良影响,值得推广应用。

ISSN 1047-1979

International Journal of Clinical Acupuncture

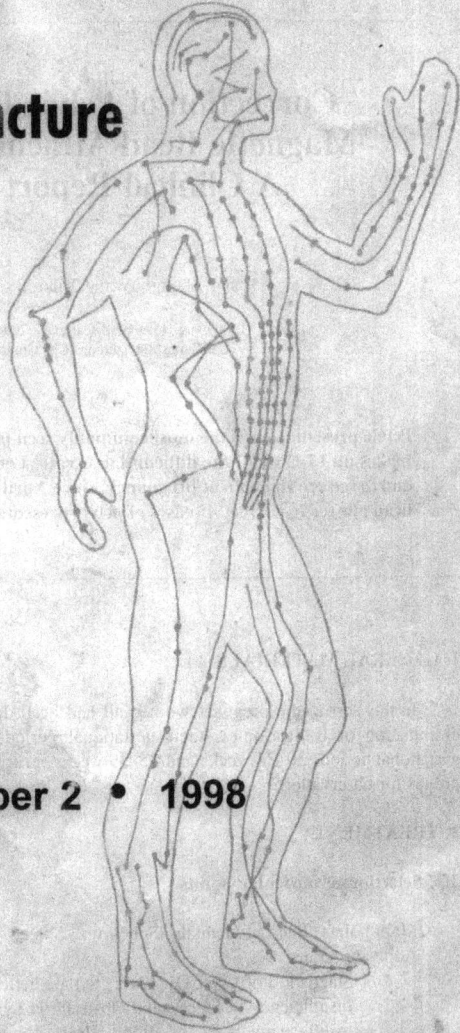

Volume 9 • Number 2 • 1998

Allerton Press, Inc.

SHORT PAPER

International Journal of
Clinical Acupuncture
Volume 9, Number 2, 1997

Correction of Pelvic Presentation by Magnetic Bead Attached to Ear Points: A Clinical Report of 45 Cases

Wang Zheng[1], Wang Xiao-xi[1], and Wang Su-yun[2]

[1]Longgang Hospital of Cangnan County, Zhejiang Province
[2]Longgang Zhenzhong TCM Clinic, Zhejiang Province

Pelvic presentation is the most commonly seen position in abnormal fetal position. It makes up 17–20% of the difficult labor rate. For the safety of the mother and infant and to reduce the pain of pregnancy, since April 1993 we applied auricular magnetic bead plaster to correct 45 cases of pelvic presentation and obtained improved results.

1. GENERAL MATERIALS

In this series, the pregnant women all had been diagnosed as pelvic presentation by prenatal examination or B-ultrasonics, their gestational period ≥ 30 weeks. According to the different gestational periods 30–34 weeks and 35–39 weeks, primiparae and pluriparae were divided into two groups for observation.

2. TREATMENT

2.1. Selection of auricular points

Main points: Internal Genitals, Subcortex, Spleen
Adjuvant points:
    Stagnation of Liver Qi: Liver, Sympathetic
    Insufficiency of Spleen and Obstruction by Dampness: Stomach, Sanyinjiao
    Insufficiency of Qi and Blood: Heart, Lung

Symptom-specific points:

        Hydramnios: add Pancreas-Gallbladder, Urinary tract

        Hypamnios: add Endocrine, Bed-wetting point

    Abdominal wall tension: Abdomen (inner), Muscular relaxation point

    Third trimester of pregnancy: Descending point, Excitation point

    Select 2–3 main points and 1–2 adjuvant points or 1–2 symptom-specific points each time.

2.2. Manipulation

After disinfection of the auricular skin, find the most sensitive points to use as the therapeutic spots, and use the auricular magnetic bead plasters produced by Shanghai Sanitary Material Factory to stick perfectly the selected points. Next, slightly press the points until feeling heaviness and distension in the ear region. Corresponding to each point, simultaneously stick another magnetic bead plaster on the auricular back, but generally do not press them; instead, allow the magnetic line of force to penetrate naturally. Three days should constitute one therapeutic course. If re-examination shows that the fetal position still has not turned to a normal position, repeat another course after one day of rest.

3. TYPICAL CASE

Gong, a 26-year-old female teacher and primipara, was 8^+ months pregnant at the time of presentation. Examination discovered an abnormal fetal position and B-ultrasonic showed a pelvic presentation. She had tried the chest-knee position method for one week but it failed to correct the condition. On March 11, 1994 she visited us asking for auricular therapy to correct the pelvic presentation. The patient complained that she suffered from mental depression, chest distress, abdominal distension, and poor appetite.

Examination: Body height, 160 cm; external pelvimetry, 24-26-19-9; womb height, 30 cm; circumference of abdomen, 86 cm; fetal position, LSA, unconnect; normal abdominal tension; no swelling in lower limbs; red tongue proper with white-thin coating; and taut pulse.

Diagnosis: G^1P^0 pregnancy $31^{+4}w$ pelvic presentation, belonged to Stagnation of Liver-Qi type.

Treatment: Internal Genitals, Endocrine, Spleen, Liver, Sympathetic, and Abdomen points were selected and auricular magnetic bead plaster was applied with at each point. The pregnant woman immediately felt her fetus moving forcefully. On that same day the movements of the fetus increased, and strength was greater than usual. There was no abdominal pain, no colporrhagia and vaginal fluid, and that night she felt her fetus drop somewhat and her upper abdominal distension disappeared. On the third day, re-examination showed that her fetal position was normal. Every week thereafter she was re-examined and there was no gyroidal phenomenon until term birth.

4. RESULTS AND ANALYSIS

4.1. Criteria of efficacy

If after two therapeutic courses, the correction of the fetal position is maintained until childbirth, the treatment is termed a success. However, if the fetal position does not change or after the correction returns to its abnormal positioning, the treatment is a failure.

4.2. Therapeutic analysis

In this series, after 2 courses of auricular therapy among the 45 cases, 38 cases (84.4%) were successful and 7 cases (15.6%) failed. In the 38 successful cases 18 required only one treatment course to correct the abnormal fetal position, some even within 12 hours of the term birth. This shows that the rate of correction of pelvic presentation by auricular therapy was high and that it was quickly effective.

The failed cases are a result of the following causes: The fetal foot of sacroposterior was exposed first; the fetal body was not easy to turn; the fetal head was not easily turned downward in the third trimester (i.e., after 38 weeks) and hypamnion influenced the movement of the fetus in the womb. In addition, some pregnant women's uterine muscular walls were in a state of hypertension or the fetus was large enough which limit its motion. All the above factors were related to therapeutic failures.

4.3. Comparison of correction between primiparae and pluriparae at different stages of pregnancy

The correction rates in the pluripara group and the primipara group had no obvious differences between them ($P > 0.05$) (all the pluriparae were carrying their second children). However, as the correction rate for gestational period within 34 weeks was 88.9%, but after 34 weeks was 66.6%, there was an obvious difference ($P < 0.01$). Therefore, it was better to use this therapy within 34 weeks in correcting pelvic presentation.

Table 1

Group (pregnancy)	Corrected Case(%)	Uncorrected Case(%)	Group (weeks)	Corrected Case(%)	Uncorrected Case(%)
Pluriparae	9(81.8)	2(18.2)	30-34	32(88.9)	4(11.1)
Primiparae	29(85.3)	5(14.7)	35-39	6(66.7)	3(33.3)

5. DISCUSSION

At present, the mechanism of abnormal fetal position is not clear. According to the TCM viewpoint it is mainly due to dysfunction of the Five Zang. Some consider that this acupoint is an electro-magnetically active spot, while the channels and collaterals are its transmitting paths. The magnetic bead pressing of this auricular point can create a magnetic field by applying this acupoint, producing a microelectrical current that influences human bioelectricity to regulate the body's function and achieve the aim of correcting fetal position.

The pregnant woman is unconscious that the abnormal fetal position becomes normal when auricular magnetic bead plaster is applied to treat pelvic presentation. She feels no pain. The therapy has a high success rate, it is quickly effective, and simple and easy to administer. Moreover, there is no adverse effect on the pregnancy or fetus so it is worthy for wide use. However, there are few cases in this paper and a lack of comparative analysis, so further study is needed.

（苍南县龙港医院　王　正　王晓晞）

（苍南县王素云振中胃肠研究所　王素云）

第五节 头面五官疾病

一、耳穴微针治脱发

本人于1986—1987年间,运用自制的耳穴微针治疗脱发取得满意效果。现报告如下。

1.一般资料

本组31例,其中男24例,女7例;年龄最大75岁,最小25岁,青壮年为多数;病程长的30多年,短的一个多月。分类:脂溢性脱发19例,斑秃5例,全秃7例。"脂溢性脱发"以头发多油、瘙痒、头皮屑多为特征,秃发由双侧顶角开始渐向中央发展;"斑秃"以突然呈圆形或椭圆形脱发为特征,若病情发展,秃发区可扩大或数目增多,也可融合;最后全部秃光,称为"全秃";有的甚至连眉毛、睫毛、腋毛、胡须等都脱光,称为"普秃"。全秃主要发生在男性,往往由青年期开始脱发,始于前额、前头顶,呈进行性脱发,女性多在40岁以后发生,呈弥漫性毛发稀疏。

2.治疗方案

取穴:肺、肝、肾、脾、皮质下、内分泌、肾上腺、枕、额、神门。

治疗方法:每次选取5~6穴,使用自制的耳穴微针,找准穴位,常规消毒后,将微针埋于耳穴上,胶布固定。5~7天更换一次,两耳交替治疗,5次为一疗程。

3.疗效标准

停止脱发,头发重新生长如常,半年内无复发为"痊愈";脱发停止,长出部分黑发为"显效";长出少量黑发,其间仍有少量脱发为"好转";治疗前后无变化为"无效"。

4.治疗结果

31例中,痊愈6例,显效7例,好转10例,无效8例,总有效率为74.2%。

5.典型病例

某男,40岁,司机。脱发2年。头发多油、瘙痒,每天洗头或梳头时脱发很多,曾服药物治疗,效果不佳。初诊时头发稀疏,诊断为脂溢性脱发。经上法治疗 2 次后开始生长新发,治疗 12 次后头发如常。随访 2 年无复发。

(温州卫校门诊部　张宏国)

二、耳穴治疗睑腺炎(麦粒肿)138 例

笔者自 2001 年 1 月至 2003 年 1 月,采用耳尖放血结合耳穴贴压磁珠治疗睑腺炎 138 例,疗效满意。现报告如下。

1.临床资料

我院门诊睑腺炎患者 138 例,其中男 59 例,女 79 例,年龄 4～72 岁;单眼发病 103 例,双眼发病 35 例;上睑 118 例,下睑 20 例;眼部症状多有红、肿、热、痛,可触及硬结。

2.治疗方法

(1)耳尖放血法　单眼患病,取同侧耳郭;双眼患病,取双侧耳郭,1 天 1 次。将患者耳郭轻轻按揉使其充血,再向前对折上部尖端处为耳尖穴,用碘酒消毒后,以 75％酒精棉球脱碘。医者左手拇指、食指夹紧患侧耳尖部位,用三棱针(针尖露出 1～2 分即可)迅速点刺耳尖穴,用手挤捏,挤出血 7～10 滴(约0.5ml),用干棉球揩干,压迫止血,再以酒精棉球消毒耳尖部皮肤。一般放血后患者自觉患眼肿胀明显减轻,部分患者自觉患眼有凉爽感。

(2)耳穴磁珠贴压法　单侧患病,两耳交替进行贴压,1 天 1 次;双侧患病,双耳施术,隔日 1 次。取肝、眼、目 1、目 2、神门、三焦、肾上腺穴,用磁珠耳穴贴于敏感点贴上。嘱患者自行按压,压力以局部有沉麻或明显灼痛为宜,每天按压 1～2 次,每次 2～3 分钟。

3.治疗结果

疗效标准:治愈:睑腺炎消失,不留硬结;好转:症状消失,局部留硬结;无效:症状无好转。

结果:138 例中治愈 125 例,好转 11 例,无效 2 例,总有效率 98.6％。治疗 1 次即愈 98 例(71.0％)。平均疗程 2.1 天。

4.讨论

本病多因外感风热之邪,郁而不宣,或因肝火亢盛,循经上扰于目,以致经脉闭阻,血壅气滞而发病。治宜泻降毒邪,泻实消壅。耳尖穴在全息生物学中对应于人体下部,施治耳尖放血疗法以引火下行,风热外疏。磁珠贴压法起到

疏通经络,调和气血,泄热解毒,祛瘀除滞的作用。笔者认为,耳尖放血和耳穴磁珠贴压法治疗睑腺炎的疗效比较肯定,且患者治疗越早疗效越佳。该法操作简便,费用低廉,痛苦少,患者乐于接受,适于基层医院使用。

(苍南县第二人民医院　章晓筱)

三、耳穴治疗急性结膜炎

急性结膜炎,常因葡萄球菌、肺炎双球菌、链球菌或病毒等感染所致。好发于春秋季节。临床表现:双眼结膜明显充血、流泪、怕光,眼内有异物感和灼烧感,眼睑红肿、胀痛,有黏液脓性分泌物,晨起尤甚,上下眼睑常被黏性分泌物粘封。中医称"天行赤眼"、"天行赤热症"或称"暴风客热",系为风邪热毒侵入肺经所致。本人用耳穴治疗 10 例,效果较为满意。

1.临床资料

男性 8 例,女性 2 例;年龄 8～30 岁。除了 1 例结合西药治疗外,其余均单用耳穴治疗1～3 次痊愈,随访半年未见复发。

2.治疗方法

取穴:主穴:眼。

　　配穴:眼结膜充血、红肿、眼痛者,加肝、肺、耳尖;

　　　　流泪畏光者,加目1、目2、内分泌;

　　　　有灼热感者,加神门、额。

操作方法:消毒一侧耳郭,取耳尖、眼穴,用三棱针放血数滴;其余诸穴扎针,留针 30 分钟,每隔 10 分钟加强刺激一次;去针后,对侧耳穴敏感点贴王不留行籽,嘱患者自行按压,1 天 4 次,每次每穴压 100 下左右,候至耳郭发赤为度。

3.典型病例

余某某,男,23 岁,两眼红肿疼痛、畏光、流泪 1 天,经氯霉素眼药水滴眼及抗生素治疗后无效。

耳诊:眼穴呈点状充血、压痛(十十十)。

诊断:急性结膜炎。

治疗:取耳尖、眼、目1、目2、肝、神门、额、内分泌穴。用上法治疗,放血、扎针,留针 10 分钟时,患者即感双眼疼痛明显减轻,流泪减少,畏光好转,半小时后将针取下。次日红肿、疼痛基本消退;第 3 日红肿、疼痛消失;再给眼穴压丸 1 次,以巩固疗效,告愈。随访 3 个月未见复发。

(苍南县望里镇北街诊所　董剑波)

四、耳穴夹治法治疗急性结膜炎 24 例

急性结膜炎属中医"天行赤眼"、"风热眼",俗称"红眼"或"火眼",是常见的传染性眼病。起病急,发展快,春夏多见,有时广泛流行。笔者于 1985 年 11 月—1986 年 7 月,运用耳穴治疗本病 24 例,疗效显著,特介绍如下。

1.临床资料

本组 24 例,均属男性,年龄最小者 14 岁,最大者 65 岁;发病时间短则数小时,长者 2 天;单眼者 14 例,双眼者 10 例。

2.临床分型

(1)肺经风热型(轻型)　目痒、灼热,眼眵增多,眼睑微肿,结膜红赤,大便秘结,舌质红、苔黄,脉滑数。此型共 4 例。

(2)肺火炽盛型(重型)　眼有灼热感,眼眵明显增多,眼睑红肿,结膜充血水肿,且有散在性出血点,少数伴有咳嗽、发热、流涕,舌红苔黄,脉浮数。此型共 6 例。

(3)肺肝实热型(流行性角膜结膜炎)　发病急,病初泪多而眵少、刺痛、畏光明,白眼红赤明显,眼内有灼热感异物感。此型共 14 例。

3.治疗方法

取穴:主穴:肺、眼。

配穴:耳尖、目 1、肝。

操作方法:两耳各取 2 穴,用治保仪夹治,频率 160～180 次/分,强度以能忍为度。每次 30～60 分钟,1 天 1 次。

分型施治:

(1)肺经风热型(4 例)　疏风清热。取穴肺、眼、耳尖、目 1。夹治 3 分钟即见效、半小时内痊愈者 1 例;15 分钟内见效、1 小时内痊愈者 3 例。

(2)肺火炽盛型(6 例)　泻肺清热。取穴肺、眼、肝、耳尖。夹治 5 分钟见效者 4 例,15 分钟内见效 1 例;经治 1 小时痊愈者 5 例,好转者 1 例。

(3)肺肝实热型(14 例)　泻肺清肝。取穴肺、肝、眼、目 1。治 3 分钟见效者 8 例,5 分钟见效者 4 例,15 分钟见效者 2 例;经治 1 小时痊愈者 13 例,经 2

天治疗症状减轻而好转者 1 例。

总有效率为 100%。

（苍南县芦蒲镇林家院诊所　黄贤舵）

五、耳穴治疗复发性口腔溃疡

复发性口腔溃疡是临床常见病。笔者于 1995 年 12 月至 1997 年 12 月采用耳穴疗法治疗本病 39 例,并与西药治疗 19 例进行对照观察。现将结果报告如下。

1.临床资料

(1)一般资料　本文共收治 58 例,均为门诊患者,按初诊日期分组,即单号为治疗组,双号为对照组。治疗组 39 例中,男 20 例,女 19 例;年龄最小 15 岁,最大 62 岁,平均年龄为 36 岁;病程短者一年半,长者 12 年。对照组 19 例中,男 11 例,女 8 例;年龄最小 16 岁,最大 60 岁,平均年龄为 35.5 岁;病程短者一年,长者 10 年。

(2)临床表现　本病可发生在口腔任何部位。单发或多发,呈圆形或椭圆形、大小不等的溃疡面,边缘整齐,周围红润,表面有黄白色纤维渗出物覆盖。疼痛难忍,遇冷、热、酸、辣等物刺激则疼痛加剧,影响进食与睡眠。由于少寝少食或疲劳过度等因导致反复发作或病情加重。耳穴口呈片状红晕、轻度水肿、压之极痛;舌呈点片状红晕。若有隆起者为急性口腔溃疡;若色暗红,触之条索,伴见上、下颚穴、面颊区凹凸不平、压痛明显者为慢性口腔溃疡。

(3)辨证分型

①脾胃湿热型:舌体或唇内某处出现小红点或小丘疹,几天后迅速溃破,呈圆形,周界清楚。伴口黏、纳差、肢乏、便秘或不爽,或有轻微寒热,舌红苔黄腻,脉缓或数。

②肝心火旺型:舌尖或舌边出现溃疡,呈圆形或椭圆形,稍凹色赤,周围充血,灼热疼痛。伴头痛目赤,胁痛易怒,烦热口渴,便秘尿赤,舌红绛苔少或黄,脉弦数。

③肝郁脾湿型:舌体边缘或口腔底部发生多个溃疡,面积较大(常有 3mm×5mm 大小),呈圆形或椭圆形,色淡红,周围水肿明显。伴形体消瘦,胁胀腹满,消化不良,大便不调,舌淡红苔薄白,脉弦或缓。

④心肾阴虚型:舌尖、齿龈或唇颊内侧等处出现多个形状不同、大小不等的溃疡面,凹陷较深,周界清楚,色鲜红。伴心悸失眠,腰酸,遗精或月经不调,

123

舌红苔少,脉沉而细数。

2.治疗方法

(1)治疗组

取穴:主穴:口、舌、心、脾、肺。

分型配穴:脾胃湿热型:交感、胃、三焦。

肝心火旺型:肝、小肠。

肝郁脾湿型:肝、胃、大肠。

心肾阴虚型:肾、肾上腺。

随症加穴:有热象或有淤滞:耳尖穴点刺出血。

溃疡严重:上颚、下颚。

神经衰弱:神门、垂前、神经衰弱区。

操作方法:选取主穴 2~3 个,合分型配穴和随症加穴各 1~2 个,组成治疗某型的耳穴处方。采取针刺、压丸、线香灸、穴位注射等法。其中线香灸每天 2~3 次,每次灸至耳郭红润为度(如有温热之感传至舌部则疗效更佳);或在溃疡面上直接温灸,候至局部疼痛消失为准。穴位注射系用维生素 B_1 分注 3~4 穴,每穴注 0.1~0.5ml,一天一次,两耳轮流施术。5 天为一疗程,休息 3 天后,若未愈,再行第二、三疗程。

(2)对照组 口服维生素 B_2、B_1、C,每天三次,每次各取 2 片,于饭后一小时开水送服。局部用 2% 普鲁卡因适量涂溃疡面,每天 2~3 次。5 天为一疗程,休息 3 天后,若未愈,再行第二、三疗程。

3.疗效观察

疗效标准:按治疗一个疗程后病灶变化程度、半年内复发情况等两项指标评定。病灶全部消失,半年内未见复发者为"治愈";病灶基本消失,半年内复发 1~2 次者为"显效";病灶缩小、疼痛减轻,且有复发者为"有效";病灶未见改善,甚至加重者为"无效"。

疗效结果:总有效率治疗组为 97.4%,对照组为 68.4%。两组对比,治疗组疗效明显优于对照组($P<0.05$)(见表 2.2.11)。

表 2.2.11 二组疗效对比[例(%)]

	例数	治愈	显效	有效	无效
治疗组	39	20(51.3)	10(25.6)	8(20.5)	1(2.6)
对照组	19	4(21.1)	4(21.1)	5(26.3)	6(31.6)

4.典型病例

施某某,男,32 岁,教师,1996 年 9 月 15 日初诊。诉:口腔溃疡 3
年,复发 2 天。每年复发 10 余次,多方求治,收效甚微。近因情志不
畅,饥饱失常而致旧病复发,自服口炎清,外吹冰硼散,未效,特来求
治于耳穴。

症见:面色苍白,形体消瘦,肌肉松弛,头晕胁胀,纳少腹胀,大便
溏薄,小便清长,舌淡红苔白润,脉缓。

诊查:舌体两边各有 2 个 $2.5mm^2$ 大的圆形溃疡,其中一个凹
陷,深 1.8mm,色淡红,周围轻度水肿,且有黄白色的纤维渗出物
覆盖。

耳诊:口穴呈片状水肿红晕,压之极痛;舌穴呈点片状红晕,触之
条索,剧痛;肝穴呈片状红晕,压痛明显;心、脾、胃、大肠、小肠穴均有
片状色白,压痛。

诊断:肝郁脾湿型复发性口腔溃疡。

治疗:①取双侧耳尖穴点刺出血,以血色血质开始改变为准。

②取右耳口、舌、肝、心、脾、交感六穴针刺,留针 30 分钟,每隔 10
分钟捻转一次。

③同时点燃线香在溃疡面上直接温灸,候之痛止为度。如此治
疗一次后,病灶疼痛已去十之七八。

④后去耳尖、交感穴,仅用舌、口、肝、脾、心五穴,贴压磁珠,病灶
处仍加温灸。

结果:连治 3 天(次),病灶全部消失,胃肠症状也明显改善。嘱
今后需调节情志,劳逸结合,饮食有节,起居有常,可有根治之希望。
时隔 10 个月以后的 1997 年 7 月 20 日相遇,告曰旧疾未复,体重也
增加了 3 千克。

5.体会

复发性口腔溃疡,属中医学的"口疮"、"口疳"等范畴。祖国传统医学认
为:脾开窍于口,足太阴经连舌本、散舌下,其支者注心中;心开窍于舌,手少阴
经别系舌本。《医述》(程杏轩著)指出:"舌尖属心,舌本属肾,舌中属脾,舌左
属肝,舌右属肺。"由此可见,口和舌是与五脏六腑直接相维系的,当脏腑功能

失调,湿热、痰瘀,或气血不足,势必循经上乘,以致肉腐生疮,形成本病。沈金鳌说:"凡口疮者,皆病之标也,治者当推求其本焉。"故取耳尖穴放血,清其瘀热,疏通经络;取口、舌穴针刺和局部施灸,以祛局部邪毒,调理气血,此属治其标也;余穴针治,贴压磁珠,均属扶助正气,恢复脏腑功能,治其本也。标本同治,故能速效,更嘱注意饮食,以祛复发之根。

(苍南县王素云振中胃肠研究所 王素云)

六、耳背静脉放血治疗面瘫后遗症 16 例

笔者采用民间"耳背静脉放血法"治疗面瘫后遗症 16 例,其中 3 例治愈,8 例有效,5 例无效。

1.治疗方法

选患侧耳背近耳轮处明显的血管 1 根,揉搓数分钟,使其充血。按常规消毒后,用左手拇、食指将耳背拉平,中指顶于里面,右手持注射针头,用针尖划破血管,出血 2～3 毫升即可。然后擦去血迹,盖上敷料,胶布固定。病情较轻,病程 6～8 个月者,1～2 次可见效;病情较重,病程 9～12 个月者,需 5～6 次才能见效。重复治疗时可另选一根血管放血,3 天治疗 1 次,两耳互换,7 次为一个疗程。连治 2 个疗程仍然未见效的,终止使用此法。

2.典型病例

张某,女,45 岁,农民。面瘫 6 年余。

1989 年 12 月患面瘫,左侧面部肌肉紧缩、麻木,口角向右歪斜,左目不能闭合,语言塞涩,口角流水,经多方治疗效果不显。于 1996 年 6 月来我科,行耳背静脉放血治疗。第一次放血后,无变化。第二次放血后的,自觉面部肌肉变松,语言稍利。第三次放血后,基本恢复正常,但在笑时口角仍有微斜,左眼闭合时尚有细缝露睛。第四次放血后,诸症悉除。随访半年,未见复发。

(苍南县第二人民医院 王文羽)

七、耳穴微针埋藏戒烟 112 例

笔者在多年针灸门诊中,运用耳穴微针埋藏疗法戒烟,取得较好疗效,现小结如下。

1.一般资料

本组共 112 例,全部男性。年龄最大 70 岁,最小 24 岁。吸烟史长者 50 年,短者 4 年。日吸烟量最高达 100 支。

2.戒烟方法

取穴:口、肺、神门。

操作方法:耳穴微针(用金属片制成,长 0.5mm,直径 0.16mm),按常规轻轻刺入所取穴位,用 5mm×5mm 肤色胶布固定。3 天治疗一次,两耳交替进行,5 次为一疗程,一般 1～3 次见效。每天按压 3 回,如有吸烟欲望时立即按压,每穴按压 3 分钟。

3.疗效观察

(1)疗效标准:完全戒烟,经过治疗近期内完全停止吸烟;戒烟有效,吸烟量减少 1/2 以上;无效,吸烟量减少 1/2 以下或未减少。

(2)治疗结果:本组 112 例,其中完全戒烟者 68 例,占 60.71%;戒烟有效者 29 例,占 25.89%;无效者 15 例,占 13.39%。总有效率为 86.61%。

4.典型病例

例 1　胡某,56 岁,华侨,1987 年 6 月 23 日初诊。13 岁开始吸烟,每天吸烟30～40 支,因患肺气肿要求戒烟。经本法治疗 1 次后,吸烟无味,5 天仅吸烟 1 支;共治 4 次,得以戒绝。

例 2　陈某某,58 岁,教师,1993 年 3 月 17 日初诊。烟龄 10 年,日吸烟量20～30 支,伴咳嗽多痰,多次戒烟均未成功。经本法治疗 2 次,再未吸烟。

5.讨论

耳穴埋针口、肺、神门,微针微弱而持久地刺激经络及大脑皮层,对吸烟兴奋灶起抑制作用,消除和阻断吸烟的条件反射。本疗法戒烟无痛、无不适感,同时又方便,戒烟者只要有戒烟的决心,均能成功戒烟。

(温州卫校门诊部　张宏国)

第六节　骨伤科疾病

一、耳穴诊治颈椎病的方法简介

颈椎病是十分常见而又十分难治的病症,采用耳穴诊断与治疗是一种既方便又速效的方法。现简介如下。

1.耳穴诊断

(1)耳穴诊断依据

1)对耳轮下端软骨延伸,呈八字形状分叉;

2)颈椎穴区见有片状、结节状或条索状隆起;

3)颈椎穴区的耳背出现结节状隆起或毛细血管怒张。

(2)耳穴定位诊断

1)颈椎穴区下缘至枕穴凹陷处出现上述特征者,为 C1、C2 增生;

2)颈椎穴区下 1/3 的偏内侧处明显者,为 C3、C4 增生;

3)颈椎穴区中 1/3 的中间处明显者,为 C5、C6 增生;

4)颈椎穴区上 1/3 的偏外侧、近耳舟边缘明显者,为 C6、C7 增生。

(3)耳穴定型诊断

1)颈型:颈椎穴区某处见到纵向片状隆起、增厚,可诊断为颈(局部、痹痛)型颈椎病,约占 30%,此型病灶在肌肉。常见于长期低头工作的青年人,初感头颈、肩背酸痛、压痛,不敢移动或歪向一侧,颈肌肿胀、痉挛,伴胸痛,上肢沉重无力,或放射性麻木。

2)神经根型:颈椎穴区外侧,出现链珠状隆起,伴指穴压痛,可诊断为神经根(麻木、闭阻)型颈椎病,约占 40%,病灶在 C3－T1。常见于 30 岁左右青年人,病程缓慢,由不良姿势诱发,颈肩背痛酸困、沉重,手臂麻木,若活动颈部或咳嗽则加剧,且有明显的放射痛麻,可伴胸部、乳房疼痛,久则手臂肌肉萎缩,伸屈无力。

3)椎动脉型:颈椎穴区下缘或偏内侧,出现血管从内而外放射,色红或条索状隆起,可诊断为椎动脉(眩晕)型颈椎病,约占 15%,病灶在 C6－T2。可出现眩晕、猝倒、复视、偏瘫四症。具体地说,以女青年为主。颈肩痛麻,夜间尤剧,继而间歇性眩晕,转动颈项或姿势改变,则诱发或加重;或兼耳鸣耳聋、恶心、呕吐,状似耳眩,但伴复视、震颤;或突感肢麻无力,猝然头晕欲倒,但神态清楚;或感枕、颈、顶搏动性头痛、灼痛,可向后上、下放射(称"颈性偏头痛"),伴心慌、汗出、流涎、呕恶、血压改变等。

4)交感型:颈椎穴区点状色白边红,可诊断为交感(内热)型颈椎病,约占10%,病灶在 T1-T2。常见于枕或颈后深处肌肉酸痛,但转动头部不一定加重。伴:

①交感神经兴奋:头痛,偏头痛,目涩,视物模糊,瞳孔扩大(称"颈性视力障碍");心跳加快,心律失常,心前区痛,血压时高时低(称"颈性心律不齐"、"颈性心绞痛");肢冷,局部、肢末或偏身汗出。

②交感神经抑制:头昏眼花,眼睑下垂,流泪鼻塞,心动过缓,血压偏低,胃肠蠕动增加,或嗳气(称"颈胃综合征"),失眠多梦。

5)脊髓型:颈椎穴区横向片状隆起,可诊断为脊髓(痿弱、肝肾不足)型颈椎病,约占 5%,病灶在 C5-C7。常见于中年以上之人士,两下肢痿弱无力,甚则瘫痪。脊髓受压,则同侧下肢麻木、疼痛、发冷、步态不稳,如踩海绵,进行呈间歇性、缓慢性、时轻时重、波浪式加重,甚则二便失禁。有的向上发展,上肢麻痛、发抖,久则上肢无力,手握力差,早期可治,迟了难医。

2.治疗

(1)取穴

1)耳穴基本方:颈后△(C3-4、C6-7、耳大神经点)、肝、肾、内分泌、枕小神经点、枕。

2)分型加穴:

①颈(局部、痹痛)型:肺、脾、三焦。

②神经根(麻木、闭阻)型:心皮、肺、脾。

外伤,加耳中;

年轻的,加肾上腺;

脊背痛,加上背;

③椎动脉(眩晕)型:外耳、心、耳尖、肝阳。

④交感(内热)型:肩、三焦、膀胱。

⑤脊髓(痿弱、肝肾不足)型:肾上腺、缘中、内生殖器。

3)随症加穴和加经络循行线路之穴(略)。

(2)耳穴操作方法 取双侧耳郭进行按摩,使之红润充血后,常规消毒去脂。

任取一侧耳郭,找准所选穴位之敏感点,采用:

　　1）毫针刺之：C3—4、C6—7，垂直刺至对侧皮下；耳大神经点以 30°向上斜刺 1～1.5cm；余穴，按解剖部位，或形态，神经、血管走向，耳毛分布方向斜刺 1cm 左右，以不穿软骨为度。留针 30 分钟，每隔 10 分钟运针一次，每次均配合转颈活动；

　　2）局部及轮 3、轮 4 点刺出血；

　　3）对侧耳郭相应穴位，粘贴磁珠耳穴贴，其中颈后三角前后对贴，配合转颈活动。

　　（3）转颈活动　医者左手扶住患者头顶，令患者放松颈部，跟随医者左手转动而转动头颈，范围从小逐渐增大，动作轻柔缓慢，一切顺其自然。

　　1）转动方向：先按顺时针转 5 圈后，再向逆时针转 5 圈，休息 3 分钟后，重复之。转颈活动时也可以配合按压磁珠，即医者右手拇、食二指分别按压颈后三角前后磁珠耳穴贴，轻轻地上下来回转动，当颈项按顺、逆时针各转 5 圈后，突然向上或向下一个方向推去，保留 2 秒钟后恢复原来位置。如此转颈配合运针，作为一次治疗。

　　2）注意事项

　　①动作宜轻柔缓慢，范围宜从小逐渐增大，以患者舒服为准，一切顺其自然，不可强行转动。

　　②密切注意患者表情及口述，如有不适，减慢速度，缩小范围或暂停操作。

　　③患者如有面色改变、头晕恶心、出冷汗时，立即停止操作，让其平卧，头低位，立即测血压、脉搏、心跳，急按"晕针"处理，或者请急诊医师协助抢救。

　　3.体会

　　颈椎病是颈椎体边缘骨质增生或椎间盘病变，刺激或压迫周围神经、血管等组织，导致上至头部、下至腿脚、浅至皮肤、深至内脏，出现痛、麻、晕三大症状。

　　颈椎为诸椎之首，上撑头颅，下连躯体，为十二经脉必经之路，是脏腑气血通行之重要关卡，是头身筋骨、肌肉等综合枢纽。颈项为脑髓之门户，颈椎属骨，为肾所主，肾藏精、生髓、充脑。随着年龄增长，肾气日衰，先天不足或后天失调，尤其是房欲过度，精血大亏，精血一亏则无以充脑、无以生髓，则髓海不足。由于颈椎随之失濡而变性，又加外伤、外感风寒湿邪，留滞经络，或长期伏案工作，督脉受损，诸阳经气不畅，血脉不和，气血淤滞于有关经络。故或痛，或麻，或颈项强痛、顾盼不灵，必宜补肾填精治其本，祛风胜湿、活血化瘀、疏通经络治其标，并加以适当护理，巩固疗效，防止复发。

（苍南县第二人民医院　王　正）

二、耳穴治疗神经根型颈椎病

颈椎病是中老年人最常见的疾病之一,而神经根型约占 60%～70%,笔者于 2008 年 1 月－2012 年 1 月,采用耳穴夹治配合磁珠粘贴法治疗本型 80 例,取得较好的疗效。

1.临床资料

本组 80 例均来自门诊,其中男性 46 例,女性 34 例;年龄最小 20 岁,最大 70 岁,以 26 岁～67 岁为最多;病程最长 5 年,最短半个月;全部病例均有不同程度的颈肩背疼痛、上肢麻木、功能受限等症。

2.诊断依据

(1)症状体征

①头痛、颈项肩背及上肢疼痛、活动受限、手指麻木,夜间加重,个别痛剧,常因咳嗽、吸气、颈项疲劳而加重。

②棘突周围及椎旁压痛,臂丛神经牵拉试验阳性,直臂抬高和前屈、转头试验阳性。

③手臂肌力减弱,甚者肌肉轻度萎缩。

(2)X 线摄片、CT 摄片结果:颈椎弧度变小、骨质增生、韧带钙化、椎间隙狭窄、钩椎关节增生、关节面变宽或突起的骨刺入椎间孔。

3.治疗方法

(1)取穴　耳穴基本方:耳尖、颈椎、颈、肾、肝、肩、三焦、耳大神经、枕小神经、神门。

　　　　随症加减:头晕、头痛,加晕点、晕区、缘中、额、枕;

　　　　　　　　肩背痛,加肩关节、锁骨、C3、C4;

　　　　　　　　上肢不能外展、旋后,加相应耳背、心皮、C6、C7。

(2)施术

①耳穴夹治法。常规消毒耳郭,选用两对直径 0.13mm 半球形凹凸的夹头,分别夹住所选的主穴与配穴。选用连续波,电流频率 120～240 次/分,电流强度以患者能忍为度,时间 30～60 分钟,以耳郭发赤、发烫为宜。

②磁珠粘贴法。在耳穴夹治完毕后,用磁珠粘贴在对侧耳郭的相应耳穴,主穴前后对贴,让磁力线自行透入皮内。2 天 1 次,7 次为 1 个疗程。休息 3～4 天后,再行第 2、第 3 疗程。

4.疗效结果

(1)疗效评定　经过 3 个疗程治疗后,根据临床症状和体征变化结果,分为四级。痊愈:临床症状完全消失,体征恢复正常;显效:临床症状改善 2/3 以上,体征恢复 2/3 以上,随访半年未见复发;进步:临床症状改善 1/3 以上,体征恢复 2/3 以下,随访半年少有复发;无效:临床症状、体征无变化。

(2)治疗结果　本组 80 例,其中痊愈 16 例,占 20%;显效 23 例,占 28.8%;进步 38 例,占 47.5%;无效 3 例,占 3.8%。总有效率 96.3%。

5.典型病例

陈某,女,46 岁,右颈肩臂痛麻半年,逐渐加重近 5 天。

患者右颈肩臂疼痛剧烈,夜不能寐,伴右前臂及手指麻木。

检查:颈椎活动受限,后伸尤甚;颈 5～7 椎旁压痛,且向右手臂放射麻木;颈脊神经牵拉试验呈阳性,压顶试验呈阳性;右侧肱二、肱三头肌腱反射减弱。CT 片显示颈 3～7 椎体前后缘均见唇样骨质增生,以颈 5、6、7 椎为主,颈 5～6 椎、颈 6～7 椎间隙明显狭窄,生理曲度变直,椎间孔变小。

诊断:神经根型颈椎病。

治疗:取耳穴基本方加内分泌、肾上腺,用夹治法配合磁珠粘贴法,治疗 2 个疗程,临床症状消失,体征恢复正常,随访半年未见复发。

6.体会

颈椎病为颈椎慢性退行性病变,属于中医"骨痹"范畴,多因体虚、肾气不足,复加劳损、外伤,感受风、寒、湿等所致。风为百病之长,善行易变,寒湿为阴邪,导致经络不通,不通则痛。利用电脉冲刺激和磁力线作用于穴位,产生微电流,达到疏通经络、调理气血,从而使痛痹消失,功能恢复。

(苍南县龙港王文羽中医诊所　王文羽)

三、耳穴治疗落枕 16 例

落枕,又称失枕,系急性单纯性颈项强痛、活动受阻的一种病症,虽非大病重病,但给生活、工作带来很大不便。治疗方法众多,要想见效快、操作易、痛苦少,那就是耳穴夹治法。笔者曾以此法治疗本病 16 例,获得满意效果。现汇报如下。

1.临床资料

本组 16 例,其中男 10 例,女 6 例;年龄最小 8 岁,最大 63 岁;病程 2 小时至 6 天不等;病位在颈部膀胱经者 4 例,胆经者 5 例,二经混合者 7 例。

2.治疗方法

治疗原则:调气活血,疏通经络。

取穴:主穴:相应部位(一般取对侧,少数取同侧)。

配穴:肝、脾。

随症加穴:①按疼痛部位:足少阳经,加胆;足太阳经,加膀胱。

②按疼痛程度:一般痛(伤气)者,加神门;

疼痛严重(伤血)者,加皮质下;

疼痛 3 天以上者,加颈椎。

操作方法:用探棒探压穴位,确定最敏感之处为刺激点。然后用"治保仪"的阳极夹头夹住主穴,阴极夹头夹住配穴,予以中等(电流频率 120~180 次/分,电流强度以似咬似刺能忍为度)刺激。每天 1~2 次,每次 30~40 分钟,2 天为一疗程,若未愈,休息 1 天后,再行第二疗程。

3.治疗结果

疗效评定:以治疗 2 天、症状消失、功能恢复、观察 3 天有无复发等四项指标来评定。全部达到为痊愈;达到 3 项为显效;只达到 1~2 项者为进步;上述四项均未达到者为无效。

疗效观察:痊愈 10 例,显效 4 例,进步 2 例,总有效率达 100%。

4.典型病例

例 1　蔡某某,女,24 岁。左颈项强痛 3 小时。

昨晚睡眠时不慎失落枕头,晨起自感左颈项强痛不舒,转头则痛,势及同侧肩背。

检查:左天柱、肩外俞、风门、大俞等穴压痛明显,但皮色如常。舌红润,苔薄,脉弦。在耳穴膀胱、颈、肝、皮质下等处均能找到敏感点。

辨证:膀胱经经气受阻(伤气)之落枕。

治疗:取左颈、膀胱,右肝、神门,予以中等刺激,夹治 3 分钟后疼痛始减,10 分钟后疼痛基本消退,颈项可以左右环顾。为巩固疗效,当天下午再治一次痊愈,观察 3 天未发。

例 2 陈某某,男,45 岁。落枕后 4 天。

曾口服强筋松、吲哚美辛(消炎痛)、维生素 B_1,外贴麝香镇痛膏等未效,反见右侧头颈疼痛,强硬,不能环顾,不能俯仰。

检查:右侧风池、天柱、肩井、肩内俞等穴压痛明显,且可摸到卵圆形大小不等的结节,但皮色如常。舌红、边尖有紫斑,苔薄白,脉沉弦有力。

辨证:足少阳、太阳二经气滞血瘀(伤血)之落枕。

治疗:取右颈椎,左肝、胆,用强刺激治之,夹治半小时后,颈痛已减大半,且能环顾转动,但停治 2 小时后,又复旧如初。按原法于当天下午连续治疗 2 次,每次 1 小时。翌日复诊,颈项强硬基本消退,疼痛也去十之八九。改用右颈、脾,左肝、皮质下,上、下午各治 1 次,上症消失。观察 5 天未再复发。

5.体会

本病发于颈部,起病快,病程短,但与体质强弱未见明显关系。本病属于经气受阻之实证,乃项背经脉气血阻滞,经络不通,"不通则痛"故也。取颈、颈椎等相应部位,以调和局部气血,疏通局部经络;肝主筋,故取肝穴以舒筋活血;脾主肌肉,化生气血,取之以解除局部肌肉之绞痛;更合神皮以活血祛瘀,神门镇静止痛;再取胆、膀胱,以通相应经脉。如此经络通,气血调,故病告愈。

(苍南县夏口乡蔡里卫生室 蔡明谱)

四、耳穴夹治法治疗踝关节扭伤 10 例

近年来,试用耳穴夹治法治疗 10 例踝关节扭伤,取得较好效果。现小结如下。

1.临床资料

本组 10 例中,男 2 例,女 8 例,男女比例为 1∶4;年龄最小 13 岁,最大 51 岁;病程短者 1 天,长则 15 天;一般治疗 1 次即能见效,有效率为 100%。

2.辨证分型

伤气型:扭伤后局部胀痛,活动不便,但皮色不变;

瘀血型:扭伤后局部红肿疼痛,皮肤青紫或见瘀斑;

脾虚湿邪型:(原有关节炎或习惯性扭伤史)扭伤后局部疼痛加剧。

3.治疗方法

取穴:主穴:踝关节、肝。

分型配穴:伤气型,肢运中枢;

瘀血型,肾上腺或皮质下;

脾虚湿邪型,脾、皮质下。

随症加穴:体虚,脾、肾;

血沉高,肾上腺、皮质下。

操作方法:对本病治疗一般采用泻法或平补平泻法,电流频率120～220次/分,强度以患者能忍为度,每天治疗1～3次,每次15～30分钟。治疗时,嘱患者活动病灶部位。未愈可连治2～5天。

4.典型病例

林某某,女,53岁,马站云亭乡人。因丈夫住院治病而急欲前往探望,不慎扭伤右侧踝关节,坐在路旁,不能行走。幸亏熟人路过,扶持来诊。局部肿胀,按之痛甚,但皮色如常,也无骨折征象。诊断为右踝关节急性扭伤,属伤气型。取穴踝、肢运中枢,夹治半小时,疼痛消失,能单独行走。

(苍南县马站镇卫生院 游金星)

五、耳针治疗急性掌关节扭伤18例

急性掌关节扭伤是临床常见的外伤性疾病,笔者运用耳针治疗本病18例,总有效率89%。现汇报如下。

1.临床资料

共18例,男16例,女2例;年龄最大26岁,最小16岁;病程最长2周,最短2天。

2.辨证分型

伤气型:局部疼痛,手指麻木,但皮色不变。

伤血型:局部红肿、疼痛,皮肤青紫或见瘀斑。

3.治疗方法

取穴:主穴:相应部位、肝、三焦。

配穴:脾、神门。

伤气型,皮质下;

伤血型,肾上腺。

操作方法:常规消毒,0.5 寸毫针扎入各穴的敏感点,留针 30~50 分钟,每天 2 次。

4.典型病例

王某某,男,24 岁,钱库区项桥乡洋头村人,于 1991 年 4 月 27 日上午不慎扭伤,出现掌关节处红肿胀痛,急用伤湿膏贴之,病状不减,反而加重,一天后见瘀斑。

检查:局部肿胀,皮肤紫色,按之剧痛,但无骨折征象,诊断为急性掌关节扭伤(伤血型)。

治疗:取相应部位、肝、三焦、神门、脾、皮质下。扎针 8 分钟后疼痛开始缓解,30 分钟后疼痛消退。但瘀斑尚在。以上法经治 1 周而愈,随访半年,未见复发。

5.体会

本病发于掌关节,起病快,病程长短不一,系手背经气受阻,经络不通,"不通则痛"。故取相应部位,以调节局部气血,疏通经络;肝藏血、主筋,故取肝穴以舒筋活血;脾主肌肉,取脾以活血舒气;神门以消炎止痛。合为疏通经络,调和气血,故病告愈。

(苍南县第一毛纺厂医务室　李　峰)

第七节　皮肤疾病与美容

一、耳穴治疗皮肤瘙痒症 18 例

皮肤瘙痒症,主要表现为自觉皮肤发痒,起病较急而病程较长,可延至数月,甚至数年不愈。笔者采用耳穴治保仪治疗本病 18 例,效果较为满意。现报告如下。

1.一般资料

本症 18 例中,男性 12 例,女性 6 例;年龄最大者 82 岁,最小者 19 岁;本症以冬季较多见。

2.临床分型

全身型:全身瘙痒,夜间比较严重;

局限型：易发生的部位是肛门、阴囊、女阴、小腿等处；

冬季型：以躯干、股内侧、小腿屈面及关节周围较为严重；

老年型：以躯干及小腿为主。

3. 主要症状与体征

痒的程度轻重不一，重的难以忍耐，可引起夜眠不安，食欲不佳，精神不振，皮肤出现广泛的条状或点状抓痕、血痂、色素沉着或苔藓化，局部水肿、糜烂、渗液、浸润、皲裂，或继发感染等症，浅表淋巴结肿大（见表 2.2.12）。

表 2.2.12 皮肤瘙痒症的临床分型

分型	急性		亚急性	
	全身型	冬季型	老年型	局限型
临床表现	条状或点状抓痕、失眠、精神不振	干燥、皲裂	肥厚、苔藓化	水肿、渗液、糜烂、肥厚

4. 治疗方法及效果

全身型（6 例）：取皮质下、神门、肾上腺、肺。用"治保仪"夹治，电流频率 120～180 次/分，一天 2 次，每次半小时。1 天内见效者 1 例，3 天内见效者 1 例，14 天内见效者 4 例。

冬季型（3 例）：取肺、神门、枕、肝。电流频率高，电流强度以能忍为度，一天 2 次，每次半小时。1 天内见效者 1 例，5 天内见效者 2 例。

老年型（2 例）：取肾、皮质下、神门、肺。电流频率 120 次/分左右，电流强度以患者能忍为度，一天 3 次。7 天内见效者 1 例，24 天见效者 1 例。

局限型（7 例）：取耳尖、肺、皮质下、神门。电流频率 180～220 次/分，强度以患者能忍为度，一天 3 次。3 天内见效者 3 例，12 天内见效者 4 例。

5. 典型病例

（1）全身型瘙痒症

陈某某，男，21 岁，苍南县新城乡陈处村人，1986 年 11 月 12 日上午就诊。11 月 6 日开始全身发痒，夜间较重，当地医生给予组织胺药止痒，未见缓解，于 8 日上午来本院诊疗。当时内科医师给予激素及组织胺，瘙痒明显好转，但于 11 日晚上反而瘙痒更甚，于 12 日上午转皮肤科要求耳穴治疗。

检查:全身遍布针尖大小的丘疹、点状的血痂,腹股沟淋巴结肿大。

治疗:取肺、皮质下、神门、枕穴,夹治半小时,当天即有明显好转。连续治疗4天,每天2次,瘙痒于16日停止,半年未复。

(2)冬季型瘙痒症

林某某,男,56岁,苍南县新城乡北大洋村人,1986年11月14日就诊。患者于11月11日腹痛、发热,体温37.8℃,皮肤干燥、发痒,白天发痒较重。当时给予退热剂加抗生素、组织胺类治疗,腹痛发热均好转,但皮肤瘙痒仍很厉害,诊断为萎缩性皮肤炎。给予组织胺类激素治疗无效,于14日转我科诊治。

检查:下肢遍见针尖大小的血痂,手背皮肤干燥,下肢表皮萎缩,诊断为冬季型瘙痒症。

治疗:取肺、肾上腺、皮质下、神门穴,夹治半小时,每天3次。连续治疗3天后,上症明显好转,于19日痒止,随访半年,未见复发。

(3)老年型瘙痒症

陈某某,女,82岁,苍南县新城乡陈处村人,1986年11月6日就诊。患者皮肤瘙痒已4~5年,经过长期的治疗,未见有效,遂来要求耳穴治疗。

检查:下肢出现似铜板样粗糙的扁平丘疹,瘙痒特别厉害,掀开表皮出现较厚的血痂,之前用曲安西龙(去炎松)、尿素霜软膏治疗,有一定的疗效,粗糙的皮肤褪露,但瘙痒未减。

治疗:取肾、肺、皮质下、神门穴,夹治半小时,每天3次,连续治疗一周未见疗效。改取肺、皮质下、枕、肾上腺穴,夹治半小时,每天3次,连治一周,即有明显效果,于29日停止瘙痒,随访半年,未见复发。

(4)局限型瘙痒症

林某某,男,19岁,苍南县新城乡九刀连村人,1986年12月2日就诊。患者于11月28日感到阴囊发痒,夜间发痒较重,到当地药店买了一支肤轻松软膏涂患处,感觉效果尚好,连续应用二天后,出现水肿、渗液。

检查:阴囊处有黄豆大的丘疹,丘疹周围较肥厚,中央有针尖大小的糜烂。

治疗:取皮质下、枕、肺、耳尖穴,夹治半小时,每天 3 次,连续治疗 3 天。效果非常好,共治 7 天恢复正常,随访半年,未见复发。

(苍南县新城乡卫生院　陈绍曙)

二、耳穴治疗神经性皮炎 12 例

神经性皮炎,系全身或局部皮肤瘙痒和苔藓样变为特征的慢性皮肤病,对患者生活、学习等影响颇大。笔者于 1996 年 1 月至 12 月份,采用耳穴治疗本病 12 例,取得满意效果,总有效率达 91.67%。

1.一般资料

本组 12 例中,男性 2 例,女性 10 例;年龄最小 23 岁,最大 35 岁;病程最短 5 个月,最长 3 年。

2.诊断标准

根据《皮肤科学》和《中国耳穴诊治学》所述,将本病分为两型。

Ⅰ型:风热挟湿型。初起全身或局部皮肤奇痒,搔抓后出现扁平丘疹,淡褐色,搔之血出结痂。苔薄黄,或黄腻,脉濡数。

Ⅱ型:血燥风生型。病程日久,长期搔抓摩擦后,丘疹中央呈苔藓样如牛颈之皮,周围仍见散在扁平丘疹,舌红苔少,脉细。

3.治疗方法

治疗原则:祛风杀虫止痒,清热利湿滋阴。

取穴:主穴:肺、耳尖、相应部位、耳背静脉。

配穴:风热挟湿型,大肠、神门、皮质下;

血燥风生型,心、肝、内分泌、肾上腺。

随症加穴:日久,加肾、脾;

严重瘙痒,加耳中、风溪、枕小神经点;

便秘,加便秘点;

情志不畅而诱发,加心、肝;

全身性严重者,加风溪、耳背静脉点刺出血。

方法:选主穴 3～4 个,配穴、随症加穴各 1～2 个组成处方。选一侧耳穴常规消毒后,找准穴点,选用毫针或夹治法,30分钟后起。然后用磁珠贴另侧耳穴。每日1次,10次为一个疗程,休息3天后,再行第二、三疗程。

对于热象、血瘀、顽固性瘙痒者,取相应部位、耳尖、耳背静脉点刺出血,候至血色、血质开始变化为准。

4.疗效观察

疗效评定:根据治疗二个疗程后,痒感消失、皮损恢复程度分为四级。痊愈:痒感消失,皮损完全恢复;显效:痒感消失,皮损面积缩小50%以上;有效:痒感减轻,皮损面积缩小50%以下;无效:痒感及皮损均无明显改变。

治疗结果:本组12例,痊愈4例(33.3%),显效5例(41.7%),有效2例(16.7%),无效1例(8.3%),总有效率为91.7%。

5.典型病例

例1　金某某,男,30岁,龙港二中教师,1996年6月19日初诊。

全身皮疹伴瘙痒5个月,以手腕和面部为甚,日夜瘙痒。曾在各大医院皮肤科就诊无效。

检查:全身皮肤出现约2cm×2cm大小不一的暗红色丘疹,少数有苔藓样变,以手腕和面部为著,舌淡黄,脉沉缓。

诊断:风热挟湿型神经性皮炎。

治疗:取肺、耳尖、相应部位、耳背静脉、风溪、脾。按上述方法,经10次治疗而愈。随访一年,未见复发。

例2　林某某,女,35岁,龙港购物中心职工,于1996年3月初诊。

面部丘疹3年,遇到精神刺激或食用辛热物品加重或复发,曾在当地诊治无效,特来我科治疗。

检查:面部见2cm×3cm大小不一、成片的丘疹,以面颊部为甚,舌淡白,脉缓。

诊断:血燥风生型神经性皮炎。

治疗:取相应部位、耳尖、心、肝、风溪、肾、脾。治疗12次而愈,随访半年未见复发。

6.体会

现代医学认为:神经性皮炎与精神过度抑郁、兴奋等有关,常因情绪波动、过度紧张、神经衰弱等加剧。消化道疾病、内分泌功能紊乱、病灶感染、酒精中毒、衣服摩擦、日晒、出汗等局部刺激,皆可成为本病诱因。

祖国传统医学认为,神经性皮炎系风、湿、热等邪阻肌肤所致,由于肺主皮毛、脾主肌肉,神经性皮炎病位在皮肤肌肉,故取二穴以治之,调气血通经络,皮损局部得以营养;肺穴能疏风止痒,脾穴能健脾利湿,内分泌、肾上腺穴具有抗过敏、消炎、止痒作用,数穴配合共奏止痒祛风、恢复皮损之功能。

(苍南县第二人民医院　王文羽)

三、耳穴治疗化妆品接触性皮炎疗效观察

1.临床资料

(1)一般资料　本组 45 例,都经皮肤科医师确诊为化妆品接触性皮炎,均为女性,年龄 21～40 岁之间。①病程:使用化妆品后 24 小时之内发病者 15 例,2～4 天者 23 例,5～8 天者 7 例,平均发病时间为 2.8 天。②病情:全部病例均有不同程度的灼热、瘙痒、疼痛、干燥感,其中伴有与使用化妆品范围一致的、界限清楚的、边缘整齐的红斑、肿胀者 28 例,小丘疹、小水疱者 12 例,丘疹水疱融合成片、渗液、溃烂者 5 例。

(2)临床诊断

1)病史与症状:使用化妆品 6 小时后至 8 天内出现小丘疹、小水疱,与使用化妆品范围一致的红斑、肿胀,伴瘙痒、灼热、疼痛,甚则渗液溃烂者,诊断为化妆品接触性皮炎。(凡属痤疮型、色素沉着型等化妆品皮炎不列入本文讨论范畴)

2)辨证分型:

风热证:使用化妆品后面部皮肤出现红斑、肿胀、烧灼、疼痛,伴口干、便秘。舌红苔干,脉弦数。

风湿证:使用化妆品后面肤出现小丘疹、小水疱,丘疹水疱很快融合成片、渗液溃烂,伴口黏、大便不爽。舌淡红苔腻,脉缓无力。

2.治疗方法

治疗原则:扶正祛风,清热凉血,解毒胜湿,引邪外出。

取穴:主穴:耳尖、轮 4、相应部位、风溪、肾上腺、内分泌、肺、气管、胃。

分型配穴:风热型,屏尖、耳背静脉、肝阳、大肠;

风湿型,三焦、腹水点、脾、膀胱。

随症加穴:瘙痒严重,加膈、枕、神门、血液点;

灼热疼痛,加心、上耳根、止痛点、安眠点;

溃烂渗液严重者,加肾、膀胱、尿道、内分泌;

效果不明显者,加肾、耳背肾、丘脑、内生殖器。

操作方法:根据患者体质、症状、体征、女性生理变化等因素,选取主穴全部、分型配穴和随症穴各 1~3 个,组成该例患者的耳穴处方。

(1)按摩消毒　两侧耳郭进行按摩,使之充血,然后严格消毒。

(2)放血排毒　耳尖、轮 4 穴,采用一次性采血针头进行点刺出血,适当挤压,排出毒血,以血色由紫变红、血质从黏变稀为度,让其自然止血,后加盖消毒药棉。

(3)粘贴磁珠　再选另侧耳郭,将处方中的其余穴位,用弹簧探棒找出穴中敏感点,并重压一下,留下压痕,然后用磁珠耳穴贴准确地贴在压痕中,主穴在耳背对应处再贴一颗,称为"对贴",平时不按不压。每天治疗一次,两耳互换,7 次为一个疗程。未愈休息 3 天后,再进行下一个疗程。

3.疗效分析

(1)疗效评定　两个疗程治疗结束后,根据病灶范围大小、病情变化程度和半年之内复发情况,分别评为临床治愈、显效、有效、无效四级。

①临床治愈:病灶全部消失,面部皮肤恢复正常,半年之内未复发;

②显效:病灶、病情减退 1/2 以上,或虽已全部消退,但半年之内复发 2 次以下者;

③有效:病灶、病情减退 1/2 以下,且在半年之内复发 2 次以上者;

④无效:病灶、病情未见变化者。

(2)治疗效果　按照上述评定标准,本组 45 例中,临床治愈 13 例,占28.9%;显效 17 例,占 37.8%;有效 12 例,占 26.7%;无效 3 例,占 6.7%。总有效率为 93.3%。

4.典型病例(略)

5.讨论

病因病机:本病内因系素体禀赋不耐,腠理不密,外复多次涂搽含有铅、汞、砷等超标的祛斑化妆品,毒性超越机体抵抗能力,且脂粉等染毒堵塞毛孔,刺激毛囊,化热灼伤气血,形成炎症性、过敏性皮肤病变,即化妆品接触性皮炎。

耳穴治疗原理:方中耳尖、风溪、肾上腺、内分泌四穴,具有抗感染、抗过敏、抗风湿和提高机体抗病能力,简称"三抗一提"作用;相应部位、耳尖、轮 4、肝阳等穴,点刺出血,毒随血去,且有清热凉血之功;肾、丘脑以扶正、胜湿、消肿；神门、枕、膈、神皮穴能镇静、除烦、止疼、止痒；更取肺、气管、胃、相应部位等穴，能率领诸穴之功直达面部皮肤，促使正扶毒排，热清血凉，改善微循环，修复病灶，故病退而愈。

（江苏省无锡市滨湖区中医院　黄　锋　徐若瑶）

四、"穴药结合"治疗慢性化妆品皮炎

慢性化妆品皮炎是急性化妆品皮炎因误治、失治或治之不当之后而出现颜面相关皮肤增厚，干燥脱屑，灼热刺痛，持续瘙痒，反复发作，经久不愈，甚则出现痤疮、黑斑，形如黄褐斑。笔者自 2003 年以来，采用耳穴与中药结合，简称"药穴结合"治疗本病 100 例，取得较好疗效。

1. 临床资料

本文 100 例，全部是女性，均经皮肤科医生确诊，年龄 19～50 岁，病程 7 个月至 12 年。随机分为三组：耳穴组 25 例，中药组 25 例，穴药组 50 例。几乎全部病例均伴有性急善怒，胁肋隐痛，烦躁少眠，抑郁焦虑，口干欲饮，头晕耳鸣，腰膝酸楚，极易感冒，月经不调，性欲减退，大便秘结不行或时作腹泻等症状。经多方内治外调，尤其是护肤美容，效果差而前来求治。

2. 治疗方法

(1)耳穴组

取穴：耳尖、耳中、肺、相应部位(如额、外鼻、面颊区等)、枕、神门、风溪、内分泌、肾上腺。

①皮肤燥甚，加血液点、耳背肺；

②痒甚，加结核点，耳背静脉放血。

方法：任选一侧耳郭，按摩使其充血，严格消毒。耳尖点刺出血；肺、耳中、相应部位散刺出血；余穴用定向磁珠耳穴贴贴上。隔天 1 次，两耳互换，7 次为 1 个疗程。休息 3 天后再行第 2 个疗程。

(2)中药组

处方："四物汤"合"玉屏风汤"加味。

①皮肤燥甚，加女贞子、桑葚子；

②痒甚，加白藓皮、白蒺藜。

方法：每天 1 剂，水煎服，连服 14 天为 1 个疗程。休息 3 天后再行第 2 个疗程。

(3)穴药结合组　即耳穴组加上中药组的联合治疗方案。

3.疗效标准

疗效评定:根据国家中医药管理局 1993 年颁布实施的《中医病症诊断疗效标准》,经治两个疗程后评定。

治愈:症状全部消失,肤色正常或接近正常,随访半年无复发者;

显效:皮损面积缩小 60%,或黑斑消退 60%以上者;

进步:皮损面积缩小 30%,或黑斑消退 30%以上者;

无效:皮损面积或肤色基本无变化者。

治疗结果:三组有效率分别为 68.0%、72.0%、94.0%,经统计学处理 x^2 =34.68,$P<0.001$,三组相比有显著差异。可见穴药结合组优于中药组,更优于耳穴组,提示"穴药结合"是治疗慢性化妆品皮炎的最佳方法(见表 2.2.13)。

表 2.2.13 穴、药治疗慢性化妆品皮炎三组疗效比较

组别	治疗效果				合计	有效率/%
	治愈	显效	进步	无效		
耳穴组	4	6	7	8	25	68.0
中药组	5	6	7	7	25	72.0
穴药结合组	14	16	17	3	50	94.0
合计	23	28	31	18	100	

4.典型病例

李某,女,34 岁,2005 年 4 月 15 日初诊。

9 年前,经某美容院"换肤"数天后,面肤红肿、灼热、疼痛、瘙痒,并有色素沉着,经多方诊治,减而复发。

刻见:面肤干燥,额、鼻头、唇周、颏等处呈现点片状、不规则色素沉着,瘙痒难忍,搔抓后皮肤苔藓样变,散在数点红润疹子和黑头粉刺。伴胁肋隐痛,抑郁焦虑,烦躁失眠,口干欲饮,纳少便燥,头晕耳鸣,腰酸膝软,手心烦热,月经紊乱、量少、色紫红或鲜红。本次月经已过半个月,白带少,舌红边有紫斑,苔少,脉弦两尺沉数而无力。

辨证:毒邪损肤,阻塞肌腠经络,化热传里,耗伤气血,证属虚中夹实,诊断为血燥风盛型慢性化妆品皮炎,治宜化瘀通络、补气和血

为主,佐以清热解毒、引邪外出。用穴药结合方案治疗 2 个疗程,诸症消退,面容改观,随访半年未见复发。

5.讨论

本病是"换肤"引起的慢性化妆品皮炎,病情较为复杂,按中医理论分析处理如下。

(1)辨证论治　皮肤,在五脏为肺所主;颜面皮肤则"十二经脉、三百六十五络,其血气皆上于面"所营养(《灵枢·邪气脏腑病形篇》);而前额、鼻旁、唇周、面颊等处肌肤系由多气多血的阳明经(手阳明大肠经和足阳明胃经)所循行、所滋润。

"换肤"之品灼伤面肤,其毒邪必循经直犯胃腑。胃为"水谷之海",与互为表里的脾合称为"后天之本"、"气血生化之源"。脾胃受损,湿热内生,上熏面肌则易生痘疮;脾胃虚弱,化源不足,则面肤失养,色素沉着而淡灰;气为血之帅,气行则血行,气虚运血无力而瘀滞络脉,则见面肤色素沉着而暗黑无泽。

然而病久则内传脏腑,化热伤津;大肠伤则胃气不降,大便秘结;肝阴伤则胁肋隐痛,抑郁焦虑;心血伤则心悸不宁,烦躁失眠;脾阴伤则口干欲饮,月经稀少;肾精伤则腰酸耳鸣,手心烦热等等。此乃毒邪损肤,阻塞经络,化热传里,耗气伤血,治宜穴药结合,补泻兼施。

(2)穴药结合　以简便、速效、安全的耳穴疗法先上,再用稳定、持久、灵活的中药汤剂紧随,相得益彰,速效长效。

1)耳穴治疗。耳穴放血,化瘀通络。先选提高抗病能力、治疗全身疾病的耳尖穴点刺出血,出血量以血质从稠到稀、血色从紫暗到鲜红为度;又取皮损相应部位的额、外鼻、面颊区和主治皮肤疾患的肺、耳中穴,采用浅刺、多刺的散刺法,以似出血非出血为准,以达化瘀不伤血、通络不伤气之目的。

耳穴磁疗,振奋经气。配以安神宁心的枕、神门穴,伍以独具"三抗"(即抗风湿、抗过敏、抗感染)功能的风溪、内分泌、肾上腺穴,采用定向磁珠贴压上述穴位的敏感点。有学者认为穴位是电磁的活动点,经络是电磁的传导通路。磁珠贴压耳穴能令磁场作用于穴位,产生微电流,振奋经气,循经周流,内行脏腑,恢复功能平衡;外走肌肤,修补皮损病灶。然而病程久长,气血大伤,尚嫌耳穴补益之力不足,故需"四物汤"合"玉屏风汤"加味配合治之。

2)中药治疗。用"四物汤"(当归、川芎、熟地、白芍)以补血和血;合"玉屏风散"(黄芪、白术、防风,改为汤剂),以补气固表(肌肤);配麦冬、丹皮以清血中之伏热;伍紫草、银花、连翘以解皮表之毒热;更用虎杖一味缓下通便,令遗留在表里上下之余毒缓慢地随大便排出。

总之,穴药结合,补泻兼施,补不留邪,泻不伤正,故九年痼疾二程而愈。

(苍南县新世纪整形美容医院 黄海燕 王 正)

五、耳穴治疗青年痤疮

痤疮,是青春期常见的一种毛囊皮脂腺慢性炎症,其发病因素尚未完全清楚,一般认为与内分泌和细菌感染有关。中医认为:痤疮多为肺胃积热,上越肌肤;或因饮食失常,过食辛辣、油腻、糖类等食物所致。

1.一般资料

本组 11 例,其中男 9 例,女 2 例;年龄 20~27 岁;病程长者 5 年,短者 4 个月。

2.耳穴诊断

11 例面颊区望诊,均有点片色白,触诊压痛+~++,电测为弱阳性~阳性;2 例肺区有脱屑;7 例内分泌区触诊压痛++~+++,电测为阳性;1 例大肠区片状色白。

3.耳穴治疗

取穴:主穴:面颊、额、肺、内分泌、胃、肾上腺、耳尖(放血)。

配穴:热盛,加大肠;痒甚,加肝、神门。

方法:先用耳穴电测仪寻找敏感点,然后用王不留行籽对准敏感点用胶布固定,嘱每天按压 3~4 次,每次压 100 下左右,直至耳郭发赤发烫为度。隔日一次,两耳轮换治疗。耳尖放血,出血量要多,直至暗红色血液变稀变淡、似血水样为止,并嘱少食油腻及刺激性食物,多吃富含维生素 B 的蔬菜水果。

4.疗效观察

基本痊愈:皮损消退或仅遗留少许色素沉着,愈后 2 月无复发(4 例)。

显效:丘疹消退大部分,仍有少许丘疹散在发生(5 例)。

有效:丘疹消退一半左右,但自觉面颊微痒(2 例)。

总有效率达 100%。

5.典型病例

某患者,男,22岁。两年前开始两面颊散发性毛囊性丘疹,时隐时发,两个月前因出差坐车及下田劳动后丘疹遍及整个面部,丘疹顶端有黄色小点,可挤出黄色脂栓,形成炎性丘疹或脓疱,微痒,经复方氯霉素洗剂及粉刺一扫光治疗,收效甚微,要求耳穴治疗。

耳诊:面颊区点片色白;肺区脱屑;肺、面颊、内分泌压痛＋＋。

取穴:面颊、肺、内分泌、额、脾、胃、肝、肾上腺,耳尖放血。

治疗:如上法治疗5次后,面部丘疹稳定,无新发丘疹;再治疗10次,面部丘疹全部消退,仅遗留少许色素沉着;又巩固治疗5次,观察2月未复发。

6.体会

耳尖放血,清热泻火;额为相应部位取穴;肺穴,因"肺外合皮毛",故取之;"肺与大肠相表里",取大肠、胃穴可清热泻火,清泄肺胃之热,调整肺胃功能;肾上腺、内分泌穴,抗感染并调节内分泌功能。诸穴合用可调整机体的内分泌功能,使性激素恢复平衡,使皮脂腺分泌逐渐减少,避免了痤疮新发,又使原有痤疮渐趋平伏。痤疮是青年男女多发病、常见病,病情彼伏此起,反复发作,严重影响青年人的肌肤美,目前对痤疮尚无特效治疗措施,耳穴操作简便,安全有效,值得推广应用。

(苍南县括山卫生院　王文柱)

六、耳穴治疗痤疮36例疗效观察

痤疮是损害容貌的主要病症,笔者于2014年10月—2015年10月,采用耳穴治疗本病36例,取得良好效果,现报告如下。

1.临床资料

本文36例,男性10例,女性26例;年龄在15～39岁之间;病程在14天～12年不等;属于肺胃蕴热型19例,气血瘀滞型12例,痰瘀结聚型5例。

2.选穴与方法

(1)刺络放血法

取穴:相应部位、耳背静脉、耳尖。

方法:轻轻揉搓患者的一侧耳郭,使之充血、发热,常规消毒。在耳尖和相应部位点刺出血数滴;在耳背沟部位找到暴露、充盈的耳背小静脉,点刺出血,挤出 1~3ml 血液。放血 3 天 1 次,两耳对换。

(2)贴压磁珠法

取穴:主穴:肾上腺、内分泌、神门、肺。

配穴:肺胃蕴热型,大肠、内生殖器、脾、胃;

气血瘀滞型,皮质下、肝;

痰瘀结聚型,交感、心。

随症加穴:脓疱者,心;

便秘者,大肠、三焦;

痛经者,盆腔、肝;

皮脂溢出者,脾。

方法:取另一侧耳郭,消毒去脂后,用磁珠耳穴贴贴在穴位敏感点。3 天 1 次,两耳互换(原放血耳郭改用贴压,原贴压的耳郭改用放血),7 次为一个疗程。休息 3 天后,再行第 2 个、第 3 个疗程。

3.疗效标准

按照 2007 年国家中医药管理局《中医病症诊断疗效标准》评定。治愈:皮损消退,自觉症状消失;好转:皮损消退在 50%以上,自觉症状显著减轻;无效:皮损消退在 50%以下,自觉症状没有减轻。

4.治疗结果

连续治疗 3 个疗程后,36 例患者中治愈 27 例,占 75%;好转 9 例,占 25%;无效 0 例。总有效率为 100%。

5.病案举例

李某,29 岁,女,会计。2011 年 1 月,诊断为痤疮,多次服用中西药药物,效果不显,形成了暗红色硬结、疼痛,伴月经不调。现见面部多处出现丘疹,如针头大小,可挤压米黄色或白色脂样物质。舌质红,脉细弦。确诊为血气瘀滞型痤疮。经耳穴放血、贴压治疗 2 个疗程后,病情大有好转,只是脸上留有少量瘢痕。再予治疗 3 个疗程后,瘢痕基本消失,面肤转为红润、白皙光泽。随访半年,未见复发。

6.讨论

痤疮属于青春期的慢性毛囊皮质炎症,中医称肺风粉刺。表现为胸背部、面颊部丘疹结节,继发脓疱、炎性丘疹或黑头粉刺,影响容貌,而且病程较长,此起彼伏、新疱继发,可迁延数年,是临床一种疑难杂症。

中医认为本病是毒、湿、瘀、热引发的。选用耳背静脉和耳尖点刺出血,可以活血祛热,畅通经脉,消除皮脂瘀积;取胃、脾可以健脾和胃,去脂除湿;神门与肝相配,可以泻肝火、镇静,调理气血;皮质下、内分泌能调节性激素,抑制皮脂分泌过盛;面颊、额等相应部位,可以调整局部血液循环,促进新陈代谢;交感,可以调节植物神经功能紊乱;肾上腺,可以调节并提高免疫水平。诸穴配合,共同达到强身健体、美容养颜之功效。

(宁波鄞州医林中医门诊部 翁佩儿)

七、耳穴治疗黄褐斑 30 例疗效观察

1.临床资料

30 例病人全部为女性,年龄最大者 46 岁,最小者 24 岁;病程在 1 年以内者 3 例,1 年至 5 年者 18 例,6 年至 10 年者 8 例,10 年以上者 1 例;伴有月经紊乱、经行有块者 16 例,失眠多梦、神疲健忘者 7 例,头昏耳鸣者 4 例。

2.治疗方法

取穴:主穴:耳尖、肺、肝、内分泌、内生殖器、面颊区。

   配穴:失眠多梦者,心、神皮、神门;

      纳少乏力者,脾、肾;

      气滞血瘀者,心皮、热穴、交感;

      头昏健忘者,脾、肾。

操作方法:先取一侧耳郭,按摩使之充血,消毒。耳尖放血,慢慢渗血而不流血为止;余穴用磁珠耳穴贴准确贴在耳穴敏感点上,并予按揉。嘱患者每日自行按压 4 次,每穴每次15～30 下。两耳互换,5～7 天治疗 1 次,4 次为一疗程。休息 2 天后,再行第 2 个、第 3 个疗程。

3.标准及结果

疗效标准:治疗 4 个疗程后,面部色斑全部消退,伴随症状明显改善者,为显效;面部色斑部分消退,伴随症状有改善者,为好转;面部色斑与伴随症状均未见改善者,为无效。

治疗结果:30 例患者中,显效 6 例,占 20%;好转 20 例,占 66.7%;无效 4 例,占 13.3%。总有效率为 86.7%。

4.典型病例

黄某,女,45 岁,面部黄褐斑已有一年半,经多方治疗未见效。近见面部出现黄褐色斑,边缘清楚,范围约 4cm×2.7cm 大小,伴月经紊乱,忽前忽后,量少,有血块,经前或经期小腹隐痛。按本文方法治疗 4 个疗程,面部色斑基本消退,月经正常,再治 2 个疗程,色斑全部消失,随访两年,未见复发。

5.体会

黄褐斑是影响中青年妇女容貌的主要病症之一,系肝肾阴虚,或气血不和,或肝郁血瘀所致。通过耳尖放血、磁珠贴压耳穴,多途径、多层次刺激后,产生微电流,循经走窜,调节功能,修复病灶。其中内分泌、内生殖器穴,能调节内分泌功能,使经规则;取肺穴之意在于"肺主皮毛";肝穴可以疏肝理气、活血化瘀;面颊区为相应部位取穴;肾穴可以补肾滋阴。诸穴合用,共奏通经和血、疏肝解郁、补肾滋阴之效,使紊乱的脏腑功能得以纠正,体内性激素得以平衡,从而达到消除黄褐斑之目的。

通过观察 30 例患者,要达到治疗次数少而效果好,必须及早治疗。对顽固性黄褐斑,应当配合内服中药,双管齐下,才能达到预期效果。

(宁波鄞州医林中医门诊部　翁佩平)

八、"穴药结合"治疗黄褐斑

黄褐斑是颜面部褐色斑片对称分布的一种获得性色素障碍性皮肤病,好发于中青年女性。虽然对健康影响不是太大,但能严重损害容貌。笔者自 2009 年 2 月至 2011 年 3 月采用"穴药结合"治疗本病 124 例,取得满意效果。现报告如下。

1.临床资料

(1)一般资料　本文 124 例,按就诊单、双日分为两组。单日为耳穴加中药的"穴药组"69 例;双日为"中药组"55 例。两组均是女性,其中年龄 19～30 岁 68 例,31～40 岁 41 例,41 岁以上 15 例;病程 1～3 年 54 例,3～5 年 58 例,5 年以上 12 例。

按斑片部位,发于两侧颧、颊部为主者41例,两侧颧部、鼻部为主者34例,双颊、鼻部、口周为主者20例,泛发整个面部29例。

按色斑和面积,色泽淡褐或占颜面面积小于30%者为轻度,66;色泽黄褐或面积占30%～50%者为中度,31例;色泽黧黑或淡褐、黄褐或面积占50%以上者为重度,27例。

(2)诊断标准　颜面以鼻为中心,两侧颧、颊等处出现淡褐色、黄褐色或深褐(即黧黑)色斑片;平摊于颜面皮肤之上;具有"七不"、"六无"、"五加重"的特点:

"七不"是指不隆、不凹、不痛、不痒、大小不等、边缘不整、压之不褪色;

"六无"是指无红斑、无红血丝、无鳞屑、无痂皮、无自觉症状、无外用药史;

"五加重"是指夏天加重、晒后加重、经前加重、体虚加重、吹海风后加重。

2.治疗方法

(1)基本方药(穴)

中药:自拟四白丹参沙芎汤(白僵蚕50g,白附子10g,白茯苓20g,白芷15g,丹参10g,北沙参20g,川芎6g)。

耳穴:相应部位、内生殖器、内分泌、丘脑、卵巢$_1$、肝、脾、肾。

(2)辨证配药(穴)

肝郁气滞型(斑片以颧、颊为主,边清,色黄褐,伴性急善怒,经血紫块):中药配合欢皮、川贝;耳穴配交感、神皮。

气虚血瘀型(斑片以鼻、口周为主,边糊,色淡褐,伴心悸纳少,经迟量少):中药配黄芪、党参;耳穴配耳中、热穴。

肝肾不足型(斑以眼周、下颌为主,边清,色深褐,伴头晕腰酸,月经紊乱):中药配女贞子、旱莲草;耳穴配肾上腺、缘中、垂体。

(3)随症加药(穴)

①暴晒(风热、火毒),中药加青蒿、苦参;耳穴加"三提一抗"(肾上腺、风溪、耳尖)。

②色青而淡(郁火),中药加丹皮、栀子;耳穴加"情绪五穴"(交感、身心点、快活点、心皮、神门)。

③面肤粗糙而痒(瘀滞),中药加牛角、赤芍;

耳穴加"活血五穴"(耳大神经点、枕小神经点、热穴、交感、心皮)。

④苍白或如蒙尘埃(阳气虚),中药加萸肉、熟地;耳穴加耳颞神经点、促性腺激素点、心皮。

⑤颊甚黧黑或萎黄(阴血虚),中药加萸肉;耳穴加"活血五穴"。

⑥色深（瘀血阻络），中药加马齿苋；耳穴加耳尖、耳背静脉。

（4）合并症

①瘙痒：

过敏而痒：加地肤子、五味子；耳穴加风溪、耳尖。

血虚而痒：加黄芪、丝瓜络、首乌；耳穴加风溪、神门、枕。

因湿而痒：加土茯苓、蚕砂；耳穴加肺、三焦、腹水点。

②脂溢（湿盛）：加透骨草、马齿苋；耳穴加腹水点、三焦、兴奋点。

③污垢（痰浊）：加法夏、桑皮；耳穴加腹水点、三焦、兴奋点。

④痤疮：加仙鹤草、肉苁蓉；耳穴加风溪、三焦、胃、耳尖。

⑤雀斑：加白术；耳穴加肾上腺、神门、肺。

⑥红斑（包括红血丝）：加连翘、白薇、豆豉；耳穴加耳尖、屏尖、耳背静脉、神门。

（5）引经药

督脉，加苍耳子、细辛、藁本。

任脉，加香附、吴茱萸。

肺经，加升麻、白芷、桂枝。

大肠经，加升麻、葛根、石膏。

脾经，加升麻、苍术、白芍。

胃经，加升麻、白芷、石膏。

心经，加黄连、细辛。

小肠经，加黄柏、藁本。

肾经，加独活、熟地、知母、细辛。

膀胱经，加羌活。

心包经，加柴胡、丹皮。

三焦经，加柴胡、连翘、地骨皮（上焦）、青皮（中焦）、附子（下焦）。

肝经，加柴胡、川芎、黄芩、青皮、吴茱萸。

胆经，加柴胡、川芎、黄芩、青皮。

（6）操作施术　根据患者的具体情况，选取基本方药（穴），加分型配药（穴）1～2味（个）、随症加药（穴）1～2味（个）和引经药1～2味等组成的处方。

中药每天1帖，水煎2次，取汁混合，分2～3次服下。3周为一个疗程。

耳穴选一侧耳郭按摩，使之充血，常规消毒后找准敏感点，或针刺，或放血，最后在另侧耳郭相应穴位上粘贴磁珠耳穴贴，主穴耳背加贴一颗，平时不按不压。3天一次，两耳互换，7次为一个疗程。

一个疗程结束后,休息 3 天,再行第 2、第 3 个疗程,连治 3 个疗程后统计效果。

3.疗效观察

(1)疗效评定　经治三个疗程后,根据斑片色泽和所占颜面面积,分别评出四级。

痊愈:斑片全部消退,恢复光泽,半年之内未见复发者;

显效:斑片色泽消退 50% 以上,或面积缩小 50% 以上者;

好转:斑片色泽消退 50% 以下,或面积缩小 50% 以下者;

无效:斑片色泽或面积未改变者。

(2)治疗结果

穴药组 69 例中,痊愈 19 例,占 27.5%;显效 26 例,占 37.7%;好转 22 例,占 31.9%;无效 2 例,占 2.9%。总有效率为 97.1%。

中药组 55 例中,痊愈 11 例,占 20.0%;显效 18 例,占 32.7%;好转 19 例,占 34.5%;无效 7 例,占 12.7%。总有效率为 87.3%。

经统计学处理,$P<0.05$,说明两组具有显著差异。

4.讨论与体会

治病必求其本,"本"是指疾病本质和导致病疾发生、发展的根本原因。

现代医学认为:黄褐斑是表皮黑色素细胞分泌亢进的结果,其因除家族遗传外,主要有慢性胃、肠、肝、肾疾病,或结核、恶性肿瘤、酒精中毒、甲减、肾上腺皮质机能减退等内分泌腺病变,月经不调、痛经、流产过多、慢性子宫疾病、附件炎症、卵巢囊肿,还有久服四环素、磺胺类、氯丙嗪、灰黄霉素、苯妥英钠、避孕药等的副作用,也有紫外线、热刺激、精神创伤、熬夜、化妆品和含铅、汞超标的外用药等诱发或加重。总之,发病机理极为复杂。

中医认为:(1)精神压力、夫妻失和、性事失常、所求不遂等,导致情志内伤、肝气郁结、思虑伤脾、惊恐伤肾等,使气机紊乱、气血悖逆、痰湿瘀滞,随肝、胆、三焦、心、小肠等经脉上循而阻塞颧、颊等处颜面皮肤,出现色素沉着。

(2)饮食不节、起居失常、劳倦过度、偏嗜五味等,导致脾失健运,气血不足,使胃、大肠等经脉空虚,使得口周、鼻周及颜面周边的皮肤失养而出现淡褐斑片。

(3)先天不足、房事失常、多胎生育等,导致肾精亏损,肾气虚弱难以上承,使任、督、膀胱等经所分布的前额、鼻部、口周、眼周、面颊等皮肤失荣而见黧黑斑片。

(4)由于脏腑经络功能相互联系,相互影响,诸病交错而出现的泛发性褐色斑片。

因此对黄褐斑的治疗,首先要根据部位、色泽及全身症状,辨明何脏、何经功能失调,结合患者性别、年龄、体质以及气候等选穴和配药,以内治脏腑,消除有关疾病、恢复内脏功能、祛除体内毒素、充足气血津液;外调经络,激发经气、畅行气血、改善循环、祛瘀生新、修复病灶。因此,"穴药结合"是治疗黄褐斑的有效途径。

(苍南县新世纪整形美容医院　黄海燕　王　正)

九、磁珠贴压耳穴治疗扁平疣的临床研究

笔者于 2000 年 4 月—10 月邀请刘士佩教授坐诊指导,设计一个直径3.4cm 的瓶盖,盖在扁平疣分布最均匀处,并画一圆圈,在此圆圈范围内计算扁平疣数目,每粒扁平疣计 1 分,10 粒算 10 分。治疗后也在该范围内观察扁平疣数量变化,作为统计依据。本组扁平疣 42 例,采用磁珠贴压耳穴治疗,总有效率为 90.5%。现报告如下。

1.临床资料

42 例患者中,男性 18 例,女性 24 例;年龄最小者 5 岁,最大者 34 岁;病程最短者 3 个月,最长者 2 年;面部扁平疣者 32 例,占 76.2%,泛发性扁平疣者10 例,占 23.8%。

42 例患者中,根据圆圈范围内的扁平疣数目,分为轻、中、重度。10～20 分者为轻度,共 15 例,占 35.7%;21～40 分者为中度,共 19 例,占 45.2%;41 分以上者为重度,共 8 例,占 19.0%。

2.治疗与方法

取穴:主穴:肺、肝、脾、肾、皮质下、相应部位。

配穴:缘中、神门、肾上腺、枕、风溪、内分泌。

方法:每次取一侧耳郭,按摩去脂,贴压磁珠,2～3 日一次,双耳交替,7 次为一疗程,休息 3～5 日后,再进行第 2、第 3 疗程。

3.疗效标准

根据耳穴治疗 2 个疗程(14 次)后,在原来指定的范围内,随访 3 个月,以扁平疣数量变化、有无复发作为指标评定。

治愈:扁平疣全部消失,随访 3 个月未见复发者;

显效:扁平疣减少 2/3 以上或全部消失,而 3 个月之内偶有复发者;

有效:扁平疣有所减少,但在3个月之内复发3次以上者;

无效:扁平疣数量无变化,甚至增多者。

4.治疗结果

42例患者中,治愈22例,占52.4%;显效12例,占28.6%;有效4例,占9.5%;无效4例,占9.5%。总有效率为90.5%。

42例患者治疗前后皮疹消退对比,详见表2.2.14。

表 2.2.14 不同程度的皮疹治疗效果比较[例(%)]

组别	轻 度	中 度	重 度
$n＝42$	15(35.7%)	19(45.2%)	8(19.0%)
治疗前分值 治疗后分值	10～20 1～5	21～40 6～10	41～50 11～15

经统计学处理显著差异($P＜0.001$)。

5.典型病例

王某,女,19岁,湖北人,在苍南县钱库镇振兴西街188号工作。就诊前一个月,发现右侧眼睑下方鼻旁处有三粒扁平丘疹,此后左右面颊、额、口周也相继出现分布不均、大小不等的暗褐色扁平丘疹,数目逐日增多,少数小丘疹融合成片。2000年9月20日来院就诊。确诊为扁平疣,经检查圆圈范围内丘疹皮损记分为18分。经耳穴治疗12次后,丘疹皮损基本消失,只有三粒最先出现的扁平丘疹尚未完全消退,再给治疗5次,共17次,丘疹完全消退,只遗留少数色素沉着斑而告愈,随访三个月,未见复发。

6.讨论

扁平疣好发于青少年,常见于面部、手背和前臂等处,临床主要表现为丘疹呈多角形、大小不等、分布不均、影响容貌。少数患者容易复发。其原因是病毒感染,免疫功能低下以及脏腑功能失调等。本法取肝、肾、风溪、肾上腺、相应部位为主,配肺、皮质下,以调节大脑皮层,提高机体免疫能力;配内分泌、缘中,以调节内分泌功能,提高白细胞吞噬能力,达到抗病毒之目的。通过磁珠贴压耳穴产生微电流,作用于穴位,循经走窜,活血化瘀,消除瘀滞,改善循环,修复病灶。采用磁珠贴压耳穴治疗扁平疣,具有疗效好、无痛苦、不易复发、病人乐意接受等优点。

2000年12月10日,温州市科技局组织专家验收评审:认为该课题设计新颖,以磁珠粘贴耳穴治疗扁平疣42例,调理脏腑、疏通经络、活血化瘀、修复病灶,达到愈病之目的。该法无痛苦、无创伤、无毒副作用,简便、实用、安全,总有效率为90.5%,达到同类研究先进水平,值得进一步推广应用。

(苍南县第三人民医院　陈德秀)

第八节　医案医话

一、耳穴临床三则(遗精、肩周炎、神经衰弱)

笔者从1991年6月"中国南方诸省耳穴诊治培训班"结业以后,将所学知识用于临床,收到意外效果。现举三例,以窥一斑。

1.遗精

某男,23岁,未婚。自19岁起至今4年中,每隔2~3夜遗精一次,甚则夜夜皆有。伴精神疲倦,形体消瘦,面色苍白,形寒怕冷,多处求医未得好转,以致心灰意冷。于1991年7月4日要求耳穴施治。

取心、肾、脾之敏感点,配以内生殖器、内分泌、皮质下、缘中。右耳扎针,左耳贴压磁珠,2天一次,双耳轮换。7月6日复诊,诉当夜未有遗精,精神好转。要求继续治疗,按原法再治4次,于7月14日再诊,旧病未作,面泛喜色,因怕疼痛而停针观察。7月16日上症又发,急予原法治疗,一治即止,连治7次后,仅再粘贴磁珠每2天一次,连用2周后,观察1月未再复发,且已参加劳动,一切正常。

2.肩周炎

某男,47岁,右肩关节疼痛,活动受限已半年,多处求医,皆诊为肩周炎,但治之无效。于1991年7月11日要求耳穴治疗。

取相应部位敏感点、肾、肾上腺、神门、交感,右耳扎针,左耳贴压王不留行籽,治之5分钟许,患者言肩关节似有酸麻感觉,且可活动。留针,每隔15分钟捻转一次,2小时后,肩部疼痛大减,活动范围增大。如上隔天治疗一次,6次后疼痛消失,但久劳后尚感酸痛。继之双耳粘贴王不留行籽,3天一换,并嘱配合功能锻炼,5次后诸症消失,活动自如。观察一月,一切正常。

3.神经衰弱

某女,48岁,10年来常有失眠,每夜睡觉不足1小时,伴心悸、多梦、头晕头昏,且随情志变化而增减,诸药未效。于1991年7月13日求治于耳穴。

取心、肾、神门之敏感点,配以肝、垂前、皮质下、额、枕、失眠点,右耳扎针,左耳压丸,隔日一次,两耳轮换。7月15日复诊,治后当晚即能安睡6小时,心悸、头晕显减,仍守原法。7月18日再诊,睡眠仍保持6小时以上,头已不晕,心已不悸。观察一月,未复发。

(乐清市水潭卫生院　黄亦翰)

二、耳穴夹治法三则(踝关节扭伤、痛经、胆石胆囊炎)

1.踝关节扭伤

陈某某,男,68岁,农民。右侧踝关节扭伤已一天,局部红肿疼痛不能着地,由他人扶来就诊。

取肝、相应部位,治保仪用强刺激,治疗30分钟后,疼痛大减,当即可以下地。第二天单独来治疗,上下午各治一次,痛止肿退,恢复正常。

【按】 对本病共治9例,均是取相应部位、肝,以活血行气,通筋活络。如果伤及血分,局部青紫者,再加取肾上腺、皮质下,以调节血管,改变通透性,达到消炎消肿、活血散瘀、祛伤止痛之目的。一般一天2次,每次30至50分钟。9例全都恢复正常,且在2天之内痊愈。

2.痛经

肖某某,女,33岁,家族妇女。原有痛经病史,末次月经净后23天,昨起下腹胀痛,且有下坠感,至今晨腹部胀痛加剧,肢冷汗出,伴胸闷,乳房胀痛,恶心欲吐,口苦。舌红边泛紫,脉沉。

取子宫、内分泌穴,频率在120～140次/分,中等强度电流,夹治30分钟。当夹治4分钟时,疼痛明显减轻,至30分钟时疼痛消失,汗止肢温。第二天月经来潮,下腹稍有隐痛,但片刻即止,直到经行完毕,也未感作痛。

【按】 本人运用此法治疗痛经3例,均取内分泌、子宫或肝穴,治疗30至60分钟,频率120～140次/分,中等电流强度。结果,2例当即见效,1例好转,第2天再治一次,疼痛均消失。

3. 胆石胆囊炎

林某某,女,38 岁,农村妇女。因 3 年前曾患胆囊炎,今早食油腻之物后,胃部饱胀,于下午 1 时许出现右上腹阵发性绞痛,继而出现持续性疼痛伴阵发性加剧,疼痛剧烈时向右肩胛、右腰部放射,辗转不安,偶尔恶心但无呕吐。体检:右上腹饱满,呼吸运动稍受限,胆囊区腹肌紧张,触痛明显,有压痛、反跳痛,体温 38.2℃。当即给肌注阿托品、大剂量抗生素、糖皮质激素加入输液,疼痛稍有缓解,但体温反而升高至 40℃。情急之下,采用"治保仪"。

用两个夹头夹住患者的两个耳尖穴,强刺激 30 分钟左右时,患者自诉体温有所下降。然后加取肝、胆二穴,频率为 120 次/分,中等强度电流,每次 30 分钟,夹治 4 天,症状全部消失。

【按】 本病属肝胆气郁、湿热内蕴、疏泄失常所致,故取肝、胆两穴,以疏肝利胆,理气解郁,通经活络,调畅气机,耳尖穴不但能祛邪热,而且有消炎、止痛、镇静之功用,因此病情好转较快。

(苍南县灵溪渡龙内科诊所　李建华)

三、耳穴临床三则(慢性荨麻疹、面神经炎、神经性尿频)

1. 慢性荨麻疹

王某某,女,49 岁。主诉:全身复发起风团 1 年余,一月复发 5～6 次,每次 2～3 天不等,近又发作。风团大小不等,疹色或红或白,瘙痒难忍,遇热、遇冷则加甚,伴全身不适。诊断为气血不足型慢性荨麻疹。

取左侧耳尖放血,右侧风溪、神门、心、肺、脾、肾上腺、内分泌,贴压磁珠。2 天一次,两耳互换。5 次后疹退,再巩固治疗 5 次。随访 3 个月,未见复发。

2. 面神经炎(眼支)

李某某,女,48 岁。主诉:左眼内侧疼痛 10 年余,伴头晕、头痛、恶心、呕吐,多方治疗未得见效。近来左眼轻度红肿,伴面色苍白。舌红苔干,脉尺沉而数。诊断为肝肾阴虚型面神经炎(眼支)。

取左侧耳尖放血,右侧耳颞神经点、面颊、眼、心、肝、脾、肾、神门、垂前、额、枕、三焦,贴压磁珠,2 天 1 次,两耳互换。第一次治疗后减轻一半,连治 10 次,恢复正常。随访 3 个月,未见复发。

3. 神经性尿频

吴某某,女,32 岁。主诉:夜尿增多已有 20 年,患者于 20 年前无明显诱因下出现夜尿增多,每晚跑厕所 3～4 次,影响睡眠。多处求医,缓解而复发。近见每夜小便 5～6 次,白天 8～9 次,色白,伴有头晕纳少,腰酸膝楚,舌质淡红、苔薄白,脉细无力。诊断为脾肾气虚型神经性尿频。

取左侧耳尖放血,右侧尿道、膀胱、肾、心、肺、脾、神门、皮质下、支点,贴压磁珠。2 天 1 次,两耳互换。第一次治疗后夜尿减为 2～3 次,第二次治疗后减为 1～2 次,治疗 5 次后,一觉睡到天亮,再巩固 2 次。随访 3 个月,未见复发。

(乐清市翁垟镇个体诊所　徐林燕)

四、耳穴夹治四则(前列腺炎、神经衰弱、心动过速、过敏性哮喘)

1. 前列腺炎

董某某,男,82 岁。患慢性前列腺炎 8 年。小便混浊赤痛,日行 30 余次,大便不爽,日行 5～6 次,伴纳少肢乏,多方求医无效。

取肾、脾、膀胱、艇角、直肠穴,用治保仪治疗,每次 4 穴,中强刺激,夹治 40 分钟。每天一次,两耳轮换。经治 12 次后,小便减为 8 次/日,大便 1 次/日,其他症状也明显好转。随访半年,未见反复。

2. 神经衰弱

林某某,女,33 岁。神经衰弱,失眠心悸。

取心、肾、肝、脾、神门、大肠穴,每天一次,每次 4 穴,治保仪用中强刺激。经治 10 次后痊愈,观察 6 个月未发。

3. 心动过速

方某某,女,52 岁。患冠心病 9 年。心动过速,伴低热、颧红,经多方治疗,收效甚微。

取心、神门,双耳共 4 穴,治保仪用中强刺激,每天一次,每次 30 分钟。治至第 3 次,心律恢复正常,低热、颧红皆消失,观察半年,未复发。

4. 过敏性哮喘

陈某某,女,26 岁。过敏性哮喘多年,经常复发。

取肺、气管、平喘、肾、肾上腺穴,每天一次,每次 4 穴,治保仪用中强刺激。治疗 7 次后,基本恢复正常,继而仅取肾、肾上腺二穴巩固之,随访三个月,一直正常。

(苍南县金乡镇医院　宋玉茹)

五、"穴药结合"医案五则

1.痰热不寐症

林某某,男,35岁,已婚。2001年6月15日初诊。

主诉:自3年前的一次游泳溺水后,常感头晕胸闷,纳减便溏,四肢疲乏,夜难入眠,多方诊治未得显效。2000年元旦前后开始出现阳事不举,其妻责怪怨恨,更令烦闷恼怒,白昼头昏脑涨,夜间辗转难眠,或寐而不实,乱梦纷纭。西医诊断为严重神经衰弱,长期服用多塞平、安定片等药,每夜勉强维持似睡非睡1~2小时,影响了工作质量与生活乐趣。

诊查:精神不振,时发烦躁,心悸胸闷,口苦而腻,纳呆肢乏,便秘尿赤,舌苔黄腻,脉弦滑数。

辨证:此为痰热扰心之不寐证。缘于痰湿中阻,土壅乘水,水不生木,肝失条达,复加恼怒伤肝,郁而化热,痰与热裹,上扰心君。

治法:穴药结合,耳穴先行,清热化痰,宁心安神。

处方:

(1)耳穴　取右侧胰胆、内分泌、心、缘中、神经衰弱区、神经衰弱点,按摩去脂,磁珠贴压,相应耳背也贴上一颗。平时不按不压,但在睡前1小时,各穴前后轻轻对压100下左右,候至耳郭发烫发赤为度。2天一次,两耳互换。

(2)中药　黄连温胆汤加减。处方:黄连6克、茯苓12克、法夏12克、陈皮12克、竹茹12克、枳壳12克、生甘草6克、乌梅3克、生姜3克、郁金12克、菖蒲6克(后入)、龙齿30克(先煎)、远志9克。6帖,每天一帖,水煎服。

二诊,6月22日。治后症状无减轻也无加重,但脉舌特征如前,原方加重剂量。耳穴:原穴加左侧耳尖放血,余法同上。中药:原方加黄芩6克、莲子芯6克、胆星12克。6帖,每天一帖,水煎服。

三诊,6月28日。大便通畅,小便清长,口苦亦减,已思饮食,停服安眠药后,每夜也能睡3~4小时。但感眠而不实,舌红苔灰腻,脉滑数。此为痰热始化,效不更方,原方原法续用6天。

四诊,7月4日。面露笑容,纳增神爽,前晚起能睡5~6小时,房事也已恢复,舌转淡红、苔白,脉滑。改用初诊之方,加减调治20余天,症状消失,眠食正常,随访一年未发。

【按】　不寐,又称失眠、不得眠、不得卧等,现代医学归属于神经衰弱范畴。其症状表现为:入睡困难,早醒多梦,醒后难以再睡,甚至彻夜不眠等,常因睡眠不足而使人精神不振,烦躁不安,严重影响工作质量和生活乐趣。本例系痰热扰心之不寐症,缘于痰湿内阻,犯心乘肾,肝木失养,郁而化热之故。

整个病程可分为两个阶段。

(1)暴受水湿　游泳呛水本属平常之事,若以燥湿健脾之剂治之,治愈是不难的。然而,初始医者以为是"体虚",多次挂大瓶,同时又进大量味厚滋补之品,不但出现纳呆肢重之症,而且津不化气,内聚成痰,痰涎壅盛,上扰心神,下乱精室,而见失眠多梦、胸闷心烦、遗精滑精、阳事不举等症。

(2)痰热互结　对痰湿壅盛之症,若能以化痰利湿之剂治之,不难消退。可是某医言之为神经衰弱,给予大剂量镇静剂,令其终日无精打采,昏昏欲睡,且久病伤肾,影响性生活。其妻又缺乏医学知识,不但不予理解,反而疑其有外遇,横加指责,而患者无法争辩,深受委屈。于是烦闷在心,郁而化热,痰与热裹,一时难以祛除,加重了病情的发展。初诊时穴药虽然对症,但病重药轻,无济于事。

治则:标本兼治。

(1)清热化痰,重在清热凉血以治其标。首选清热泻火良穴——耳尖穴放血,出血量以血色从紫暗到鲜红、血质从稠黏到稀薄为度。热随血出,则热与痰分。方中加黄芩、黄连、胆星、莲子芯,以清热化痰,宁心安神。尤其龙齿一味,既有重镇安神之利,又无敛湿留热之弊,使热清痰化,心宁神安。

(2)扶正祛邪,佐以思想开导以治其本。由于病程久长,汲着心肾,病情复杂,当病情一有转机,出现神倦乏力时,即予健脾补肾,及时开导、启发,其妻予以体谅、鼓励、安慰,使其心情舒畅,气血平和,标本兼治,从而达到预期目的。

2.气血不足型眩晕症

方某某,女,35岁,已婚。1999年10月5日初诊。

主诉:眩晕5年,每隔3～5月发作一次,每次发作非用东莨菪碱、丹参注射液、能量合剂等不能缓解。近因劳累过度,突发旋转性眩晕,在某三甲医院就诊,诊断为"美尼尔综合征",用过上药未效,改用盐酸倍他啶注射液静脉滴注3天,仍未见效,特求出诊。

诊查:面色苍白,唇甲少华,表情痛苦,语声低微,头晕目眩,如坐舟车,不能睁眼行走,不能左右顾盼,伴恶心呕吐,痰涎频出,耳鸣,听力下降,汗出较多。血常规、颈椎正侧片、脑电图、头颅CT等检查均属正常。舌淡红,苔薄白,脉缓无力。巅顶百会穴周围约有 $3.5cm^2$ 面积的皮肤麻木,提拉头发尚无痛觉。

辨证:此系气血不足型眩晕症,为西医"美尼尔综合征"(梅尼埃病)。

治法:穴药结合,先穴后药,补中益气,养血熄风。

处方:

(1)耳穴:取晕点、内耳、顶、枕、神门穴。任选一侧耳郭,按摩去脂,磁珠贴压,相应耳背也贴上一颗。平时不按不压,3天一次,两耳互换。

(2)中药:聪明益气汤加柴胡、陈皮、当归。处方:黄芪15克、党参15克、炙甘草15克、葛根15克、蔓荆子10克、赤白芍各9克、当归9克、柴胡6克、升麻6克、陈皮6克。3帖,每天一帖,水煎服。

二诊:10月8日。第一次耳穴贴压5分钟后,头晕目眩开始减退。3天来日渐舒服,效不更方,原方原法,再治3天。

三诊:10月12日。诸况良好,诉无不适,已能行至户外活动,后停用耳穴,仅取香砂六君丸调治3个月而愈,随访一年未发。

【按】 中医所称的"眩晕症",其中一部分相当于现代医学的"美尼尔综合征",现称"梅尼埃病",为内耳膜迷路积水所致。表现为突发性旋转性眩晕、恶心呕吐、汗出、耳鸣、听力下降等特征。按中医基础理论分析,"无痰不作眩"、"无瘀不作眩"之说,其本质是本虚而标实。实则痰湿、瘀血阻滞招致风动,虚则系脏腑功能低下,精髓气血亏损,难以上注清窍,经云:"髓海不足,则脑转耳鸣"是也。本案属于气血不足型,取顶、枕穴为相应部位,晕点、内耳穴治其病灶,又取神门以安神止晕,更选聪明益气汤加味培补气血,如此穴药结合,标本兼治,故令病速愈。

3.小儿阳虚外感型支气管哮喘

黄某某,男,6岁。2000年4月10日初诊。

主诉:麻疹肺炎后渐发哮喘4年。逐年加重,每月发作2~3次,每次持续5~7天不等,遇体虚或气候变化则复发或加剧。多家医院均诊断为"免疫功能低下",认为一时难愈,只作对症处理。2天前洗澡不慎伤风,又使旧疾复发。

诊查:形丰体胖,面色苍白,神倦肢冷,肌肉松弛,鼻流清涕,咳嗽气逆,呼吸急促,喉鸣如锯,痰白清稀,纳少腹胀,便溏尿清。舌淡红,苔白润,脉浮紧。两肺布满哮鸣音,呼气延长,心率160次/分,体温37.8℃,血常规正常。

辨证:此为脾肾阳虚之体,复感风寒之邪,诱发伏痰搏击气道而成的寒哮。

治则与治法:穴药结合,标本兼治,扶正祛邪,补肾纳气。

(1)耳穴 取屏尖、肾上腺、交感、风溪、肺穴。任选一侧耳郭,按摩去脂,磁珠粘贴。2天一次,两耳轮换。

(2)中药 小青龙汤加减。处方:炙麻黄 6 克、桂枝 5 克、干姜 6 克、炒白芍 6 克、细辛 6 克、五味子 6 克、补骨脂 9 克、菟丝子 9 克、生甘草 3 克。2 剂,一天一剂,水煎服。

二诊:4 月 12 日。上次用磁珠贴压耳穴 10 分钟后气喘开始减轻,痰涎减少,再过 20 分钟左右,呼吸渐趋平稳。今发热已退(36.8℃),肺哮鸣音消失。但尚有咳喘吐痰,痰呈泡沫状,少气懒言,纳少难饥。舌淡红、苔薄白,脉缓。此乃外感之邪已去,但正气未复,治以健脾益气,化痰止咳。

(1)耳穴 取对屏尖、肺、脾、肾、肾上腺穴,贴压磁珠,方法同上。

(2)中药 改用玉屏风汤合六君子汤加减。处方:党参 9 克、茯苓 6 克、炒冬白术 6 克、陈皮 4 克、法夏 6 克、杏仁 4 克、川贝 4 克(调冲)、补骨脂 6 克、菟丝子 6 克、五味子 3 克、黄芪 9 克、防风 6 克、炙甘草 3 克。5 剂,一天一剂,水煎服。

三诊:4 月 17 日。诸恙消失,形体改观,但肢末不温。耳穴同 4 月 12 日方,中药改用胡桃肉 9 克、五味子 6 克,煎汤送服金匮肾气丸 3 克,一天三次。

调理三个月痊愈。随访一年未发。

【按】 患儿系独生儿子,关爱有加,麻疹肺炎期间过食肥甘生冷之物,脾肺之阳受损,痰饮内伏。且小儿稚阴稚阳之体,整年生活在空调房中,卫阳必虚无疑,一旦外邪侵袭,势必触引伏邪诱发,内外交加,哮喘乃作。愈发则正气愈虚,愈虚则宿疾易发,以致恶性循环,终年常患。

耳穴肺、脾、肾、交感、对屏尖等穴,布有交感神经、面神经、舌咽神经和迷走神经混合支,磁珠贴压耳穴,通过磁力线的穿透,磁场作用于穴位经络,产生微电流,从而缓解支气管平滑肌的痉挛,改善肺和气管的血液循环,发挥化痰降气、平喘止咳的功效;及时口服中药,坚持标本兼治,再加补肾纳气之补骨脂、菟丝子,煎汤送服之金匮肾气丸,调理巩固,使多年宿疾得愈。

4.气血淤滞型急性阑尾炎

范某某,女,29 岁,已婚。1999 年 10 月 10 日初诊。

主诉:2 天前伤食腹痛,恶心呕吐,当地医生诊断为"急性胃肠炎",打针、输液后,腹痛不减,反而加剧,且转至右侧下腹部。有人说是"宫外孕"(月经 42 天未来),有人说是"阑尾炎"。

诊查:面色苍白,汗出如珠,右手捧腹呼痛,曲身而行,伴恶心呕吐。笔者一边急请外、妇科医师会诊,一边让患者平卧于诊察台上,观其耳郭。发现右侧耳甲艇的阑尾穴呈点状红润、充血、光泽,界限不清,压之极痛;大肠穴也明显红润压痛；而位于三角窝的内生殖器穴则无明显阳性反应。触其右侧下腹部，腹肌紧张，压痛明显，且有反跳痛。观其舌质红苔黄干；测其脉弦数而有力。体温 38.5℃。

辨证：此属气血淤滞型肠痈，现代医学称为急性阑尾炎。

治法：穴药结合，耳穴先行。活血祛瘀，行气止痛。

急取右侧耳郭，按摩使之充血，常规消毒。阑尾穴敏感点用 0.5 寸毫针直刺 0.15 厘米许，且不断捻转；交感穴再用 1.5 寸毫针对准，以 45°的角度刺入 0.5 厘米许，也不停地捻转。约 2 分钟后，患者呻吟停止，出汗减少。此时妇科医师会诊后排除了"宫外孕"，外科医师确诊为急性单纯性阑尾炎。处理意见：(1)穴药结合，留观治疗；(2)若有恶化，及时手术。

处方：

(1)耳穴　取右阑尾、交感穴。如上法，留针 2 小时，每隔 10 分钟捻转一次，每次约 50～100 下，以加强刺激。

(2)中药　大黄牡丹皮汤加减。处方：生大黄 12 克(后入)、丹皮 9 克、桃仁 9 克、冬瓜仁 15 克、芒硝 6 克(冲)、元胡 9 克、槟榔 12 克、枳实 9 克。一剂，急煎二味，混匀一次服下。

二诊：10 月 11 日。自耳穴针刺后腹痛未作，中药服后，排便二次，右下腹部腹肌转软，体温 37.2℃。耳穴改用左耳，穴名、刺法如上，留针半小时；中药去大黄，再服一帖。

三诊：10 月 12 日。体温 36.8℃，腹痛未作，纳增便润，面色转华。耳穴改用磁珠贴压胃、脾、大肠、肺穴，2 天 1 次，双耳互换。中药改用柴胡四逆散加川朴、槟榔、鸡内金，5 帖，调治而愈。随访一年未发。

【按】　耳穴是机体病理的反应点，多数疾病在相应耳穴上常会出现颜色、形态、痛阈的改变。所以，耳穴不但能治疗疾病，而且能诊断疾病，甚至对某些急腹症可作鉴别诊断，本案便是一例。由于右侧输卵管妊娠与阑尾炎的病位均在右下腹部，当其他依据不足难以对二者做出鉴别时，耳穴倒可以鉴别诊断，因为诊断宫外孕的主穴内生殖器穴在三角窝内，而诊断阑尾炎的主穴阑尾穴则在耳甲艇，两者相距较远，故容易做出鉴别诊断。

5.肝郁气滞型胎位不正

李某某，女，26 岁，已婚。1999 年 3 月 11 日初诊。

主诉：怀孕 7 个半月，第一胎。产科检查发现胎位不正，B 超证实为"臀位"。曾行胸膝卧位一周，未能矫正。

诊查:精神抑郁,胸闷腹满,纳食不香,食入难饥,舌淡红苔薄白,脉弦。产科检查记录是:身高 160cm,骨盆外测 24－26－19－9cm,宫高 30cm,腹围 86cm,胎臀先露,胎方位 LSA,未衔接,腹壁张力可,双下肢无浮肿。

辨证:此乃肝郁气滞型胎位不正。

治则与治法:穴药结合,疏通经络,调整气血,增加胎儿活力。

处方:

(1)耳穴:取内生殖器、皮质下、交感、腹、脾、肝穴。任选一侧耳郭,按摩充血,消毒脱脂,磁珠贴压,并在相应耳背处(除内生殖器、交感穴外)对贴一颗磁珠。2 天治疗一次,两耳互换。

(2)中药:芎归紫苏饮加减。处方:川芎 9 克、当归 15 克、紫苏 6 克、枳壳 6 克、砂仁 3 克、炙黄芪 12 克、党参 9 克、柴胡 6 克、升麻 6 克。2 帖,一天一帖,水煎,分二次服下。

二诊:3 月 13 日。上次磁珠贴压耳穴 10 分钟左右胎动次数增加,力度增强,2 小时后服下中药,胎动力度强而有力。但复查时,胎位尚未矫正,疑其疗程不足,故仍按原法再治一次。

三诊:3 月 15 日。昨天胎动继续活跃,自感胎儿位置有所下降,上腹部胀闷消失,无腹痛,无阴道出血及流水等现象。复查:胎儿已转为头位。嘱每周复查一次,一直正常,观察至足月头位分娩为止。

【按】 胎位不正是难产的主要原因之一,其机理目前尚无定论。但按中医基础理论分析,主要是肝、脾、肾三脏功能不足和任、督、冲、带四脉功能失调之故。所选之穴皆属于补肝肾、调气血、通经络、助胎儿活力等功能范围。有学者认为,穴位是电磁活动点,经络是电磁的传导通路。磁珠贴压耳穴能令磁场作用于穴位,产生微电流,振奋脏腑功能,加强胎儿活力;又加中药补肝肾、调气血,使胎儿活力大大提高。由于胎头大而重,通过地心引力作用,随着胎儿活动次数的增多与力度的加强,从而达到自然回转之目的。因此穴药结合矫正胎位,常在不知不觉中进行,孕妇无痛苦、无不适,对胎儿毫无不良影响。

(苍南县第二人民医院 王 正)

六、小耳朵 大健康

耳朵虽然每天被人使用,却不像眼睛和嘴巴那样被人重视,甚至很多时候人们都感觉不到它的存在。德国威斯巴登医院资深外科教授沃特·哈特巴赫在《耳朵里的秘密》一书中写道:"实际上,耳朵里隐藏着许多密码,通过耳朵可以看出人的性格和天赋,甚至一个人的健康状况。"

1.耳朵反映人的性格

"你仔细观察耳朵,它就像是一个倒置的胎儿,头部朝下,臀部朝上。耳朵是人体的缩小版,各个部位连接并反射着身体各部位。"沃特·哈特巴赫教授这样形容耳朵。耳朵的上部可以表现出一个人的智商高低,耳朵的中部可以表现出人的意志品格,耳朵的下部可以说明一个人的情感世界。通过20多年对不同人耳朵的观察和研究,沃特·哈特巴赫教授总结出了这样有趣的结论:耳朵的大小体现了一个人的生命力和思想深度。一个人的耳朵越大,他就越充满激情,精力旺盛,甚至暴躁易怒,像美国前总统比尔·克林顿;耳朵中等大小的人一般都是思想冷静、客观的人,比如法国影星苏菲·玛索;小耳朵的人,大多具有安静观察、耐心权衡的倾向,他们的适应性很强,比如影星章子怡。

2.看耳朵辨疾病

早在《黄帝内经》中就有"视耳好恶,以知其性"的说法。中医早就有通过观察耳朵色泽、形态的变化来辅助诊断及鉴别病症的方法。

人体的各个部位,都可以在耳朵上找到相关的位置。当身体出现问题时,耳朵的相关区域也会出现反应。正常人耳朵红润而有光泽,这是先天肾精充足的表现;耳朵干枯没有光泽,可能是机体肾精不足;耳朵颜色淡白的人,多怕冷恶风,手脚冰凉;耳朵红肿,多是"上火"的表现,常见于肝胆火旺或湿热;耳郭干枯焦黑,多发于传染病后期或糖尿病;在耳朵的某些局部呈点状或片状红晕、暗红、暗灰等,则有可能是胃炎、胃溃疡等消化系统疾病的表现;如果耳朵局部有结节状或条索状隆起、点状凹陷,多提示有慢性器质性疾病,如肝硬化、肿瘤等;耳朵局部血管过于充盈、扩张,可见到半圆状、条段样等改变的,常见于心肺功能异常的人,如冠心病、哮喘病等。北京中医药大学李志刚教授认为,望耳朵是中医"望诊"的组成部分,判断身体健康状况、诊断疾病,当然需要结合全身的其他表现。即使平日里自己观察,也不可盲目照书诊断,生搬硬套。

3.五招捏出健康

耳朵上的穴位比较复杂,如有头疼、失眠的小病,我们可以自己按摩穴位辅助治疗。

(1)牙龈肿痛按耳垂。耳垂相当于面部,当因"上火"导致牙齿、牙龈肿痛或脸上长出疙瘩时,可以用拇指和食指揉捏耳垂,或者去医院在耳垂上点刺放血,有很好的治疗效果。经常按捏耳垂还能美容养颜。

(2)心绞痛,经常刺激耳甲腔部位,俗称下耳窝,对血液循环系统有保健作用。下耳窝对应于胸腔内脏器官。心绞痛时首先要保持镇定，不要惊慌，立即停止活动，卧床休息，最好抬高上身，然后对下耳窝进行按压。方法是将食指放到耳孔处，拇指放到耳的背面捏揉。这是最简便、最有效的自我急救方法，可以迅速缓解心绞痛，度过危险期。

（3）打嗝，按上耳窝。上耳窝，即耳甲腔上方的耳甲艇，相对于人的腹腔，按摩此处有助于消化，并有强肾健脾之功。打嗝，中医称呃逆，就是由于脾胃虚弱，以及过食生冷食物、暴饮暴食引起的胃气上逆。

（4）失眠，上下耳窝都要按。失眠，中医称"不寐"，它是由心脾虚弱造成，可按揉下耳窝中的"心"及"脾"两穴位，将食指放到耳孔处，拇指放到耳的背面揉捏。

（5）四肢疼痛，揉对耳轮、耳舟。耳郭的外周是对耳轮、耳舟，相对于躯干、四肢，颈肩、腰腿等，躯体疼痛患者宜多按压对耳轮。

（宁波鄞州医林中医门诊部　余　维）

第九节　耳穴初探

一、发现一个新穴——扬音点

"扬音点"是本人暂定名，在临床上偶然而得。根据一看二按的探穴方法，发现"口穴"和"气管穴"之间，一经按压，发音即刻响亮，放掉不压，声音即低沉，两耳反复试探，始终如一，加夹治通电 30 分钟，声音响亮得多。因而定名为"扬音点"。是否确切，望君试用。

　　俞某某，女性，61 岁。失音一天多，声音重浊不扬，微咳多痰，口苦喉干，体形肥胖，素性偏热，舌苔黄腻，脉数滑，属痰热交阻症。治以清热化痰开音法。取：双扬音点、咽喉、肺等穴，治疗一次而愈。

（苍南县宜山镇中心卫生院　李贤铭）

二、耳穴"三焦"的配伍应用

1.三焦穴的位置、组织结构及功用

耳穴标准化方案确定，三焦穴位于屏底区上 1/2 的区域。其内布有颞浅

动脉耳前支和迷走、舌咽、面神经的混合支,呈扁形状周密分布并缠绕血管壁的交感神经纤维。祖国传统医学认为三焦是"脏腑之外,躯体之内"元气、水谷的通行道路,可分为上、中、下三部分。横膈以上,称为"上焦",包括心与肺;横膈之下至肚脐以上,叫"中焦",包括脾与胃;肚脐以下,称"下焦",包括肝、肾、大肠、小肠、膀胱等。可见三焦是包罗诸脏之大腑,具有宣肺降气、养血安神、健脾益胃、补益利尿和疏通水道等功用。

2.三焦的配伍应用

(1)三焦配肺　治急慢性气管炎、肾性水肿和荨麻疹等病。因肺主气、主宣发、主肃降,外合皮毛,又为水之上源。外邪侵袭,首先犯肺,以致肺气上逆而作咳,水不下行溢于肌肤而成浮肿,风邪郁于皮肤而见风疹肿块。三焦与肺穴同用,能迅速宣肺降气,通调水道,使痰湿从下而去。

(2)三焦配脾　治疗急慢性胃炎、溃疡病、贫血、消化不良等。脾为后天之本,生化之源,职司运化。如脾失健运,则水谷不化,湿邪内聚,久则形成胃炎、溃疡、贫血、消化不良等症。三焦与脾穴同用,能使元气通行,水谷得运,化生气血,营养诸脏,则诸恙自然而消。

(3)三焦配肝　治疗慢性肝炎、胆囊炎、肋间神经痛、神经官能症、更年期综合征、阴囊湿疹、外阴瘙痒等病。足厥阴肝经绕阴器、至小腹、布胁肋,肝主疏泄。如七情内伤,气郁肝脉,出现胁肋胀痛,或因湿热循经下行而出现上述诸症。三焦伍以肝穴,同施平补平泻法,能令经络疏通,气机调畅,正复邪去,上症自然消失。

(4)三焦配面颊区　治疗面神经瘫痪、三叉神经痛、面神经痉挛和痤疮等病。如风寒湿邪侵入面部经络,则气血痹阻,经筋失养,局部或痛,或抽,或麻木,或皮肤出现斑疹与痤疮等。三焦与面颊区双枚毫针刺入,一针直刺一针斜刺,行捻转平补平泻法,留置30分钟,每隔10分钟加强刺激一次。使经络疏通,气血畅行,邪去正复,则诸症自愈。

此外,三焦配膀胱穴治疗前列腺炎、膀胱炎;三焦配牙穴治疗急性牙髓炎、根尖周围炎、冠周炎、牙周炎等等。

3.三焦配伍应用举隅

某男,45岁。以酒为浆,又喜食肥甘,久之胸闷纳少,心窝部时有隐痛,常于食后1小时或3小时左右开始发作,不喜揉按,伴恶心口苦,大便不爽或见黑色。血常规提示:白细胞总数 $12.6×10^9/L$,中性粒细胞 81％，单核细胞 2％，淋巴细胞 17％，血红蛋白 120g/L；大便隐血试验（＋）；胃镜诊断为慢性胃炎伴十二指肠球部溃疡。

诊查：胃穴呈点片状隆起红晕，压痛明显，电测阳性；三焦穴（上、中焦处）呈条片状隆起，色暗红，压之极痛，电测强阳性。舌红苔黄腻，脉弦滑数。

辨证：属于湿热壅滞，三焦通路被阻之实热（湿）型胃脘痛。

治疗：取胃、三焦（上中焦之间）两穴，用"人体胎盘组织液"注射，各穴 0.2ml，每天 1 次，两耳交替使用，7 天为一疗程。仅治 3 次，胃痛消失，食欲显增，便色转黄，精神大振。第二疗程结束后复查，胃镜提示胃炎病灶已经消失，十二指肠球部溃疡明显好转。再继续治疗一个疗程，一切正常，随访半年未发。

（苍南县第二人民医院　王文羽）

三、耳穴"肾"的临床应用

在耳穴临床工作中，本人常以肾穴为主，配合相关穴位，治疗虚证多种疾病，效果较好。现汇报如下。

1. 肾穴的定位

据《耳针》《耳针研究》等文献记载，结合临床体会，肾穴系于三角窝外侧角直下的耳甲艇边缘上，即胰胆与膀胱穴之间的区域中，内布面神经、舌咽神经与迷走神经混合支等微细结构。当肾脏及其官窍、经络和与其互为表里的膀胱患病时，常在此处出现阳性反应物。

2. 肾穴的施治方法

先在肾穴区域内寻找反应物，用探棒或针柄以均匀的压力在此探压，找出最敏感点，然后用针或灸，或夹头夹上，以补法治之。每天 1～2 次或隔日一次，每次 30 分钟左右，7 天为一个疗程。休息 3 天后，再进行第二、第三个疗程。

3. 肾穴的适应证

肾穴具有补髓健脑、壮骨强腰、明目聪耳、温阳利水、纳气平喘、镇静安神、补血生发、益精止遗、化气缩尿、调经固带、增强体质等功用，其适应证十分广泛，凡属肾脏及其官窍、膀胱等虚证疾病的，均可以此为主穴进行治疗。

4.肾穴的运用举例

(1)肾配心治疗失眠

苏某某,男,24 岁。三年来每夜只睡 3~4 小时,诸药无效。

病由色欲过度而起,常感头晕心悸,口苦而干,伴腰腿疼痛酸楚,舌红,苔薄,脉虚数。此属水火失济、心肾不交。治宜补水泻火,交通心肾。取心、肾,双侧四穴(肾补心泻),夹治一个疗程后,每晚睡觉能保持 4~5 小时,但梦多、易醒。原方去右心,加神门(平补平泻),再治一个疗程后,每晚能睡到 6 小时以上,余症也随之消失,随访 2 月未发。

【按】 祖国传统医学认为:心属阳,位居于上,其性属火,肾属阴,位居于下,其性属水。心与肾在生理功能上心火交于下,肾水济于上,阴阳平衡,睡眠安和。若肾阴暗耗,肾水衰亏,真阴不能上承于心,以使心阳独亢,不能下交于肾,遂致心肾失交,神不守舍,故出现不眠、多梦、心烦、腰酸等症。正如《古今医统大全》所说:"有因肾水不足,真阴不升,而心火独亢,不得眠者。"故取肾穴滋补肾精,取心穴泻其有余之火,而达水火相济、心肾相交之目的。

(2)肾配膀胱治疗遗尿

林某某,女,14 岁。尿床已三年,每夜遗尿 3~4 次,从未间断。

近伴形寒肢冷,面色㿠白,脉沉细,舌淡红,苔薄白,此乃肾气虚弱,膀胱固摄无权。治宜补肾缩尿。取肾、膀胱,夹治 3 次后,每晚只遗 1~2 次。连治两个疗程后,遗尿未发,余症也有明显好转。

【按】《素问·灵兰秘典论》说:"膀胱者,州都之官,津液藏焉,气化则能出矣。"《医碥》一书也说:"不知而出为遗,知而不能忍为不禁,……多由肺肾虚寒,气不能摄……"膀胱位于下腹,其经脉络肾,与肾互为表里,肾气蒸腾,气化正常,则膀胱开合有节。本例系先天不足,后天失养,故取肾穴补之,肾气足则下元必固,更取膀胱一穴以充气化约束功能,故不以缩尿而尿自缩。

(3)肾配内耳、肾上腺治疗耳鸣

缪某某,女,49 岁。近几年来渐感两耳作响,时轻时重,按之则减,曾用中西诸药,收效甚微。

近伴听力减退,头昏眼花,腰酸腿软,舌淡红,苔薄白,脉沉细。此属肾阴不足……耳窍失养之故,治宜补肾聪耳。取肾、内耳、双耳四穴,夹治后,耳鸣显减。但停治 10 天后复发,原方去左内耳,加肾上腺穴,续治 6 次,耳鸣消失,为巩固疗效,再治两个疗程。随访 3 个月上症未发。

【按】 耳为肾之窍,耳鸣系自觉耳内有响声,由多种原因引起。《内经》有谓:"上气不足……耳为之苦鸣"、"胃中空,则宗脉虚……故耳鸣"、"精脱者,耳聋;……液脱者,……耳数鸣"、"髓海不足,则脑转耳鸣也"等论。历代医家认为耳鸣与肝(胆)、肾脏有关,并有虚实之分。因肝胆火旺或痰火而鸣者,为实证;而肾阴亏损或心肾不交而鸣者,为虚证。本例两耳作响,时轻时重,按之则减,乃虚证之征;头昏眼花,腰腿酸软,听力减退,脉沉而细,此系肾阴虚亏,精气不能上达之佐证。经云"肾藏精,肾气通于耳"是也。故取肾、肾上腺、内耳等穴,使肾精充足,上荣于耳。

(4)肾配牙痛点治疗齿痛

林某某,男,56 岁。左侧齿根隐隐作痛,牙齿松浮摇动,已二年之久。

伴腰酸腿软,头晕目眩,舌红苔薄,脉沉细数。此乃肾阴不足,虚火上炎所致,治宜滋阴降火,柔络止痛。经用肾、牙痛点夹治二次后,齿痛始减,五次后痛去十之六七,仍宗原法,连治一周,齿痛未作。为巩固疗效,再治二周,二年之疾,霍然告愈。

【按】 经云:"肾主骨……齿为骨之余。"肾阴不足,无以养齿,故齿松浮摇动;虚火上炎,灼伤经络,故牙齿隐隐作痛。取肾以补肾滋阴,肾补则精气上升,牙齿得养,阴滋火自降,经络得柔,隐痛自失,更取治牙齿验穴之牙痛点,合为治疗肾虚牙痛之良方。

(5)肾配子宫、内分泌治疗带下增多症

徐某某,女,28 岁。宫外孕术后一月,带下绵绵,量多色白,质稀如涕。曾服肾气丸二袋未效。

近伴畏寒,肢冷,腰酸如折,脉沉迟,舌淡,苔薄,此属肾虚带下,治宜壮肾固涩。取双侧肾穴、左子宫、右内分泌,共四穴,夹治 5 次后,带下显减,7 次后,带下十去八九,余症也随之消失。为巩固疗效,再治一周,随访半年未发。

【按】 带下一症,临床上分为脾虚、肾虚、湿热等三个证型,本例属于肾虚带下。因带脉绕腰一身,内连于肾,肾气不足,则带脉易失拘束,故取肾以补肾固带。内分泌穴调节内分泌功能,合子宫穴为治妇科诸病之验方。

(苍南县计划生育指导站 林 涛)

四、耳穴之王——耳尖穴

耳穴之王的耳尖穴,属于经外奇穴。因它有多种功能,治疗多种病症,且具高效、速效等特点,故称之为"王"。特介绍如下。

1.穴位的命名

古人对耳尖穴的命名,据《针灸大成》说:"在耳尖上,卷耳取尖上是穴。"今据卦象来说:耳尖二字都是六画,六数属坎,《大众实用周易》说:"坎表动水,为河川,两坎重叠,水流继续不停。"耳尖穴原居于坎地(肾穴以上属坎),含有水泉之意(见右图)。水为万物之本,故该穴有巨大的功效。

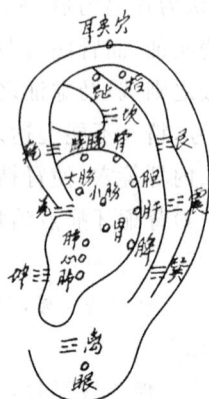

耳部八卦全息图

2.与经络关系

据《灵枢·口问》篇云:"耳者,宗脉之所聚也。"这说明整个耳郭汇聚布满经络。耳尖穴位居指(穴)和趾(穴)之间的上方,因指(趾)尖有十二经井穴,有人认为井穴是经络出发源地,称为"能源的井户"。十二井穴的经气盈溢于耳尖而发挥更大的作用。

3.与五行关系

坎卦属水,在五行学说中水是根本。如明代张景岳《类经》说:"草木未实,胎卵未生,莫不先由于水,而后成形,是水为万物之先,故水数一。"耳尖穴居坎地似属水穴,故在临床应用较广。例如眼目属离(卦)属火,取耳尖穴的坎(卦)水,使坎离交泰,水火既济,阴阳平衡,目疾自愈。另例高血压多见肝阳上亢(肝属木),取耳尖水穴,有滋水涵木之意,使病情好转。因一数配水为阳水,坎卦表动水。阳水、动水具有生气,才能发挥水的作用。

4.耳尖穴的功能

耳尖穴具有清热泻火、消肿解毒、平肝熄风、安神镇静、散风祛邪、利胆和胃、活血散瘀等20余种功能。据王正编著的《耳穴辨治纲要》中用耳尖穴有30多条证型，属热火的有20多条。因此该穴是以清热泻火为主，其次对肝经有平肝熄风、清泻肝胆、疏肝解郁等功用。这些都是符合以耳尖穴之水来治热、火等为主症的。

5.耳尖穴的刺灸法

一般针灸是以针为泻，以灸为补。但耳尖穴用三棱针放血为主，若以针为泻，那放血为更泻，可称大泻。耳尖穴灸法，如明代杨继洲《针灸大成》中有灸耳尖穴"治眼生翳膜，用小艾炷五壮"。另有《灵枢·背腧》："以火补者，毋吹其火，须自灭也……"在上述小艾炷五壮定，毋吹其火，须自灭，以灸为补，以火自灭为更补，可见耳尖穴虽用放血大泻法为主，但也有艾灸的补泻。

6.耳尖穴适应证

本穴适用多个科目和多种病症。据《耳穴辨治纲要》等统计：

内儿科　发热感冒，支气管哮喘，腮腺炎，急性肠胃炎，呃逆，高血压，脑震荡后遗症，神经衰弱，精神病，面肌痉挛，颈椎病，扭挫伤，小儿肺炎，小儿急性支气管炎。

妇科　月经不调，宫颈炎，盆腔炎，阴道炎，外阴炎。

五官科　急性结膜炎，角膜炎，麦粒肿，沙眼，睑缘炎，泪囊炎，青光眼，胬肉攀睛，早期白内障，扁桃体炎，咽喉炎，过敏性鼻炎，中耳炎，听力减退，耳鸣，口腔炎，牙周炎，牙痛。

皮肤科　荨麻疹，带状疱疹，湿疹，接触性皮炎，酒渣鼻，牛皮癣，痤疮，黄褐斑，扁平疣，全身瘙痒症等。

总之，耳尖穴的坎水，由气血汇流和经气聚集而生成，具有特异性，故能发挥20多种功能，广泛治疗50多种病症，确不愧于耳穴之"王"。

（苍南县宜山镇中心卫生院　李贤铭）

五、耳尖穴临床应用的报道

耳尖穴在临床中是最常用的重要穴位之一，因其疗效高，操作简便，安全可靠，故深受广大医患欢迎。现将其在杂志报道的有关内容摘述如下。

1.功能及主治

功能：具有安神镇静、清热解毒、泻火降压、清脑明目、活血散淤、清肿止痛、凉血止痒、抗过敏、抗风湿、抗癫痫、抗感染等。

主治：高血压、神经衰弱、头晕、头痛、急性荨麻疹、湿疹、痤疮、麦粒肿、急性结膜炎、急性咽炎、扁桃体炎、面神经炎及各种原因引起的热症、痛症、瘀血症等等。

2.临床应用

预防疾病：如流行性腮腺炎，该穴放血1～2滴，王不留行籽贴压于腮腺穴，每日按压二次，每次50下，7天为一疗程。观察易感区2000例，按压一个疗程后，观察21天，预防效果为100%。说明耳尖穴确能使机体防卫功能增强。

治疗疾病：

（1）内科疾病

①高血压。薛氏采用三棱针速刺此穴，出血数滴，每日一次，观察35例，于7次后，血压均降至正常，随访2年，仅一例复发，说明此穴降血压具有远期疗效。董氏采用电针耳尖穴与降压点穴治疗高血压，即时降低动脉血压和增快呼吸频率，降压点穴比耳尖穴强。刘氏观察电针耳尖穴可改善呼吸状况，应早期治疗为好。

②失眠症。曾氏采用耳尖穴为主治疗失眠症57例，两耳交替，每周两次。伴阴虚火旺，加神门；心慌、心跳，加心、神门、十二指肠；肝气不舒，加胰胆、肝、皮质下；脾胃失调，加脾、胃、十二指肠，均用王不留行籽贴压法。治疗结果：本组57例中痊愈39例，占68.4%；好转12例，占21.1%；无效6例，占10.5%。总有效率为89.5%。

（2）眼科疾病

林氏治急性结膜炎612例，有效率99.1%～100%，均系耳尖放血3～5滴，每日一次。黄氏应用此穴治疗流行性出血性结膜炎500例，有效率为100%，其中90%病例只治一次，少数两次；麦粒肿394例，有效率为94%～100%。其方法为患侧耳尖放血，有的配合健侧肝俞穴放血，和王不留行籽贴压耳穴神门、肝、心、眼、目1穴，有效率达100%。宋氏报道：单以耳尖放血4～5滴治疗麦粒肿、眼睑炎、急性结膜炎等，结果一次治愈114例，2～3次治愈75例，无效11例，治愈率为94.5%。

（3）五官科疾病

曾氏采用耳尖放血治疗流行性腮腺炎，每日一次，结果 50 例中 3 日内有效率为 100％；翟氏采用双侧耳尖放血 8～10 滴治疗口唇、鼻部疮疹 120 例，每日一次，3～4 次全部治愈。

（4）皮肤科疾病

周氏采用耳尖针治牛皮癣 50 例，其法为先耳尖点刺出血，再从耳尖部沿皮下进针至耳根部，进针 1.5～2.5 厘米，然后反复捻转 20～30 分钟，每日或隔日一次，直至痊愈，结果 50 例有效率为 96％。

（5）骨伤科疾病

王氏采用水针注射耳尖穴治疗急性腰扭伤，共观察 34 例，总有效率为 94.1％。

（苍南县第二人民医院　王　正）

六、耳尖穴机理初探

耳尖穴是耳穴临床最为常用的耳穴之一，能治寒、热、虚、实多种病症。本文对其机理、适应证、禁忌证和刺灸手法等初探如下。

1.耳尖穴的定位与主治

明朝杨继洲说耳尖穴"在耳尖上，卷耳取尖上是穴"。1987 年 6 月在韩国汉城通过的"耳穴国际标准化方案"载"耳尖穴在耳轮顶端与对耳轮上脚相对的耳轮处"，治疗"发热、高血压、急性结膜炎、麦粒肿"。管氏更具体地说：耳尖穴在"耳轮顶端，将耳轮向耳屏对折耳轮的尖端处，即耳轮 6、7 交界处"，主治"发热、高血压、中耳炎、急性结膜炎、麦粒肿、痛症、神经衰弱、顽固性失眠"。然而笔者常以耳轮顶端中后 1/3 交界处为穴，进行刺灸之。

2.耳尖穴的机理探讨

（1）从组织结构来分析　本穴所在的耳轮由软骨与皮肤组成，内有颞浅动脉、耳后动脉的上支供应，有来自中枢神经的颞神经下颌支，周围神经的枕小神经及缠绕血管周围的交感神经所支配，它们相互吻合或重叠，交叉成网，形成神经丛，分布于耳尖区。刺激耳尖穴，能调节血管、神经功能，使其反馈到相关病灶，从而改善血液循环，促进炎症的吸收，所以岳氏用灯芯草蘸菜油灸耳尖穴来治疗流行性腮腺炎 652 例、急性扁桃体炎 33 例、急性结膜炎 29 例、颌下腺炎 21 例、感冒发热不退 28 例，经 1～3 次治疗，皆能使热退肿消而愈。浙江民间也有用灯芯草蘸油灸治耳尖穴来治疗眼结膜炎和腮腺炎的记载。

（2）从经络学说来分析　《灵枢·口问》篇曰："耳者,宗脉之所聚也。"说明机体有众多的经脉汇聚于耳郭。耳尖穴位于耳轮顶端,按"倒置胎儿缩影"的观点,此处为四肢末端,又为耳郭指穴、趾穴的上方。由于人体指、趾之末端为十二井穴之所在,《灵枢·九针十二原》曰"所出为井",系喻经气之行,犹如自然界水泉源头一样绵绵不断地流出。对井穴的适应证,《灵枢·顺气一日分为四时》云"病在脏者取之井";《难经·六十八难》更明确地指出"井主心下满",可见耳尖穴能治五脏疾患、神志昏迷等症。临床上遇到中暑、中风、急性胃肠炎、胆囊炎、胆道感染、急性阑尾炎、小儿高热惊厥、痫症等病,常以耳尖穴为主进行治疗,往往获效甚佳。

（3）从八卦和五行学说来分析　据"耳部八卦全息图"所示,耳尖穴居于坎卦之位,属"水"。按五行生克规律和母子补泻原则,水能生木克火,又为金旺能泻、木亏能补,因此对耳尖穴进行适当刺激,既可泻肝、平肝和滋肝、养肝,治疗肝阳上亢之高血压、精神病、血虚之头晕目眩;还能抑制心火,治疗水火不济的神经衰弱、顽固性失眠、心悸多梦、烦躁、口干、舌红等热症;更能水火相克,治疗支气管炎、支气管哮喘、咳嗽咯血等症。

3.耳尖穴的适应证、禁忌证和刺灸方法

以笔者之见,耳尖一穴能治疗内、外、妇、儿、五官、皮肤、骨伤等科50多种疾病,然而以热病(包括外感发热、里热炽盛、内伤发热和体温正常而有烦热、口渴、舌红等热性)及顽固性疾病为主。其机理有风寒、风热、风湿、湿热、气虚、血虚、阳虚、阴虚等,但以血虚和血虚气滞者为主。

其刺灸方法是补少泻多,或针,或灸,或穴注,或耳压,等等,然而以点刺放血为主。

据统计仅用耳尖放血可治热病52种,但是,对禁忌之症不可不知,如对体质虚弱,低血压,孕妇,产妇,习惯性流产,经期,外伤伴大出血,危重急性传染病,严重心、肝、肾功能损害,再障,血小板减少症,凝血机制不良者慎用或禁用。

（苍南县第二人民医院　王　正）

七、常见病的耳穴配伍

1.耳轮8穴

耳中　①呃逆、嗳气,配肝、胃、贲门、皮质下;②荨麻疹等皮肤病,配风溪、枕、皮质下;③遗尿、尿频,配缘中、尿道、肾、膀胱。

直肠 ①便秘,配大肠、左阑尾;②急性腹泻,配大肠;③慢性腹泻,配脾;④痔疮,配肛门;⑤脱肛、久痢,配脾。

尿道 ①尿频、尿急、尿痛,配膀胱、肾、艇角;②尿潴留,配三焦、输尿管、膀胱;③遗精、遗尿、尿失禁,配缘中、皮质下、肾。

外生殖器 ①前列腺炎,配肝、耳尖;②外阴瘙痒,配对屏尖、风溪、耳尖;③腰痛、坐骨神经痛,配腰骶椎、坐骨神经;④性功能下降,配肾、皮质下、内生殖器。

肛门 ①肛门瘙痒,配大肠、直肠、风溪、耳尖;②痔疮,配直肠、大肠、神门。

耳尖 ①发热,配屏尖、对屏尖、肾上腺;②高血压、失眠、神经衰弱,配肝、肝阳、神门;③急性结膜炎、麦粒肿,配眼、肝;④牙痛、目痛、软组织扭伤,配肝、相应部位。

肝阳 ①高血压,配耳尖、角窝上;②头痛、头晕,配枕。

轮1—4 ①上呼吸道感染,配肺、气管;②扁桃体炎、咽喉炎,配扁桃体、咽喉、口;③发热,配神门、耳尖、屏尖、对屏尖、肾上腺。

2.耳舟6穴

指 ①手指疼痛,配神门;②麻木,配脾。

腕 ①腕关节痛,配肾上腺;②胃神经痛,配交感、皮质下、肝。

肘 肘关节痛、风湿性关节炎,配神门、肾上腺。

肩 肩周炎,配锁骨、肝、脾。

锁骨 ①肩周炎,配肾上腺、肩;②颈肩背痛,配肝、膀胱。

风溪 ①荨麻疹等皮肤病,配耳中、肺、相应部位;②急性肾炎,配肾、脾;③过敏性鼻炎、哮喘,配肺、内鼻、对屏尖;④脂溢性皮炎、湿疹,配肺、脾、相应部位。

3.对耳轮8穴

颈椎 ①颈椎病,配肾、肝、三焦;②落枕,配胰胆、三焦、膀胱;③颈肩综合征,配神门、膀胱。

胸椎 胸胁疼痛、肋软骨膜炎,配肾、肝、神门。

腰骶椎 ①急性腰扭伤,配肝、脾、膀胱;②坐骨神经痛,配坐骨神经、胰胆、膀胱;③外伤性尿失禁,配肾、尿道、缘中。

颈 落枕,配肝、胰胆、三焦。

胸 ①肋间神经痛、胸胁疼痛,配肝、神门、交感;②经前乳房胀痛,配肝、胃、神门;③乳腺炎,配肝、胃、耳尖。

腹(内) ①上腹部痛,配肝、胰胆;②中腹部痛,配艇中、脾、交感;③下腹部痛,配肝、交感;④急性腰扭伤,配膀胱、腰骶椎。

坐骨神经 ①坐骨神经痛,配胰胆、膀胱、腹;②神经性皮炎、银屑病,配肺、风溪、相应部位。

交感 ①冠心病、心绞痛、心动过速、心律不齐,配心、小肠、神门;②胆石、胆蛔、胆绞痛,配胰胆、耳迷根;③胃肠痉挛、胃病、溃疡病,配腹、神门;③尿石痛,配输尿管、艇角;④咳嗽、气喘,配肺、气管、对屏尖;⑤植物神经功能紊乱,配神门。

4.耳垂 10 穴

牙 ①牙周炎,配耳尖、神门;②牙痛,配屏尖、垂前;③低血压,配下耳根、肾上腺、皮质下。

舌 ①舌炎,配心、耳尖;②口腔炎,配口、耳尖、脾;③三叉神经痛,配颌、三焦、神门。

颌 ①牙痛,配垂前;②牙周炎,配耳尖、神门;③三叉神经上颌支痛,配舌、三焦;④颞颌关节痛,配肝、对屏尖、胃。

垂前 ①神经衰弱、失眠、早醒,配枕、心、皮质下、神门;②牙痛,配屏尖、颌。

眼 ①急性结膜炎、麦粒肿、角膜炎,配肝、目 2、耳尖;②近视,配皮质下、目 2;③三叉神经第一支痛,配颌、三焦、神门。

内耳 ①耳源性眩晕,配枕、额、肾;②耳鸣、听力下降,配三焦、胰胆、肾;③中耳炎,配耳尖。

面颊区 ①面瘫,配口、额;②三叉神经痛、面肌痉挛,配口、神门、三焦;③痤疮、扁平疣、色素沉着,配肺、内分泌、大肠。

扁桃体 ①扁桃体炎,配耳尖、轮 1—4;②咽炎,配咽喉、口。

目 1 近视、视神经萎缩,配眼、目 2、皮质下。

目 2 近视、散光、眉心痛,配目 1、额、皮质下。

5.耳屏 8 穴

屏尖 ①发热(低热),配耳尖、对屏尖、肾上腺;②高血压,配肾上腺、角窝上、耳尖;③牙痛,配牙、垂前、颌;④糖尿病、尿崩症、肥胖症,配肾。

肾上腺 ①低血压、风湿性关节炎,配下耳根、牙;②腮腺炎,配屏尖、对屏尖;③喘哮、皮炎、荨麻疹、皮肤瘙痒,配肺、风溪、相应部位。

咽喉 ①咽喉炎,配口;②扁桃体炎,配扁桃体、轮 2—3、耳尖;③声音嘶哑,配肺、口;④哮喘,配对屏尖、角窝中。

内鼻　①鼻炎,配肺;②过敏,配风溪、内分泌;③副鼻窦炎,配额;④鼻出血,配上耳根。

外鼻　①过敏性鼻炎,配耳迷根;②鼻出血、酒渣鼻,配肺、脾;③过敏性结肠炎、胃肠功能紊乱,配小肠。

外耳　①外耳道炎、中耳炎,配胰胆、神门;②耳鸣,配胰胆、三焦;③药物性耳聋,配肾。

渴点　①糖尿病,配左胰胆;②尿崩症、神经性多饮症,配皮质下;③肥胖症,配内分泌、三焦。

饥点　①肥胖症,配内分泌、皮质下;②糖尿病,配左胰胆、皮质下;③甲亢、善饥症,配内分泌、神门、胃;④腹胀、腹泻、纳少,配皮质下、脾。

6.对耳屏6穴

屏尖　①腮腺炎,配肾上腺;②睾丸炎、附睾炎,配外生殖器、肝;③各种皮肤病,配肺、相应部位、风溪;④咳喘、气急,配枕、脾、角窝中。

缘中　①遗尿,配耳中、肾;②耳源性眩晕,配内耳、肾上腺;③月经过多、功血,配内分泌、内生殖器;④过敏性鼻炎,配肺、风溪。

枕　①后头痛,配膀胱;②落枕,配颈;③皮肤瘙痒,配神门;④头晕、晕车、晕船、晕飞机(三晕),配内耳、枕、皮质下;⑤神经衰弱,配皮质下、垂前;⑥咳喘,配对屏尖、角窝中。

额　①前头痛、额窦炎、牙痛、头晕,配胃;②神经衰弱、失眠多梦,配神门、垂前。

颞　①偏头痛,配胰胆、三焦;②头晕、头昏、嗜睡,配皮质下。

皮质下　①各种痛症,配神门、交感;②神经衰弱、失眠、嗜睡、癔症,配垂前;③腹胀、消化不良、内脏下垂,配脾。

7.耳轮脚周围8穴

口　①面瘫,配面颊区;②胆石胆囊炎,配十二指肠、耳迷根;③戒断综合征,配肺、神门;④口炎、舌炎、牙周炎,配颌、面颊区。

食道　①食道炎,配胃;②癔症,配肝、皮质下;③食道痉挛,配交感;④胸闷、呼吸不畅,配胃、交感、神门。

贲门　①神经性呕吐、恶心、嗳气、泛酸(包括妊娠反应),配肝、胃、皮质下;②贲门痉挛,配交感、神门;③胸闷纳呆,配胃、皮质下。

胃　①胃炎、消化不良,配脾、胰胆;②胃溃疡,配脾、十二指肠、交感、皮质下;③牙痛,配牙、垂前、颌;④前额头痛,配额。

十二指肠 ①十二指肠溃疡,配交感、脾;②胆石胆囊炎,配胰胆、耳迷根;③消化不良、腹泻腹胀、胃酸少,配脾、胃。

小肠 ①消化吸收不良,配大肠、胰胆、内分泌;②腹痛、溃疡、肠炎、痢疾、肠结核,配艇中;③心动过速、心律不齐,配心、神门。

大肠 ①肠炎、腹泻、肠麻痹、阑尾炎,配直肠;②便秘,配脾、肺;③胃酸过多,配皮质下;④咳嗽,配气管;⑤痤疮、色素沉着,配肺、内分泌。

阑尾 ①急性单纯性阑尾炎,配大肠、交感;②腹泻,配脾、内分泌、直肠、大肠。

8.耳甲腔6穴

心 ①心动过速,配神门、枕;②心动过缓、心肌炎、心律不齐,配皮质下;③失眠、多梦、癔症,配垂前、神门;④舌炎,配舌。

肺 ①感冒、咳喘、声嘶,配内鼻、咽喉、对屏尖;②肠炎、痢疾、便秘,配直肠、大肠;③痤疮、扁平疣、银屑病,配大肠、内分泌;④荨麻疹、带状疱疹,配耳中、风溪。

气管 咳喘、咽痛,配扁桃体、肺、大肠、角窝中。

脾 ①腹胀、腹泻、消化不良,配艇中、三焦;②胃炎、溃疡病,配胃、皮质下;③月经过多、功血、带下,配内生殖器;④耳源性眩晕,配内耳、缘中。

三焦 ①咳嗽、气喘,配肺;②便秘、腹泻,配直肠、大肠;③上肢外侧痛、偏头痛、耳痛、耳聋,配胰胆。

内分泌 ①月经不调、子宫肌瘤、更年期综合征,配肝;②痛经,配内生殖器;③消化不良,配肝、胃;④痤疮、过敏性皮炎,配肺、相应部位。

9.耳甲艇6穴

艇角 ①前列腺炎,配尿道、盆腔、艇中;②前列腺肥大,配尿道、内分泌;③尿道炎、尿路感染,配尿道、膀胱;④性功能下降,配肾、皮质下。

膀胱 ①膀胱炎、尿路感染,配尿道、输尿管、艇角、内分泌;②遗尿、尿潴留,配肾、尿道;③坐骨神经痛、颈背痛、后头痛,配胰胆、相应部位。

肾 ①肾炎,配内分泌、膀胱、风溪;②肾盂肾炎,配尿道、艇角、膀胱;③肾虚腰痛,配腰骶椎、膀胱;④月经不调、遗精早泄,配内分泌、内生殖器。

肝 ①高血压、眩晕、抽搐、胁痛,配耳尖、肾上腺、肝阳;②胆绞痛、胃痛、泛酸,配胃、胰胆;③经前综合征、月经不调、痛经、更年期综合征,配内分泌、神门。

胰胆 ①胆囊炎,配十二指肠、脾;②胆石痛,配交感、神门;③胆道感染,配耳尖;④胆蛔,配交感、大肠;⑤胰腺炎、糖尿病,配肝;⑥耳鸣、耳聋、听力下降,配三焦、内耳、肾;⑦偏头痛、胁痛、带状疱疹,配三焦、相应部位;⑧纳少、难饥、消化不良、失眠多梦,配心、小肠。

艇中 ①腹痛、腹胀、腹水,配三焦、脾;②胆蛔、胰腺炎,配胰胆、耳迷根;③酒精中毒,配三焦。

10.三角窝5穴

内生殖器 ①月经不调、功血,配脾、肾、内分泌;②痛经,配肝、内分泌、交感;③带下,配脾、盆腔、内分泌;④性功能低下,配内分泌、外生殖器。

角窝上 ①高血压,配耳尖、肝、肝阳;②头昏、血管性头痛,配颞。

角窝中 咳喘,配肺、气管、对屏尖。

神门 ①失眠多梦、头晕心悸,配心、皮质下;②痛症、脑病后遗症,配交感、皮质下;③干咳、哮喘、呃逆、皮肤瘙痒,配肺;④高血压,配耳尖。

盆腔 ①盆腔炎,配内生殖器、内分泌、腰骶椎、艇中;②痛经、月经不调、下腹胀痛、精索静脉曲张,配内生殖器、内分泌、相应部位。

（苍南县第二人民医院 王 正）

八、耳穴疗效与病种、病因、病情、病程的关系

欲提高耳穴疗效,除了辨证辨病、取穴准确、配伍合理、组方精要、手法得当、医患合作等六大要素以外,必须对不同病种、病因、病情、病程等进行分析辨别,确定耳穴单独治疗还是配合他法进行综合治疗,例如:

(一)选择适应的病种

首选功能失调性疾病,如:

内科 神经官能症、神经衰弱、血管神经性偏头痛、胃肠痉挛;

妇科 功血、痛经、月经不调、更年期综合征、带下;

儿科 厌食、遗尿、抽动症;

皮肤科 痤疮、黄褐斑、皮肤过敏;

骨伤科 扭伤、落枕。

(二)按病因确定以耳穴为主,还是耳穴与他法结合治疗

1.三叉神经痛

若病灶在三叉神经周围,以压迫、牵拉、扭转所致,属于原发性的,可用耳穴单独治疗;如在颅内,有瘀血、肿瘤、压迫三叉神经核,属于继发性的,就必须与他法结合治疗。

2.颈椎病

属于颈(痹)、神经根、交感、椎动脉等型,可用耳穴单独治之;若属关节粘连、错位、椎间盘脱出,必须辅助他法治之。

3.手指麻木

①颈椎病神经根型:压迫桡、尺、正中神经,放射性末梢麻木,取颈△、耳大神经点、枕小神经点,可用耳穴单独治疗。

②不安腿综合征:先双下肢,后双上肢,麻痛夜剧,半夜高峰,动则减轻,取脑△、神皮、神门、神衰点、神衰区,可用耳穴单独治疗。

③脑动脉硬化型:伴目糊,取交感、心皮、血液点,与他法综合治疗。

④脑梗型:伴语言不利,取脑△、心皮,必须与他法综合治疗。

4.呃逆

因风寒、风热、肝郁,或手术后引起急性、实证的周围性的呃逆,疗效佳;胃阴不足引起慢性虚证等,也可用耳穴单独治之;如属脑血栓形成、脑出血、颅脑损伤,及脑肿瘤压迫引起的中枢性,或尿毒症、肝昏迷等重危濒死病员的呃逆,必须与他法综合治之。

5.耳鸣耳聋

风寒、风热、肝胆火旺等引起的经络阻塞,急性的或病后气血虚弱的,可用耳穴单独治之;瘀血阻络的鼓膜粘连、动脉硬化,或脾、肾虚弱的更年期高血压,甲亢者,必配他法结合治疗。

6.坐骨神经痛

属干型,耳穴效佳;若是根型压迫者,必结合他法治之。

7.牙痛

属于神经性、牙周炎、冠周炎,取牙、屏尖、下颌、面颊等任何一穴,治之即可;如是龋齿、牙髓炎、根尖周围炎等,必配合他法治之。

(三)按病情缓急确定耳穴单独治之,或与他法配合治疗

1.咳嗽

外感初起,或后期的无痰、少痰作咳,百日咳,可用耳穴为主治之;如果有痰,特别是黄痰,就得与他法结合治疗了。

2.支哮

因风寒、风热、劳倦引发咳喘、呼吸困难,胸闷胸痛,甚则张口抬肩,嘴唇发绀的急性支气管哮喘,取交感、气管、胸、内分泌、肾上腺,单用耳穴治之,立竿见影(小儿尤佳);后以脾、肺、肾、内生殖器,巩固治疗,以收全功。若系脾、肺、肾气虚或阳虚的支哮,并发肺气肿、肺心病、心力衰竭、肾病综合征等,语声低微,动则气喘者,必须结合他法治疗。

(四)按病程长短确定耳穴单独治疗,或配合他法进行综合治疗

1.肩周炎

①1～3月内的疼痛(炎症)期,可单用耳穴肩△、肺、三焦等穴治之;②4～7月的僵硬、粘连(冻结)期,可用耳穴单独治疗,也可以配合他法综合治之;③8月以上的恢复(虚弱)期,可用耳穴单独治疗,或配合他法综合治之。

2.高血压

早、中期血管痉挛的肝阳上亢型,单用耳尖、耳背、交感、降压点,疗效佳;中、晚期,绝经期,动脉硬化,并发心、脑、肾病变者,必须结合他法治疗。

3.炎症疾病

早期未化脓,如乳腺炎、阑尾炎、腮腺炎、麦粒肿,单用耳穴治之;若已化脓,甚至溃破,必须结合他法治疗。

(苍南县第二人民医院　王　正)

九、耳穴琐谈

1.耳穴痛点与疾病的关系

(1)痛点的多少与疾病的关系　痛点越多,则疾病愈多,痛点越敏感,则病情愈严重;反之则疾病少、病情轻,即痛点多少、痛觉程度与疾病呈正比。

(2)痛点的出现时间与疾病的关系　耳穴痛点既然是机体疾病在耳郭上的反应,那么疾病发生后多少时间才能反应到耳郭上呢?实验表明:痛点是在疾病发生40分钟后产生,疾病消失一天后,痛点也消失了。

(3)痛点的分布与疾病的关系　一般来说,四肢(包括器官在一侧的内脏)疾病的耳穴痛点在同侧,称"同侧反射",如阑尾炎、胆道疾病在右侧,心脏、胰腺疾病在左侧;头面疾病在对侧,此叫"交叉反射",如左侧头痛、牙周炎、面瘫等其痛点在右侧;全身疾病在两侧,如失眠多梦、头晕目眩、性欲冷淡、遗精早泄等,两侧耳郭皆有。

(4)痛点跟随病灶转移而转移　如风湿性关节炎,昨痛在左肩关节,则痛点也在左耳肩关节处,而今痛转移到右膝关节了,其痛点也跟随转到右耳膝关节。以此类推。

2.病理痛点与生理反应点的区别

病理痛点不计其数,而人体生理反应(敏感)点计有 18 个,分别在:①耳甲腔 4 个:心、肺、三焦、内分泌;②耳甲艇 4 个:艇角、膀胱、肾、大肠;③耳轮脚下缘 2 个:口、食道;④三角窝 2 个:内生殖器、神门;⑤耳舟 6 个:指、腕、肘、肩、肩关节、锁骨。

两者的区别在于疼痛的性质和痛点周围其他特征:前者锐痛,后者钝痛;前者周围可伴有颜色、形态、脱屑、血管等变化,而后者则无。

3.十个良好反应

①耳郭发红、发烫,剂量已足;

②凉爽感,如刺胃、膀胱,其经络线路上可感之凉爽;

③跳动感,如刺面颊,或眼,相应肌肉可见之跳动;

④抽动感,如刺坐骨神经,可感到下肢抽动;

⑤蠕动感,如刺胃、大肠,感到肠道蠕动,欲排气排便;

⑥传导(闪电、击电)感,如刺心、脾,可感传导到舌头;

⑦空虚感,如治疗高血压后,突感头脑空虚;

⑧发干感,如刺内分泌、口、鼻、咽喉,常有干燥感;

⑨疲乏感,如刺颈椎、骶椎、尾椎,或神门、枕,有欲睡之感;

⑩兴奋感,如刺胸、腰椎,或兴奋点(线),有欣快之感。

4.连锁、异常反应

如刺胃穴治胃痛,而牙痛、前额头痛、大便秘结或腹泻也好转。因大肠—胃—脾,经络首尾相接,互为表里,这是"经络所通,主治所在"之故。但是,也有反而加重的异常情况,原因待查。

5.值得探讨的两个问题

①耐穴性。可能为病重量轻,无济于事;穴位疲劳,单法平淡;病无分型,方无原则,"多多益善",产生拮抗。

②停滞不前。如减肥,开始 1～2 个疗程有效,继而停滞不前,甚至间歇性反复。可能为习惯了的紊乱代谢机能被破坏,而正常的代谢机能尚未完全建立,或未能巩固,出现停滞、反复、倒退等均是自然规律,必须仔细分析,正确判断,加大剂量,耐心继续治疗,才能建立新的平衡机制。

(苍南县第二人民医院 王 正)

第三章　耳穴保健美容按摩

耳穴保健美容按摩,在历代医学著作中被列入"养生"、"摄生"和"养性"等章节之中,如气功疗法中的"耳功"、推拿疗法中的"耳运法"以及清朝乾隆皇帝"养生歌"中的"耳常弹"等,都是耳穴保健美容按摩的组成部分。

实践证明,耳穴保健美容按摩刺激有关耳穴,具有激发经气,疏通经络,调气活血,祛瘀生新,改善睡眠,增强食欲等作用。既能振奋脏腑功能,产生充足的气血津液,达到治病、防病、康复、保健、养生和抗衰老之目的;又能增强体质、提高免疫能力,从根本上消除损容性疾病的根源,并加快血液循环,加速修复损容病灶,从而改善、防治色斑、痤疮、扁平疣、脂溢性皮炎等病;还能滋润皮肤,改善憔悴状况,增强皮肤弹性,因而达到健康美、自然美和长久美之目的。

清代吴师机在《理瀹骈文》一书中载:"以手摩耳轮不拘遍数,所谓修其城廓,以补肾气,以防聋聩,亦治不睡也。"说明耳穴按摩方法和意义。

第一节　保健美容基础按摩

一、掌心按摩法

1.方法(见右图)

双手五指并拢,摩擦发烫后,掌心对准外耳道口,手掌紧贴两侧面颊,使"热气"发送全耳,沿着耳屏、对耳屏、耳轮,渐渐向耳后推按,直至手掌离开耳轮,两手交叉于脑后;接着手掌沿着耳后往回拉摩,将耳背压倒,直到五指离开耳郭,滑向面颊。这样一推一拉往返按摩 10～15 次,通过手掌向全耳发送"热气",直至耳郭微红微热为度。

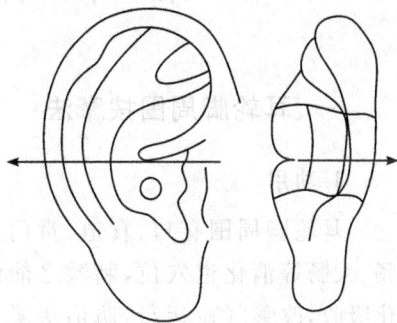

掌心按摩法操作示意图

2. 作用

耳轮有尿道、肛门、外生殖器穴；耳屏有咽喉、内鼻、外鼻、外耳等与体表相通的穴位；对耳屏是大脑的代表区，对耳轮为脊柱的代表区，两者皆与中枢神经系统有关。刺激上述耳穴，具有疏通经络、振奋脏腑功能，是防治疾病、强体、健身、美容的基础方法。

二、耳根按摩法

1. 方法（见右图）

两手食指和中指伸直并拢，从下耳根后缘开始，向上逐级按压，直至上耳根后缘；接着绕过上耳根至前缘，自上而下逐级按压到下耳根前缘。然后再绕过后缘，复而始之。这样一后上、一前下，绕转耳根按摩10～15次，至耳郭微红微热为准。

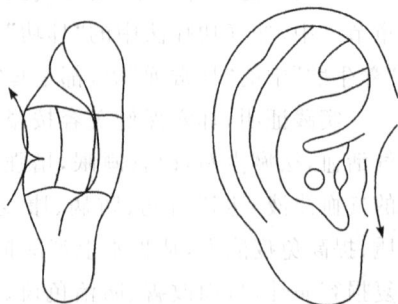

耳根按摩法操作示意图

2. 作用

耳根是颞浅、耳后动静脉以及淋巴组织等循环耳郭的必经之路。上耳根前面有降压点，下耳根前面有升压点，中耳根（耳迷根）前面有肝、胆、脾、胃等要穴，故刺激耳根能调节血压，调和肝胆脾胃功能，是防治疾病、强身之根，美容养生之本。

（苍南县第二人民医院　王　正）

第二节　保健美容选择按摩

一、耳轮脚周围按摩法

1. 功用

耳轮脚周围有口、食道、贲门、胃、十二指肠、小肠、大肠等消化道穴位，刺激之能调节食欲，促进消化吸收，改善气血运行，防治头晕、眼花、心悸、胆怯等，并能增加肌肤弹性、光泽，消除皱纹。

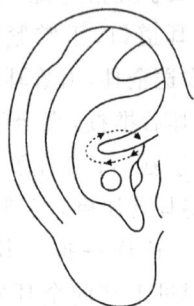

耳轮脚周围按
摩法操作示意图

2.方法（见上页右图）

用食指或中指指腹按摩，顺序为：口→食道→贲门→胃→十二指肠→小肠→大肠→口。沿上述路线，周而复始，缓慢地按摩 10～15 次，犹如"顽童画葫"，候至局部微红微热为准。

二、耳屏按摩法

1.功用

耳屏有咽喉、内鼻、外鼻、外耳、渴点、饥点等，按摩上述穴位，可防治鼻炎、副鼻窦炎、咽炎、声音嘶哑等病，配合调控摄入量（即饮食与水分），可改善糖尿病、单纯性肥胖症。

2.手法（见右图）

用拇指、食指腹紧贴耳屏内、外侧面，像"婴儿吸奶"一样捏按外拉 10～15 次，候至局部微红微热为度。

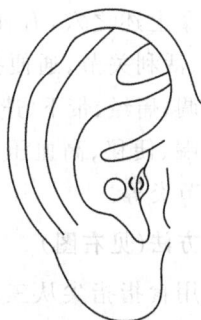

耳屏按摩法操作示意图

三、对耳轮、耳舟按摩法

1.功用

对耳轮有颈椎、胸椎、腰骶椎；耳舟有指、腕、肘、肩、锁骨等关节诸穴，按摩刺激这些穴位，能强筋壮骨、活利关节，防治颈椎病、腰椎肥大、落枕、肩周炎、关节炎等。

2.方法（见右图）

用拇、食指指腹分别挟住对耳轮前、后面，从颈椎部位按压 3 次后，由下而上按压，犹如"寿星登山"逐级而上；直到对耳轮上脚上缘时，拇、食指移至耳舟上缘按压，逐级而下。如此从下而上，由上而下，往返按压 10～15 次，直至出现微红微热为度。

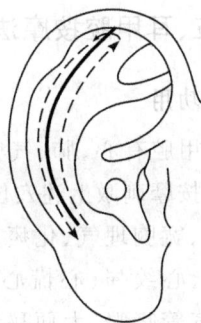

对耳轮、耳舟按摩法
操作示意图

四、三角窝、对耳轮上脚、下脚按摩法

1. 功用

三角窝有内生殖器、降压点、头昏点、咳喘、神门、盆腔、便秘点；对耳轮上脚、下脚有髋、膝、踝、跟、趾、臀、坐骨神经等穴；耳轮尖端有耳尖穴。按摩上述之穴，有补肾填精、镇静安神、降压平喘、活利关节、通便排毒等作用，还能防治月经不调、痛经、带下、遗精、早泄、性功能低下、咳嗽气喘、便秘、高血压、坐骨神经痛、腰腿痛、下肢关节炎等。

三角窝，对耳轮上脚、下脚
按摩法操作示意图

2. 方法(见右图)

先用食指指尖从三角窝外上方开始向内、向下移动，至对耳轮下脚呈环状旋转按摩 5 次；将拇、食指指腹分别紧贴三角窝的前面与背面，两指配合向外、向上提拉，沿着对耳轮上脚，直到耳轮尖端处的耳尖穴，稍停片刻；再向上向外提拉，呈"双凤展翅"状，突然放开拇食二指。如此向上向外提拉 10～15 次，候至局部微红微热为准。

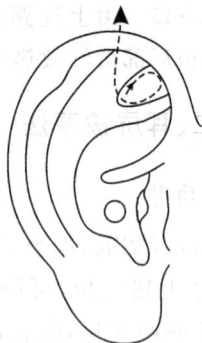

五、耳甲腔按摩法

1. 功用

耳甲腔有心、肺、气管、脾、三焦、内分泌等穴。按摩刺激上述穴位，具有强心宁心、补血安神、宽胸理气、化痰止咳等作用，能防治冠心病、心绞痛、心慌心悸、失眠多梦、气管炎、支气管哮喘、大便秘结或腹泻、皮肤纹理增粗、弹性减低、毛发异常等病症。

耳甲腔按摩法操作示意图

2. 方法(见右图)

用食指指尖按压耳甲腔后下缘，向前旋转半圈至前上缘；接着向下旋转半圈至后下缘。这样前上、后下，犹如"蛟龙搅海"。按摩 10～15 次，直至微红微热为度。

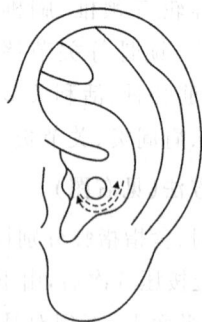

六、耳甲艇按摩法

1.功用

耳甲艇有肝、胆、肾、膀胱、艇角、输尿管等穴。按摩上述耳穴,具有疏肝利胆、行气排石、补肾填精、通利小便之功,能防治慢性肝炎、肝肿大、胆石症、胆囊炎、慢性肾炎、膀胱炎、前列腺炎、前列腺肥大以及肾虚腰痛、耳鸣、耳聋、遗精、阳痿、性功能低下、月经不调、不孕症等。

耳甲艇按摩法操作示意图

2.方法(见右图)

用食指指尖在耳甲艇后缘,由外向内按摩半圈,再从内向外也按摩半圈,犹如"天池荡舟"。连续按摩 10～15 次,以局部微红微热为度。

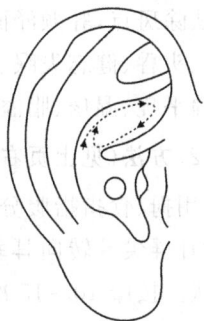

七、外耳道口按摩法

1.功用

外耳道口有上腹、下腹、聤宫、耳庭等穴。按摩上述穴位,具有聪耳止鸣、驻颜泽面、利咽扬声、解痉止痛等作用,能防治耳鸣、耳聋、慢性咽炎、声音嘶哑、神经痛、色斑、青春痘等。

外耳道口按摩法
操作示意图

2.方法(见右图)

用小指指腹紧贴外耳道口,由后向前转动按摩,又自前向后转动,犹如"黄蜂入洞"。不断按摩 10～15 次,以局部微红微热为度。

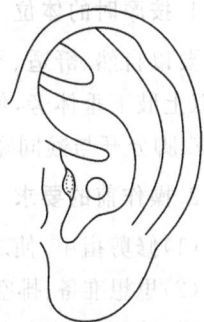

八、对耳屏、耳垂按摩法

1.功用

对耳屏有额、颞、枕、缘中、脑干、皮质下;耳垂有牙、舌、颌、眼、内耳、扁桃体、面颊、身心点、神经衰弱点、神经衰弱区、多梦区等穴。按摩刺激上述耳穴,具有调节大脑皮层的兴奋与抑制功能,健脑安神,早入梦乡;调节情绪,提高性

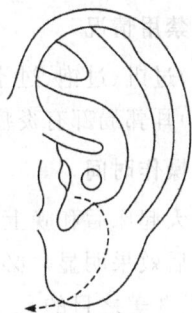

对耳屏、耳垂按摩法
操作示意图

欲;祛除斑点,驻颜泽面。可防治记忆力减退、脑动脉硬化、老年痴呆症、头晕、头痛、头昏、健忘失眠、神经衰弱、性欲低下、面肌痉挛、面神经麻痹、色斑、青春痘、扁平疣、湿疹、脂溢性皮炎,肌肤干燥、粗糙、弹性减退等症。

2.方法(见上页右图)

用拇、食指指腹分别紧贴对耳屏底的上面和背面,两指配合,向上提拉;到达对耳屏尖端转向耳垂滑拉至下缘,如此一上提拉、一下牵拉,犹如"猿猴摘果"状。按摩 10～15 次,候至局部微红微热为度。

(苍南县第二人民医院　王　正)

第三节　保健美容按摩注意事项

1.按摩时的体位

要以自然、舒适、平稳、放松为准,坐站均可。站立式:两脚分开,与肩同宽,双上肢下垂体旁,使全身放松。坐式:臀部仅坐凳面前 2/3 处,两腿屈膝呈90°,双脚分开与髋同宽,松腰,两手自然摆放在膝盖上。

2.操作前的要求

(1)修剪指甲,使之平齐光滑。

(2)思想准备:排空二便,虚领宽腰,身心愉快,不怀杂念,两眼平视前方。口目微闭,呼吸平稳,意守病灶。欲保健、美容、养生、抗衰老者,则意守"丹田"。

3.操作要求

(1)用力适中,动作缓慢,且柔和连贯进行。

(2)按摩程度与次数,以局部微红微热为准。

4.禁用情况

(1)过饥、过饱、过累、过喜、大悲、大怒、大风、大雨时。

(2)耳郭局部有炎症、冻疮、破损时。

5.操作时间

每天起床后和晚上入睡前,各做 1 次。连续操作 15 天后,即可见效,坚持一个月后效果明显。必须持之以恒,才能达到防治疾病、健身壮体、健康美、自然美、长久美之目的。

(苍南县第二人民医院　王　正)

图书在版编目（CIP）数据

耳穴诊治实践与成果．苍南篇／王正，王晓晞主编．
—杭州：浙江大学出版社，2018.1(2025.4 重印)
　ISBN 978-7-308-17806-8

　Ⅰ．①耳… Ⅱ．①王… ②王… Ⅲ．①耳—穴位疗法
—研究 Ⅳ．①R245.9

　中国版本图书馆 CIP 数据核字(2018)第 002000 号

耳穴诊治实践与成果(苍南篇)

王　正　王晓晞　主编

责任编辑	徐素君
责任校对	杨利军　张振华
封面设计	周　灵
出版发行	浙江大学出版社
	（杭州市天目山路 148 号　邮政编码 310007）
	（网址：http://www.zjupress.com）
排　版	杭州青翊图文设计有限公司
印　刷	浙江新华数码印务有限公司
彩　插	12 页
开　本	710mm×1000mm　1/16
印　张	12.5
字　数	270 千
版印次	2018 年 1 月第 1 版　2025 年 4 月第 4 次印刷
书　号	ISBN 978-7-308-17806-8
定　价	58.00 元